GUOYI DASHI
MINGFANG YANFANGXUAN

国医大师
名方验方选

李志更 赵晖 岳利峰 主编

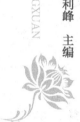

U0231497

全国百佳图书出版单位

化学工业出版社

·北京·

本书以国医大师的临床经验为着眼点，系统整理了"国医大师"的一些名方验方。以疾病为纲要，涵盖了呼吸科、心脑血管科、消化科、泌尿科、内分泌科、男科、妇科、肿瘤科、皮肤科等常见病。从药物组成、使用方法、功效主治、方剂分析、加减运用等多方面整理总结"国医大师"的部分名方验方，挖掘其辨证思路、用药特点。本书适合中医专业人士参考应用。

图书在版编目（CIP）数据

国医大师名方验方选/李志更，赵晖，岳利峰主编.
北京：化学工业出版社，2018.10（2023.2重印）
ISBN 978-7-122-32860-1

Ⅰ.①国…　Ⅱ.①李…②赵…③岳…　Ⅲ.①验方-汇编　Ⅳ.①R289.5

中国版本图书馆 CIP 数据核字（2018）第 187892 号

责任编辑：陈燕杰　　　　　　　　装帧设计：韩　飞
责任校对：边　涛

出版发行：化学工业出版社（北京市东城区青年湖南街 13 号　邮政编码 100011）
印　　装：天津盛通数码科技有限公司
710mm×1000mm　1/16　印张 17¾　字数 343 千字　2023 年 2 月北京第 1 版第 6 次印刷

购书咨询：010-64518888　　售后服务：010-64518899
网　　址：http://www.cip.com.cn
凡购买本书，如有缺损质量问题，本社销售中心负责调换。

定　　价：65.00 元

本 书 编 写 人 员

主　编 李志更　赵　晖　岳利峰

副 主 编

奚胜艳　马　培　孟云辉　田丽芬
雷雨晴　李玉波　李爽姿　张巧丽

编写人员

李志更　赵　晖　岳利峰　奚胜艳
马　培　孟云辉　田丽芬　雷雨晴
李玉波　李爽姿　张巧丽　周振环
孟闫燕　冯　岩　孙琛琛　姜幼明
霍素坤　于雁鸿　李　璐　罗　存
张　然　朱　典　江泽辉　刘　真
王海英　白明华　梁　媛　汪南玥
孟　伟　李友山　赵振海　张　华
赵怀兵　杨云松　任　婕　艾娟娟
孔令博　王冬梅　王　京　刘爱琪
祁　宇　孙丽丽　陈　娟　姚新颖
王　福　刘凡琪　张　宁　邵一轩

前言

我国首届"国医大师"评选工作于 2008 年 10 月 28 日正式启动，这是中华人民共和国成立以来，我国政府部门第一次在全国范围内评选国家级中医大师。2009 年 6 月 19 日，由人力资源和社会保障部、卫生部和国家中医药管理局在北京联合举办首届"国医大师"表彰暨座谈会。30 位从事中医临床工作（包括民族医药）的顶级中医药专家获得了"国医大师"的荣誉称号。之后国家又相继开展了第二届、第三届"国医大师"的评选工作。

"国医大师"均为我国德高望重、心怀大爱、医术精湛，理论造诣深厚，学术成就卓越的顶级名医名家，多年来他们奋战在中医药临床、科研、教学一线，是我国卫生与健康领域的杰出代表和宝贵资源，是中华医学文化的传承者，是中医药事业发展的见证者、引领者和推动者。"国医大师"在群众中享有很高的声誉，在全国及行业内具有重大影响力，为发展中医药事业做出了巨大的划时代贡献。

研究学习与继承发扬"国医大师"的医德医术是后学者的迫切愿望和时代使命，因此，我们怀着崇敬的心情系统整理了"国医大师"的一些名方验方，挖掘其学术思想，明晰其医理内涵，凸显其方药精妙，突出其临床精华，以飨读者，启迪后学，服务民众。

因检索文献有限，难免有许多名方没有录入，我们会在今后的工作中补充和完善；同时在编写过程中，为了方便检索、编辑和运用，在遵于方义的前提下，我们对一些方剂进行了命名和适度改动，不当之处敬请谅解。书中方剂供中医专业人士学习、研究及临床参考应用。因遵重作者原方，本书方剂中保留了含有川乌、草乌、附子、半夏、天南星、白附子、马钱子、何首乌等有毒药物以及超量应用的情况，请读者谨慎使用。对于读者因经验不足、配伍不当或其他应用不当而造成的医疗事故，我们概不负责任。另外，由于我们水平有限，疏漏和不当之处在所难免，恳请广大读者不吝赐教，以便更正修订，在此深表感谢！

编者
2018 年 10 月于北京

目录

第一章 肺系病证

第二章 心脑病证

第三章 消化系统病证

第四章　肾系病证

第五章　男妇科　病证

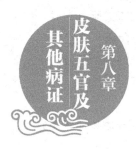

发热（感冒）

清解散 　　　　　　　　　　　　　　　　　　　　　　（国医大师李辅仁方）

【药物组成】 金银花 20～30g，炙麻黄 3g，枳壳 10g，全瓜蒌 20g，荆芥 10g，防风 10g，柴胡 10g，薄荷（后下）5g，炒杏仁 10g，桔梗 10g，生甘草 3g。

【使用方法】 水煎服，每日 1 剂。

【功效主治】 发汗解表，宣肺清热。适用于感受六淫邪气，肺卫不和导致的外感发热。

【方剂分析】 李师认为，外感之邪，一靠解表汗出而散，一靠宣肺清热而解，故遣方用药，主张给邪以出路。具体而言，解表发汗多用柴胡、荆芥、大青叶等；宣肺散热多用炙麻黄、炒杏仁、桔梗等；通里，选用瓜蒌、枳实、酒大黄等。

【参考文献】 史学军，衣胜荣，刘震．李辅仁教授治疗呼吸系统疾病用药经验浅谈［J］．中国中药杂志，2000，25（11）：701-702.

外感发热方 　　　　　　　　　　　　　　　　　　　　　（国医大师郭子光方）

【药物组成】 生石膏（先煎）30～50g，知母 12g，黄芩 12g，金银花 15g，连翘 15g，大青叶 10g，牛蒡子 12g，柴胡 15～30g，法半夏 10g，太子参 20g，生甘草 10g，生谷芽 30g，羌活 12g，防风 15g，生葛根 30g。

【使用方法】 水煎，一煎开 10 分钟取汁，二煎开 20 分钟取汁，两煎药汁混合，日 3 夜 1，分 4 次服。以上为成年男性用量，临床按年龄、体质、病情加减药量。

【功效主治】 疏风，清热，解毒。适用于感受六淫邪气或温热疫毒引起外感发热者。

【方剂分析】 方选大剂白虎汤和小柴胡汤为主，以石膏、知母、柴胡、黄芩、葛根为君，清阳明和少阳之热；以羌活、防风解太阳之表，以金银花、连翘、大青叶、牛蒡子疏表卫之热，共为臣药；太子参、生谷芽生津养胃，法半夏降逆气，共为佐药；生甘草为使调和诸药兼有解毒之功，全方药专量宏，顿挫热势，存阴保津，防止传变。此方配伍亮点在于石膏伍太子参，近代名医张锡纯认为"此二味独能于邪热炽盛之时立复真阴"。

【参考文献】 周敏. 郭子光教授验方治疗外感发热 84 例 [J]. 内蒙古中医药，2010，29（7）：52-53.

表里和解丹 （国医大师朱良春方）

【药物组成】 生大黄 135g，炙僵蚕 45g，蝉蜕、生甘草各 30g，皂角、广姜黄、乌梅炭各 15g，滑石 180g。

【使用方法】 研极细末，以鲜藿香汁、鲜薄荷汁各 30g，鲜萝卜汁 240g，泛丸如绿豆大。成人每服 3.6～6g，妇女或体弱者酌减；小儿 10 岁左右服 2g，6～8 岁者服 1.5g，2～5 岁，服 0.6g。每日 1 次，未更衣者可续服 1 次，连服 1～3 日，热退即勿再服。

【功效主治】 疏表泄热，清肠解毒。适用于流感、肺炎、伤寒、痢疾等温热病初起而见有表里证者，或病起已三五日，尚有表证存在者。

【参考文献】 朱良春. "通利疗法"在温热病中的应用 [J]. 江苏医药（中医分册），1978，（1）：1-3.

薛老退热方 （国医大师薛伯寿方）

【药物组成】 厚朴 9g，草果 6g，槟榔 12g，青蒿 6g，知母 9g，赤芍 9g，连翘 15g，香薷 9g，扁豆花 9g，六一散（包煎）15g，豆豉 12g，葱白 6g。

【使用方法】 水煎两次，共取 400ml，分 4 次服。

【功效主治】 开达募原，宣透清热。适用于湿浊郁闭，三焦不利之温病发热。

【方剂分析】 达原饮中槟榔下气破结，疏通壅滞，是为君药，厚朴除满燥湿，下气化浊，是为臣药，君臣相合，直达募原，使邪气速溃。本方采用达原饮之意。去黄芩而用连翘，取其清热而兼透达之长；兼表寒外束，故以香薷饮、葱豉汤透邪于外；复以六一散渗湿于下。表里双解，湿热分消，而热自解。

【参考文献】 薛伯寿. 达原饮加减治高热 4 例 [J]. 上海中医药杂志，1983，

(11)：27-28.

小儿退热方 （国医大师薛伯寿方）

【药物组成】 炙麻黄 4.5g，炒杏仁 6g，僵蚕 6g，酒大黄（后下）3g，姜黄 3g，豆豉 6g，葱白 3 寸。

【使用方法】 水煎 200ml，分两次口服，每日 1 剂。

【功效主治】 宣肺透邪，散风泄热。治疗小儿外感之肺热腑实证。

【方剂分析】 本方取麻杏石甘汤合升降散、葱豉汤三方之意组成，共奏宣肺透邪，散风泄热之功。方中麻黄与酒大黄同用，麻黄透发肺邪，可复肃降之能而利于通腑；大黄通腑泄邪，疏通里气而表郁易散。若无里热内结便秘，误用大黄，则有引邪内陷之虑。

【参考文献】 薛伯寿 . 用麻黄剂治疗验案四则 [J] . 中医杂志，1987，（5）：23-24.

银翘甘桔汤 （国医大师张灿玾方）

【药物组成】 桔梗 9g，甘草 6g，蝉蜕 6g，僵蚕 6g，马勃 6g，薄荷（后下）6g，牛蒡子 6g，蚤休 6g，升麻 6g，连翘 12g，金银花 15g。

【使用方法】 水煎服，每日 1 剂。

【功效主治】 清热解表，利咽化痰。适用于治疗感冒上受，热结咽喉者。

【方剂分析】 桔梗、甘草是治疗咽喉肿痛的要药；蝉蜕、僵蚕有升清、散热、化痰之功；马勃、蚤休、升麻清热解毒利咽喉；薄荷、牛蒡子辛凉解表，清利咽喉；连翘、金银花清热解毒。

【参考文献】 张灿玾 . 感冒病证治浅见 [J] . 天津中医药，2010，27（1）：1-4.

苇茎五虎颗粒 （国医大师熊继柏方）

第一章 肺系病证

【药物组成】 苇茎 30g，桃仁 10g，炒瓜蒌皮 15g，炙麻黄 5g，炒杏仁 10g，生石膏 25g，生甘草 6g。

【使用方法】 制成苇茎五虎颗粒剂，每次 1 包，每日 4 次。

【功效主治】 宣泄肺热，平治喘促。适用于风热客肺，痰热壅肺的发热喘促病证。

【方剂分析】 苇茎五虎颗粒剂，是以《千金方》之苇茎汤合《仁斋直指》之五虎汤为基本方，加减化裁，研制而成。《千金方》创苇茎汤，原本用治"肺痈，咳吐腥臭黄痰脓血，胸中隐隐作痛，口干咽燥，脉滑数"等症。由于此方的功用在于清肺泄热，化痰通络，故临床不仅用治肺痈，而且可用治一切痰热喘咳，尤其适用于喘憋（喘促、胸部憋气）出现发绀（面唇爪甲青紫）的病症。五虎汤由仲景之麻杏石甘汤加茶叶所组成。《仁斋直指》用以治"喘急痰气"证；《增补万病回春》用以治"伤寒喘急"证；《医宗金鉴·幼科心法要诀》用以治"马脾风"，并释曰："马脾风，俗传之名，即暴喘是也。因寒邪客于肺俞，寒化为热，闭于肺经，故胸高气促，肺胀喘满，两胁煽动，陷下作坑，鼻窍煽张，神气闷乱"。可见五虎汤的功用在于宣泄肺热，平治暴喘，适用于风热客肺、痰热壅肺的发热喘促病证。

【参考文献】 ①熊继柏.苇茎五虎颗粒剂治疗病毒性肺炎的临床研究 [J].吉林中医药，1995（3）：6-7.②熊继柏，周雪仙.苇茎五虎颗粒剂止咳、平喘、解热作用的实验研究 [J].湖南中医学院学报，1995，15（3）：40-43.

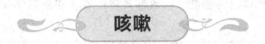

咳嗽

止咳方 （国医大师郭子光方）

【药物组成】 罂粟壳 6g，五味子 15g，炒杏仁 15g，川贝母 10g，生甘草 10g。

【使用方法】 研末制成散剂，每次用 5～10g 调开水冲服或加入主方同煎。

【功效主治】 润肺止咳。用于干咳无痰、频咳不止、影响休息者。

【方剂分析】 罂粟壳敛肺止咳，五味子敛肺滋肾、益气生津，炒杏仁止咳平喘、润肠通便，川贝清热化痰、润肺止咳，甘草补脾益气、清热解毒、祛痰止咳、调和诸药。全方止咳功效体现在以下几个方面：祛邪则清热化痰止咳（川贝母、甘草）；扶正则敛肺、润肺、益肺、滋肾、健脾、益气止咳（罂粟壳、五味子、川贝母、甘草）；"肺与大肠相表里"，腑气通、大便畅则肺气降，肺气降则咳自止（炒杏仁）。

【参考文献】 李翔，王超，杨冬梅，等.郭子光辨治咳嗽经验 [J].辽宁中医杂志，2011，38（10）：1925-1927.

窍痒煎 （国医大师洪广祥方）

【药物组成】 枳实 15g，紫苏叶 15g，地肤子 10g，白鲜皮 10g。

【使用方法】 水煎服，每日 1 剂。

【功效主治】 祛风止痒。用于慢性咳嗽咽痒患者。

【方剂分析】 枳实治胸痹心中痞气，气结在胸，胸满胁下逆抢心。紫苏叶、发表、散寒、理气、和营，治感冒风寒，恶寒发热，咳嗽，气喘，胸腹胀满。地肤子和白鲜皮是皮肤科常用的组合，燥湿止痒，虽是喉部痒，也是肺主之。

【参考文献】 张元兵，胡春媚，王丽华.国医大师洪广祥教授辨治慢性咳嗽经验探要 [J].中华中医药杂志，2014，29（11）：3446-3448.

止咳宁 （国医大师徐经世方）

【药物组成】 南沙参 12g，炙桔梗 10g，炒杏仁 10g，炙麻黄 3g，蝉蜕 6g，炒黄芩 10g，鼠曲草 12g，炙五味 10g，首乌藤 25g，车前草 5g，生甘草 5g。

【使用方法】 水煎服，每日 1 剂。

【功效主治】 宣解清里，肃降止咳。适用于外寒伏热，肺失清肃之象的顽固性咳嗽。

【方剂分析】 所谓顽固是因为既有表象又有里证，寒热夹杂并伴过敏，咳嗽长时不已。对于这类咳嗽的治疗在取方用药上要巧于轻举，故因止咳宁意在如此。如方中南沙参以缓和清轻走上之直养肺阴，并为桔梗代用品，与甘草同伍则可起到祛痰止咳作用；蝉蜕与炙麻黄同用以透邪达表，宣肺敛咳，与炒杏仁相伍以苦通辛降，顺其气机，使肺恢复宣通；鼠曲草则以苦温甘平，直入肺位，镇咳祛痰；五味配麻黄乃为一收一散，两味同伍，可谓收中有散，散中有收，收散结合；而用黄芩与车前草以清上利下，引肺热而下行；蝉蜕、首乌藤治用两途，取之于此，意在透窍祛邪而安正，并有抗过敏之效；甘草与桔梗同伍以轻举止咳。纵观药组，配伍切体，功在协同，巧在兼备，故对久咳不已的顽固性咳嗽，更胜一筹，应手取效。

【参考文献】 徐松龄，卓思源，陶永，等.徐经世老中医治疗咳嗽临证撷英 [J].中华中医药学刊，2008，（11）：2447-2448.

清补止咳方 （国医大师葛琳仪方）

【药物组成】 七叶一枝花 9g，黄芩 12g，野荞麦根 15g，前胡 9g，桔梗 9g，仙茅 9g，淫羊藿 9g，补骨脂 9g，徐长卿 9g。

【使用方法】 每日 1 剂，水煎服。

【功效主治】 清肺补肾。适用于咳喘病日久迁延难愈，虚实夹杂之证。

【方剂分析】 七叶一枝花、黄芩、野荞麦根清肺解毒，桔梗、前胡宣肺平喘，徐长卿祛风抗过敏，淫羊藿、补骨脂温补肾阳，以纳肾气，诸药相配以奏清肺补肾之效。

【加减运用】 若偏肾阴虚者加大生地黄、山茱萸、枸杞子、玉竹等以滋阴补肾；肾阳虚甚者则重用仙茅、淫羊藿或加附子、肉桂等以温补命门；若肾虚腰酸明显者加淮牛膝、狗脊、杜仲以壮腰补肾。

【参考文献】 夏榕.葛琳仪主任医师治咳喘经验遮拾 [J].中医教育，1998，17（1）：39-40.

第一章

肺系病证

清宣止咳方 （国医大师葛琳仪方）

【药物组成】 金银花 15g，连翘 15g，黄芩 9g，鱼腥草（后下）15g，桔梗 9g，前胡 9g，炒杏仁 9g，浙贝母 12g，牛蒡子 9g。

【使用方法】 每日 1 剂，水煎服。

【功效主治】 清热宣肺。适用于咳喘初发或宿疾复为外邪触发致肺气壅实之证。

【方剂分析】 金银花、连翘、黄芩、鱼腥草清肺泻热，桔梗、前胡、炒杏仁宣肺平喘，浙贝母清肺化痰，牛蒡子利咽，全方共奏清热宣肺之效。

【加减运用】 若痰热盛者加鱼腥草、野荞麦根、松萝、佛耳草以清热泻肺；若咽痛明显者加板蓝根、藏青果、玄参以清利咽喉；若伴气急者加葶苈子（包煎）、炒苏子、七叶一枝花以泻肺平喘；若痰多加姜半夏、陈皮以健脾化痰。

【参考文献】 夏榕. 葛琳仪主任医师治咳喘经验遮拾［J］. 中医教育，1998，17（1）：39-40.

清化止咳方 （国医大师葛琳仪方）

【药物组成】 厚朴花 9g，苍术 9g，姜半夏 9g，陈皮 6g，连翘 12g，黄芩 15g，蒲公英 15g，七叶一枝花 9g，猪苓、茯苓各 12g，车前子（包煎）、车前草各 15g。

【使用方法】 每日 1 剂，水煎服。

【功效主治】 清热化湿健脾。适用于痰热壅盛之咳喘，系痰热与内湿交结所致证。

【方剂分析】 方中七叶一枝花、黄芩、蒲公英、连翘清热解毒，苍术、厚朴花健脾燥湿行气，姜半夏、陈皮化痰，猪苓、茯苓、车前子、车前草淡渗利湿。全方共奏清热化湿健脾之效。

【加减运用】 若湿盛、苔白腻改厚朴花为厚朴、草果、薏苡仁以健脾化湿；痰白量多则加炒杏仁、浙贝母以化痰止咳；如时值长夏则加藿香、佩兰等时令之品以芳香化湿。

【参考文献】 夏榕. 葛琳仪主任医师治咳喘经验遮拾［J］. 中医教育，1998，17（1）：39-40.

清养止咳方 （国医大师葛琳仪方）

【药物组成】 南沙参 12g，北沙参 12g，麦冬 9g，五味子 6g，玄参 9g，前胡

9g，桔梗 9g，七叶一枝花 9g，黄芩 12g，枸杞子 15g，玉竹 15g，人参叶 15g，羊乳参 12g。

【使用方法】 每日 1 剂，水煎服。

【功效主治】 清肺益气养阴。适用于咳喘病邪实祛后，肺之气阴两虚、余邪未清之证。

【方剂分析】 七叶一枝花、黄芩、人参叶清肺解毒；桔梗、前胡宣降肺气，羊乳参益气，南沙参、北沙参、麦冬、玄参、玉竹、枸杞子、五味子养阴清热，全方共奏清肺益气养阴之效。

【加减运用】 若干咳不止者加紫菀、款冬以平喘止咳；若系肺结核咳嗽则加百部、百合、蛤壳以抗结核止咳等。

【参考文献】 夏榕. 葛琳仪主任医师治咳喘经验遮拾 [J]. 中医教育，1998，17（1）：39-40.

加味二陈汤 　　　　　　　　　　　　　　　（国医大师李今庸方）

【药物组成】 法半夏 10g，陈皮 10g，茯苓 10g，炙甘草 10g，干姜 6g，细辛 3g，五味子 6g。

【使用方法】 水煎服，每日 1 剂。

【功效主治】 健脾化痰，温肺化饮。用于治疗咳嗽属于痰湿停肺证候，表现为咳嗽吐白色痰，痰多、滑而易咳出，胸闷，苔白，脉弦或缓。

【方剂分析】 咳嗽多由脾寒土湿，肺胃不降，痰浊内生引起。本方茯苓、干姜、甘草温脾化湿，燥土和中；半夏、五味子降肺胃之逆；陈皮疏降肺气；细辛温化寒饮。全方共奏健脾化痰、温肺化饮之功效。

【加减运用】 脉浮喘气者，肺失宣散，方加炙麻黄 10g，炒杏仁 10g；脉虚少气，身体乏力者，气虚肺弱，方加党参 10g，炒白术 10g。

【参考文献】 李小丹. 李今庸治疗咳嗽经验 [J]. 中华中医药杂志，2014，29（1）：146-148.

加味小陷胸汤 　　　　　　　　　　　　　　（国医大师李今庸方）

【药物组成】 瓜蒌仁（打破）15g，黄连 10g，法半夏（打破）10g，浙贝母 10g，桔梗 10g，前胡 10g，生甘草 6g。

【使用方法】 水煎服，每日 1 剂。

【功效主治】 清热化痰，宽胸散结，利咽止咳。用于治疗咳嗽属于痰热壅肺证候，表现为咳喘胸痛，吐黄痰或血色痰，发热，口渴，舌苔黄，脉浮滑或兼数。

【方剂分析】 小陷胸汤，出自《伤寒论》，以黄连、半夏、栝楼入药，主治小结胸病。《医宗金鉴》载"黄连涤热，半夏导饮，栝楼润燥下行，合之以涤胸膈痰热，开胸膈气结，攻虽不峻，亦能突围而入，故名小陷胸汤。"方中黄连清热泻火，半夏化痰开结，二药合用，辛开苦降，善治痰热内阻。更以栝楼实荡热涤痰，宽胸散结。加之浙贝母清热化痰，桔梗化痰利咽，前胡疏风止咳，全方共奏清热化痰，宽胸散结，利咽止咳之功。

【参考文献】 李小丹. 李今庸治疗咳嗽经验 [J]. 中华中医药杂志，2014，29（1）：146-148.

加味代抵当汤 （国医大师李今庸方）

【药物组成】 酒大黄（后下）6g，莪术（醋炒）6g，当归 10g，牡丹皮 10g，穿山甲 6g，红花 6g，桃仁 10g，牛膝 6g，夜明砂 10g，茯苓 10g，法半夏（打破）10g。

【使用方法】 水煎服，每日 1 剂。

【功效主治】 活血破瘀。治疗咳嗽属瘀血停滞、阻塞息道证候，表现为咳逆倚息，不能平卧，咳痰涩或带乌红色血、胸肋满闷或有刺痛，舌青或舌有青紫斑块，脉涩。

【方剂分析】 代抵当汤，出自《血证论》，有破血下瘀之功效，主治蓄血及妇女实证经闭。方中穿山甲破血化瘀，为君药，夜明砂为蝙蝠之粪便，有活血散结之功效，为臣药，《血证论》中记载："夜明砂是蚊被蝙蝠食后所化之粪，蚊食人血，蝙蝠食蚊，故粪能去血，啮死血。"酒大黄、莪术清热活血破血，当归养血活血，桃仁、红花活血化瘀，牛膝活血化瘀，引血下行，牡丹皮凉血活血，全方共奏活血破瘀之功，加之半夏和茯苓则增强了降肺化痰之功效。

【参考文献】 李小丹. 李今庸治疗咳嗽经验 [J]. 中华中医药杂志，2014，29（1）：146-148.

疏肝止咳方 （国医大师路志正方）

【药物组成】 素馨花 12g，厚朴花 12g，生、炒薏苡仁各 20g，清半夏 10g，菊花 10g，胆南星 8g，僵蚕 8g，当归 12g，赤芍、白芍各 12g，郁金 12g，茜草 12g，茯苓 30g，黛蛤散（包煎）10g，枳实 12g，炙枇杷叶 15g，桃仁、炒杏仁各 9g。

【使用方法】 水煎服，每日 1 剂。

【功效主治】 清肝解郁，健脾肃肺化痰。主要用于感冒后咽部不适反复不愈，咳嗽，咳痰稀白，咳痰以晨起明显，吃辛辣、油腻食物咳嗽加重，伴有心烦易怒，口苦，胸胁胀满疼痛，睡眠不佳，舌体胖，质紫暗，苔薄黄，脉弦细。

【方剂分析】 方用素馨花、郁金疏肝解郁；菊花、黛蛤散清肝热；胆南星、僵蚕、枇杷叶清肺化痰；桃仁、赤芍、当归、茜草活血，清心肝之火；白芍养血柔肝，平抑肝阳；厚朴花、薏苡仁、半夏、茯苓、枳实健脾渗湿以绝生痰之源；炒杏仁降肺气以止咳。诸药从肝、脾、肺入手，调肝气，降肺气，使气机升降顺畅，上下相宜，则咳嗽之证得以缓解，兼以健脾祛湿，以杜绝痰之来源。

【参考文献】 苏凤哲，杨丹．路志正从肝论治咳嗽学术思想探讨［J］．世界中西医结合杂志，2015，10（1）：1-3，6.

祛风散寒止咳汤 （国医大师张磊方）

【药物组成】 炙麻黄 10g，炒杏仁 10g，荆芥 10g，防风 10g，桔梗 10g，白前 12g，前胡 12g，生甘草 6g。

【使用方法】 水煎服，每日 1 剂，早晚分服。

【功效主治】 祛风散寒止咳。主治咳嗽之风寒袭肺证。

【方剂分析】 方中麻黄、炒杏仁、生甘草为三拗汤，能宣肺止咳；荆芥、防风祛风解表；桔梗、白前、前胡化痰止咳，全方共奏祛风散寒、化痰止咳之功。感冒愈后，若咳嗽迁延不止者，另用止嗽散加前胡、款冬花、白果以止咳化痰，疏风宣肺；若外感风寒，内有停饮者，临床以恶寒发热，咳痰清稀量多或呈泡沫状为特征，可用小青龙汤以温肺散寒，化饮止咳；若外感风寒，内饮化热者，临床以恶风烦躁，咳痰气喘，无汗，身痛为特征，宜用小青龙汤加石膏兼清内热；咳嗽较甚者，加金沸草、浙贝母止咳化痰。张师认为，金沸草为旋覆花的地上部分，性善疏散，用治外感咳嗽痰多者，效果颇佳；《本草汇言》："（贝母）润肺消痰，止咳定喘，则虚劳火结之证，贝母专司首剂"；痰湿内盛者，加法半夏、厚朴、茯苓以燥湿化痰。

【参考文献】 饶洪，李广．张磊辨治咳嗽九法述要［J］．中华中医药杂志，2016，31（10）：4091-4093.

疏风散热方 （国医大师张磊方）

【药物组成】 桑叶 15g，菊花 15g，芦根 30g，连翘 15g，桔梗 10g，炒杏仁 10g，僵蚕 12g，蝉蜕 12g，牛蒡子 12g，枇杷叶 12g，生甘草 6g。

【使用方法】 水煎服，每日 1 剂，早晚分服。

【功效主治】 疏风散热。适用于咳嗽之风热犯肺证。主要症见：咳嗽频剧，发热头痛，或微恶风寒，咽喉肿痛，鼻塞流黄涕，或口渴，舌质红，苔薄黄，脉浮数。

【方剂分析】 方用桑菊饮合升降散加减，方中桑叶、菊花、芦根、连翘、桔梗、炒杏仁、甘草为桑菊饮，能疏风散热、清肺止咳；僵蚕、蝉蜕为升降散的主药，能祛风、解痉、止咳；牛蒡子、枇杷叶祛风止咳，全方共奏疏风清热、宣肺止咳之功。若咳嗽频繁、剧烈，甚至影响睡眠者，加前胡、白前、浙贝母止咳化痰。张师认为，前胡为疏散风热、祛痰止咳之要药；白前长于降气止咳；前胡对新感咳嗽效果极佳，白前对久咳不愈者尤宜。二药相伍，不论外感或内伤咳嗽均有良效，实为止咳之上品。

【加减运用】 若肺热内盛者，临床以咳嗽吐痰，色黄量多，舌苔黄腻为特征，加黄芩、金荞麦、鱼腥草兼清肺热；咽喉干痛者，加射干、山豆根、木蝴蝶清热利咽；热伤肺络，痰中带血，加白茅根、生地黄炭、黄芩炭清热止血。

【参考文献】 饶洪，李广．张磊辨治咳嗽九法述要［J］．中华中医药杂志，2016，31（10）：4091-4093.

参麦养阴止咳汤 （国医大师张磊方）

【药物组成】 太子参15g，北沙参20g，麦冬20g，百合15g，知母10g，地骨皮15g，牡丹皮10g，炙紫苑12g，炙款冬花12g，炙甘草6g。

【使用方法】 水煎服，每日1剂，早晚分服。

【功效主治】 益气滋阴。适用于咳嗽之气阴两虚证。主要症见咳声低微，干咳少痰，口干咽燥，声音嘶哑，气短声怯，舌质暗红，少苔或无苔，脉细。本病以干咳少痰，气短声怯，舌红少苔为辨证要点。

【方剂分析】 方中太子参益气养阴，健脾益肺；北沙参、麦冬为《温病条辨》沙参麦冬汤中的主药，能滋阴润肺；百合、知母为百合知母汤，能补虚清热，滋阴润肺；加地骨皮、牡丹皮以加强滋阴清热之力；加炙紫苑、炙款冬花、炙甘草以润肺止咳化痰，诸药共奏益气滋阴、润肺止咳之功。

【加减运用】 若肺气不敛，咳嗽气短者，加五味子、诃子、胡桃肉以收敛止咳；五心烦热者，加银柴胡、胡黄连、醋鳖甲、醋龟甲以滋阴潜阳；阴虚盗汗者，加生地黄、乌梅、浮小麦以滋阴清热、收敛止汗；兼有肺热者，加黄芩、桑白皮、海蛤粉以清肺止咳。

【参考文献】 饶洪，李广．张磊辨治咳嗽九法述要［J］．中华中医药杂志，2016，31（10）：4091-4093.

补脾益肺止咳汤 （国医大师张磊方）

【药物组成】 黄芪30g，党参15g，炒苍术12g，茯苓15g，法半夏10g，陈皮10g，桔梗10g，前胡12g，海浮石（先煎）30g，五味子10g，生甘草6g。

【使用方法】 水煎服，每日1剂，早晚分服。

【功效主治】 补益肺脾。适用于咳嗽之肺脾气虚证。主要症见：咳嗽痰多而稀白，短气乏力，纳差，食少，腹胀，便溏，声音低怯，面浮足肿，舌质淡，苔白，脉细弱。

【方剂分析】 方中黄芪、党参、炒苍术补益脾肺、燥湿化痰；茯苓、法半夏、陈皮、甘草为二陈汤，能燥湿化痰；桔梗、前胡、海浮石能豁痰、降气、止咳；五味子收敛止咳，全方共奏健脾益气、培土生金、燥湿化痰之功。

【加减运用】 若表虚自汗者，加糯稻根、浮小麦、煅牡蛎以收敛止汗；怕冷，畏风，易感冒者，加炒白术、防风、炮附子以益气、扶阳、固表；兼有寒饮者，加干姜、细辛温化寒饮；有痰热者，加黄芩、桑白皮、鱼腥草以清肺止咳。

【参考文献】 饶洪，李广．张磊辨治咳嗽九法述要［J］．中华中医药杂志，2016，31（10）：4091-4093.

补益肺肾止咳汤 （国医大师张磊方）

【药物组成】 党参15g，麦冬12g，五味子10g，熟地黄20g，山药12g，山茱萸12g，紫河车（分冲）3g，炒杏仁10g，浙贝母10g，款冬花10g，炙甘草6g。

【使用方法】 水煎服，每日1剂，早晚分服。

【功效主治】 补益肺肾。适用于咳嗽之肺肾阴虚证。主要症见咳嗽气喘，痰少或无，面色黧黑，口燥咽干，腰膝酸软，手足烦热，舌质红，少苔，脉细数。

【方剂分析】 方中党参、麦冬、五味子为生脉饮，能益气养阴；熟地黄、山药、山茱萸为六味地黄丸中的三味补药，能滋阴补肾；紫河车补益肺肾；炒杏仁、浙贝母、款冬花能润肺、止咳、化痰，全方共奏补益肺肾、纳气止咳之功。

【加减运用】 若阴虚较甚者，加南沙参、玉竹、生地黄、百合以滋阴润肺；中气虚者，可配合补中益气汤以益气升阳；肾失摄纳，喘促较甚者，加煨诃子、蛤蚧、胡桃肉以补肾纳气；若肺肾气虚者，可用自拟调补肺肾方，处方：生晒参（另炖）10g，黄芪30g，五味子10g，枸杞子12g，山茱萸12g，山药15g，茯苓12g，鹿角片10g，蛤蚧粉（分冲）3g。

【参考文献】 饶洪，李广．张磊辨治咳嗽九法述要［J］．中华中医药杂志，2016，31（10）：4091-4093.

清肝降逆止咳汤 （国医大师张磊方）

【药物组成】 柴胡15g，黄芩10g，青黛（包煎）6g，清半夏15g，党参15g，代赭石（先煎）20g，五味子12g，姜厚朴10g，炒杏仁10g，炙枇杷叶12g，生甘草6g，生姜10g，大枣5枚。

【使用方法】 水煎服，每日1剂，早晚分服。

【功效主治】 清肝降逆。适用于咳嗽之肝胃气逆、胃酸伤肺证。主要症见咳

第一章

肺系病证

嗽骤作，干咳或少痰，平卧或夜间易发作，饭后嗳气，脘腹胀满，恶心泛酸，上腹或食管有灼热感。本病以昼轻夜甚，平卧位加重为特点，为肝胃气逆，胃酸伤肺所致。

【方剂分析】 方中柴胡、黄芩、清半夏、党参、甘草、生姜、大枣为小柴胡汤，能调和肝胃、通调津液。正如陈修园《医学实在易》治咳论中有"胸中支饮咳源头，方外奇方勿漫求，更有小柴加减法，通调津液治优"；青黛、代赭石清肝降逆、五味子收敛止咳；姜厚朴、炒杏仁、枇杷叶降气止咳；全方共奏清肝降逆、和胃止咳之功。

【加减运用】 若兼有胁痛、口苦，或有便秘者，为胆胃郁热上犯，肺失宣降所致，治宜大柴胡汤加减以清利肝胆，和胃止咳。

【参考文献】 饶洪，李广．张磊辨治咳嗽九法述要 [J]．中华中医药杂志，2016，31（10）：4091-4093.

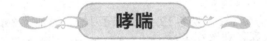

哮喘

射麻平喘汤 （国医大师李辅仁方）

【药物组成】 射干 10g，炙麻黄 3～10g，炒杏仁 10g，生石膏（先煎）30g，桑白皮 15g，紫苏子 5～10g，葶苈子（包煎）9g，白芥子 5g，苏梗 10g，橘红 10g，鱼腥草（后下）15g，金银花 20g，炙紫菀 15g，生甘草 3g。

【使用方法】 水煎服，每日 1 剂。

【功效主治】 散寒宣肺，降逆化痰，清肺平喘。哮喘，痰喘证急性期。

【方剂分析】 本方可看作由射干麻黄汤、麻杏石甘汤、三子养亲汤、葶苈大枣泻肺汤等加减而成，几个经典名方相合，能够宣散寒邪，清解里热，降气化痰，泻肺平喘。再加以金银花、鱼腥草清热解毒，橘红、苏梗理气化痰，故疗效较佳。

【参考文献】 史学军，衣胜荣，刘震．李辅仁教授治疗呼吸系统疾病用药经验浅谈 [J]．中国中药杂志，2000，25（11）：701-702.

五子定喘汤 （国医大师李辅仁方）

【药物组成】 紫苏子、葶苈子（包煎）、莱菔子、炒杏仁各 10g，白芥子 5g。

【使用方法】 水煎服，每日 1 剂。

【功效主治】 支气管哮喘痰浊阻肺证，表现为痰多白黏，大便不爽，胸膈满闷，食欲缺乏，苔白厚腻，脉弦细等。

【方剂分析】 本方以豁痰下气的三子养亲汤为基础，加炒杏仁降肺平喘，葶苈子泻肺行水，一宣一泻，气机通畅，哮喘自平。

【加减运用】 兼咳嗽加前胡、白前、紫菀、款冬花；兼食欲缺乏，加石菖蒲、藿香、佩兰；胸闷加厚朴、陈皮；便秘加全瓜蒌、火麻仁。

【参考文献】 殷曼丽．李辅仁教授治疗哮喘的经验［J］．中医教育，1994，13（5）：42.

止哮汤 （国医大师王烈方）

【药物组成】 地龙、紫苏子、前胡、僵蚕、白屈菜各 15g，射干 15g，冬瓜子 20g，全蝎 3g，炒杏仁 5g，白鲜皮 20g。

【使用方法】 水煎，一煎开 10 分钟取汁，二煎开 20 分钟取汁，两煎药汁混合，日 3 夜 1，分 4 次服。以上为成年男性用量，临床按年龄、体质、病情加减药量。

【功效主治】 清肺止咳，止哮定喘。适用于热哮发作期，可表现有反复咳嗽，喘促，伴喉间哮鸣，夜卧不宁，双肺间及散在哮鸣音，舌质红，苔黄或白，脉数。

【方剂分析】 发作期止咳、平喘定哮，方选止哮汤，该方应用虫类药地龙、僵蚕和全蝎，其中地龙为君药，清热、止咳平喘及通络效果尤佳，配伍僵蚕、白屈菜为臣药，效可止咳平喘，余药共为佐使，有化痰平喘之效；方中紫苏子降气化痰；白屈菜止咳平喘祛痰；地龙、僵蚕、全蝎祛风通络；白鲜皮、苦参祛风解毒；川芎、桃仁活血化瘀，同时还兼有理气除痰的功效，川芎为气中之血药，既可行气又可活血。

【加减运用】 哮喘发作期重视应用地龙、僵蚕、全蝎等动物类药物以祛风通络，止哮平喘；缓解期治疗重视健脾化痰：哮喘发作休止，就进入缓解期，此时虽然不喘，但痰候多未消除，此期的治疗以治痰、治血、治脾以除余症，治以止咳化痰，方用缓哮汤加减，其组成为白屈菜、茯苓、沙参、胆南星、清半夏、炒杏仁、桃仁、紫苏子、前胡、白前、莱菔子、款冬花。方中紫苏子、前胡、桃仁、炒杏仁、莱菔子、白屈菜调气、治血、除痰；清半夏、胆南星治有形之顽痰；款冬花、沙参润肺化痰止咳；茯苓健脾以杜绝生痰之源，其治疗重在除痰，活血作用较平和。稳定期治疗以固气抑痰为主：稳定期治以益气补肾、固本防哮。方药以防哮汤加减，其组成为黄芪、玉竹、女贞子、补骨脂、太子参、五味子、牡蛎、大枣、佛手、山药，第 2 周加熟地黄，第 3 周加何首乌，第 4 周加海螵蛸。防哮汤以黄芪为君药入肺补肺气，入脾补益中土，杜绝生痰之源，入肾补肾脏之元气不足。

【参考文献】 孙丽平，王延博，冯晓纯，等．王烈教授防治小儿支气管哮喘经验［J］．中国中西医结合儿科学，2010，10（2）：417-418.

平喘固本汤

【药物组成】 党参 15g，五味子 6g，山茱萸 6g，胡桃肉 10g，坎炁 2 条，紫石英（先煎）20g，沉香粉（分冲）3g，紫苏子 10g，款冬花 10g，法半夏 10g，橘红 10g，诃子 6g。

【使用方法】 每日 1 剂，温服。

【功效主治】 清痰固本，调补脾肾。该方适用于虚哮证，属正虚邪实、肺肾两亏，痰浊壅盛型。临床上多为久病年老体弱，反复频繁发作，甚则常有持续性哮喘，发作时喉中痰鸣，声低，气短不足以息，动则气急尤甚，咳而无力，咳痰不爽，精神疲怠，汗出，心慌，口唇爪甲发绀，舌质隐紫，脉虚无力。

【方剂分析】 方中党参、山茱萸、坎炁、胡桃肉补益肺肾，固本培元，共为君药。臣以五味子、诃子收敛已耗之肺气，紫石英、沉香降逆纳气平喘，与君药相合，共收固本平喘之功。佐以紫苏子、紫菀、款冬花、法半夏、橘红化痰降逆，止咳平喘。诸药相伍，肺肾同补，敛降相合，扶正祛邪，标本兼顾，共收补肺益肾、降气化痰平喘之功。

【加减运用】 若以本虚为主，气虚，言语无力，自汗，畏风，配黄芪、炙甘草；肺阴虚，呛咳，气促，痰黏量少，口咽干燥，舌质红，脉细数，酌加沙参、麦冬、玉竹、川贝母；肾阴虚，喘息气逆，咳痰黏，有泡沫，颧红，烦热，配熟地黄、当归、冬虫夏草；阳虚，咳痰清稀，气不得续，面色苍白，形寒肢冷，舌苔淡白，脉沉细，酌加附片、肉桂、补骨脂、钟乳石。若痰浊壅肺，痰多气涌，咳逆不得卧，舌苔腻，脉数者，可配合葶苈子、白芥子；阳虚饮作，水邪泛滥，肢体浮肿，尿少，可配桂枝、白术、茯苓，或黄芪、防己、葶苈子、万年青根；心阳不振，心血瘀阻，面、唇、爪甲、舌质青紫者，可配丹参、桃仁、红花；痰饮蒙蔽心神，昏昧嗜睡，烦躁不安，可酌加胆南星、天竺黄、郁金、制远志、石菖蒲。

【参考文献】 周奎龙，史锁芳. 周仲瑛治疗哮喘经验［J］. 中医杂志，2013，54（1）：17-23.

祛风解痉平喘汤

【药物组成】 炙麻黄 10g，蝉蜕 10g，僵蚕 10g，紫苏叶 10g，紫苏子 10g，地龙 10g，石菖蒲 10g，白芍 15g，炒白果 10g，五味子 10g。

【使用方法】 每日 1 剂，水煎服。

【功效主治】 开达肺窍，豁痰理气。适用于风盛痰阻、气道挛急所致的哮喘。

【方剂分析】 方中麻黄祛风散寒，宣肺平喘，宣中有降，与地龙相伍，一温一寒，一宣一降，相得益彰；紫苏叶、紫苏子同麻黄相伍，不仅能增强祛风之力，

国医大师名方验方选

而且可加强升降相协之功，使肺之宣降得以恢复；蝉蜕、僵蚕既能祛风达邪，以"伏其所主"，又可解除因风邪所致的气道挛急，为老师所喜用。《本草从新》记载石菖蒲："辛苦而温，芳香而散"，方中用之意在开达肺窍，豁痰理气。上述诸药偏于祛风宣肺，故加白芍、五味子、白果敛降肺气，意在一宣一降一开一合。诸药合用，祛风解痉，通窍降气，豁痰平喘，使风散痰消挛解，肺气得以宣降，哮喘自平。

【加减运用】 临床使用时可在上方基础上随证加减，如热喘者加生石膏、黄芩、桑白皮等；寒象明显者加桂枝、细辛等；寒热不显者可直投上方。

【参考文献】 韩春生，张洪春．晁恩祥教授治疗哮喘病的经验［J］．北京中医，1996，（3）：18-20.

泄热通腑方 （国医大师晁恩祥方）

【药物组成】 生石膏（先煎）30g，生大黄（后下）6～10g，全瓜蒌30g，炒杏仁10g，炙麻黄10g，鱼腥草（后下）30g，厚朴12g，黄芩12g，生白芍15～20g，生甘草10g。

【使用方法】 每日1剂，分2次服。先煎生石膏15分钟，后纳诸药同煎10分钟左右，再入生大黄同煎5分钟，两煎共取汁250ml。

【功效主治】 泄热通腑，降气平喘。适用于邪热壅肺，肺气不宣，兼见腑气不通之热哮证。

【方剂分析】 本方由宣白承气汤、麻杏石甘汤、芍药甘草汤合方加味而成。宣白承气汤原为阳明温病下之不通，喘促不宁，痰涎壅滞，肺气不降之证而设；麻杏石甘汤原为《伤寒论》治疗汗、下之后"汗出而喘，无大热"，缘因热壅于肺，肺热炽盛，肺气因热而闭郁之证。二方合用，方中生石膏辛凉宣泄，清降肺热；生大黄荡涤热结，推陈致新，并能泻火解毒。二者合用，泄肺热，通肠腑，切中病机。麻黄辛散宣肺，炒杏仁苦降化痰，二药相伍，宣肺降气，止咳平喘；全瓜蒌上可清热化痰，下可润肠通便；鱼腥草、黄芩清肺泄热，化痰止咳；厚朴苦温，"消痰下气"，与炒杏仁相伍，以增强降气化痰、止咳平喘之力；与生大黄相伍，行气导滞，通腑泄热。芍药甘草汤原为缓急止痛之剂，此处白芍取其酸甘化阴、缓急解痉之功。酸收的白芍与辛散的麻黄相配伍，不但不会产生敛邪之弊，而且既可制约麻黄的辛散之性，又可甘酸配伍，解除痉挛，同时通过一张一敛的相反相成，促进肺气的宣通。诸药合用，共收泄热通腑，降逆平喘之功。

【加减运用】 年龄偏大、体弱者，生大黄改为熟大黄；津亏甚者，加地龙、蝉蜕；痰黏难出者，加石菖蒲、蛤蚧粉、生牡蛎；胸闷脘痞甚者，加焦槟榔、紫苏子等。

【参考文献】 李兰群，邵宏君．晁恩祥运用泄热通腑法治疗热哮经验［J］．

加减黄龙疏喘汤 （国医大师晁恩祥方）

【药物组成】 炙麻黄 6g，地龙 10g，紫苏子 10g，炙枇杷叶 10g，炙款冬花 15g，细辛 3g，五味子 6g，桂枝 10g，干姜 10g，法半夏 10g，炙甘草 5g，熟附子（久煎）10g，白术 15g，党参 15g。

【使用方法】 每日 1 剂，水煎服。

【功效主治】 温肺散寒疏风，化痰平喘活血。适用于外感风寒，肺脾肾虚，痰瘀内生引起的重症风寒哮（支气管哮喘急性发作）。

【方剂分析】 其中麻黄辛温疏风散寒、宣肺平喘；地龙咸寒泄降，息风解痉定喘；麻黄与地龙相伍，一温一寒，一宣一降，恢复肺气之运转；紫苏子下气消痰；炙枇杷叶、炙款冬花化痰止咳；加之小青龙汤加减方散寒蠲饮；熟附子、党参、白术温阳益气。

【加减运用】 临床可根据重症哮喘患者辨证情况，遵其方意配伍选药，若寒者甚可加桂枝、细辛等，若热甚者可加黄芩、鱼腥草、桑白皮等，若痰浊明显者可加莱菔子、白芥子等，若久病血瘀者，可加丹参、赤芍、川芎等，若偏虚者可加蛤蚧、冬虫夏草等。

【参考文献】 赖芳，翁燕娜，张燕，等. 国医大师晁恩祥教授防治重症支气管哮喘经验总结 [J]. 中国中医急症，2015，24（10）：1767-1768.

蠲哮汤 （国医大师洪广祥方）

【药物组成】 葶苈子（包煎）、青皮、陈皮、槟榔、大黄（后下）、生姜各 10g，牡荆子 9g，鬼箭羽 15g。

【使用方法】 水煎服，每日 1 剂，每剂煎 3 次，分上、下午及临睡前服用，连服 7 天。

【功效主治】 蠲哮平喘。适用于哮喘。

【方剂分析】 在古方平气散的基础上创制，本方是根据《内经》"肺苦气上逆，急食苦以泻之"的理论以及治痰治瘀以治气为先的原则，因为气顺痰易消，气行血亦活，从而达到痰消的目的。方中葶苈子辛苦寒，泻肺气以除壅塞；青皮苦辛温调肝气达肺气使气机升降正常；陈皮辛苦温调脾气以杜生痰之源，槟榔苦辛温，性沉重，下痰降气，伍苦寒之大黄，利腑气，腑气通则肺气自降；牡荆子、鬼箭羽味苦，涤痰祛痰，且鬼箭羽有抗过敏的作用，与逐瘀之大黄相配，更加增强行瘀之力。哮喘之作，多为外感诱发，伍辛温之生姜既可外散表寒，又可内散水饮，且能防葶苈子、大黄苦寒伤胃之弊。本方以疏利气机为其大法。泻肺除壅，涤痰祛瘀，利气平喘为其主要功效。适用于支气管哮喘急性发作期，重症哮喘和哮喘持续状态，亦可用于喘息型支气管炎。

【加减运用】 可根据并证酌情加药，如寒痰哮可加干姜、细辛；兼表寒者加生麻黄、紫苏叶；热痰哮加黄芩、鱼腥草；有过敏性鼻炎或其他过敏症状明显者加辛夷、苍耳子或路路通、防风；肺阳虚明显者加生黄芪、熟附子；肺气虚易感冒者加玉屏风散；痰不易咳出，痰出喘减者加礞石、鹅管石、海浮石、海蛤壳以涤顽痰；大便不畅者大黄宜生用后下；大便稀溏者，大黄宜熟用同煎，剂量不减。

【参考文献】 余建玮，薛汉荣，张元兵，等．国医大师洪广祥教授诊疗肺系疾病学术思想荟萃［J］．中华中医药杂志，2015，30（11）：3824-3829.

新加千缗汤 （国医大师洪广祥方）

【药物组成】 皂荚6g，细辛3g，法半夏10g，青礞石（先煎）20g，蛤壳（先煎）20g，鹅管石（先煎）20g。

【使用方法】 水煎服300ml，分早晚两次温服，每日1剂。

【功效主治】 软坚涤痰。用于治疗哮喘反复发作。

【方剂分析】 青礞石治顽痰癖积，宿食癥瘕，癫狂惊痫，咳嗽喘急，痰涎上壅；蛤壳清热，利水，化痰，软坚，治热痰喘嗽；鹅管石补肺，壮阳，通乳，用于肺痨咳嗽气喘，吐血；三药为矿物类药，为君药，可以软坚化痰。皂荚归肺、大肠经，可以祛痰止咳，半夏化痰下气，细辛祛风散寒行水，利窍。全方既能软坚，又能涤痰平喘，对于反复发作的哮喘可以起到良好的作用。

【参考文献】 余建玮，薛汉荣，张元兵，等．国医大师洪广祥教授诊疗肺系疾病学术思想荟萃［J］．中华中医药杂志，2015，30（11）：3824-3829.

咳喘固本冲剂 （国医大师洪广祥方）

【药物组成】 黄芪、白术、防风、怀山药、胡颓子叶、牡荆子、鬼箭羽等。

【使用方法】 本方已做成院内制剂，方便服用。

【功效主治】 益气固表，健脾补肺，利气平喘。适用于卫表不固，脾虚痰盛，肾气不固所致哮喘、咳嗽等症。

【方剂分析】 方中前四味药益气固表，健脾补肺，后三味药利气祛痰行瘀，全方补中兼疏，以防气机壅滞，有利于提高扶正固本的效果。洪老师全程使用该方，临床效果良好，能增强呼吸道免疫力，减少感冒，控制哮喘急性发作。鬼箭羽又名卫矛，系卫矛科植物，味苦性寒，有散风邪破瘀通经之功效，且具有抗过敏作用，洪老常用于治疗过敏性鼻炎，尤其在改善鼻通气和鼻痒流涕症状方面效果更为突出。

【参考文献】 王丽华，兰智慧，张元兵．洪广祥教授治疗哮喘经验介绍 [J]．中华中医药杂志，2012，27（6）：1578-1580.

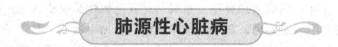

肺源性心脏病

射干平喘汤 （国医大师李辅仁方）

【药物组成】 射干 10g，南沙参 15g，炒薏苡仁 15g，清半夏 10g，炒杏仁 10g，玄参 20g，炙前胡 15g，炙紫菀 10g，炒白术 15g，葶苈子（包煎）9g，丹参 15g，赤芍 15g，枳壳 15g，川芎 10g。

【使用方法】 水煎服，每日 1 剂。

【功效主治】 理气活血，化痰。用于痰瘀互阻型肺源性心脏病。

【方剂分析】 射干平喘汤中射干、葶苈子、麻黄均能宣肺，扩张支气管，促进痰的排出；炙前胡、炙紫菀、南沙参、玄参、清半夏能润肺化痰，稀化痰液，利于痰的排出；炒白术、炒薏苡仁健脾以绝痰源；丹参、川芎、赤芍，能活血化瘀，促进血液循环；枳壳、炒杏仁宣肺理气。共奏化瘀祛痰、益气健脾之功效，故能取得较好的临床疗效。

【参考文献】 史学军．李辅仁教授验方治疗肺源性心脏病的疗效观察 [J]．中国全科医学，2006，9（12）：1026-1027.

肺心病水肿方 （国医大师唐祖宣方）

【药物组成】 防己、制附片（久煎）各 10g，椒目、葶苈子（包煎）、大黄（后下）各 5g，干姜、红参各 10g，茯苓 30g。

【使用方法】 浓煎频服。

【功效主治】 肃肺降浊，益气温阳。适用于脾肾阳虚，痰湿壅盛所致的肺源性心脏病（简称肺心病）水肿。

【方剂分析】 此方为己椒苈黄丸加减方。己椒苈黄丸由防己、椒目、葶苈子、大黄四味药物组成。方中防己行水泻热，椒目燥湿降逆，葶苈子化痰平咳，大黄泻热破积，四味相伍，组成肃肺荡饮、通肺坠痰之剂。己椒苈黄丸为肃肺荡饮、通腑坠痰之峻剂，仲景用以治疗腹满，肠间有水气等症，以苦寒之剂逐饮通腑，能使饮从小便而出，邪从大便而下，能逐上焦之饮，又泻中焦之热，兼利下焦之湿。加制附片、干姜温里散寒，温肺化饮，则痰饮易散；红参、茯苓健脾益气以利湿，增强了全方攻逐水饮之力。

【加减运用】 肿甚者加厚朴；四肢厥冷者加附子、干姜。

【参考文献】 唐丽．唐祖宣应用己椒苈黄丸经验［J］．湖南中医杂志，2009，25（05）：37-38.

肺心病基础方（一） （国医大师周信有方）

【药物组成】 炙麻黄9g，炒杏仁9g，生石膏（先煎）50g，黄芩9g，鱼腥草（后下）20g，金银花20g，桑白皮9g，前胡9g，川贝母9g，枇杷叶9g，瓜蒌子9g，地龙9g，沙参9g，桃仁9g，丹参20g，冬瓜仁20g，芦根9g。

【使用方法】 水煎服，每日1剂。

【功效主治】 清热化痰，排脓逐瘀。适用于肺心病急性发作期痰热壅肺证，多由感受外邪、痰湿化热导致痰热壅肺。

【方剂分析】 方中麻黄宣肺平喘，开腠解表以散邪；生石膏清泻肺热以生津；炒杏仁降利肺气、止咳平喘；黄芩、金银花、鱼腥草清热解毒，配合芦根、冬瓜仁以清肺热、消痈排脓；桑白皮、前胡、枇杷叶清热化痰；瓜蒌子、川贝母清润化痰；沙参滋肺阴，以利排痰；丹参、桃仁、地龙活血通脉，且地龙清肺热、解痉平喘。

【加减运用】 若痰少而黏稠，咳出不易者，可酌加润燥化痰之品，如沙参、麦冬、知母等，使痰液稀多，易于咳出；若喉中痰涎壅盛者，可用竹沥水20～30ml，每日2次，并猴枣散0.6g，每日2～3次。

【参考文献】 申秀云．周信有教授治疗肺心病的临证思路与经验［J］．甘肃中医学院学报，2001，（2）：1-2.

肺心病基础方（二） （国医大师周信有方）

【药物组成】 党参9g，黄芪20g，五味子15g，淫羊藿20g，茯苓9g，法半夏9g，桑白皮9g，炒杏仁9g，紫菀9g，款冬花9g，前胡9g，当归9g，丹参20g，地龙15g，炙甘草9g。

【使用方法】 水煎服，每日1剂。

【功效主治】 调补脾肾，祛痰止咳，利气平喘，养心通脉。适用于肺心病慢性缓解期。症见咳喘，咳痰，气短无力，呼吸困难，动则尤甚，唇绀，舌暗等。

【方剂分析】 方中党参、黄芪、炙甘草、五味子、淫羊藿益肺、健脾、温肾以治本；半夏、茯苓、桑白皮、炒杏仁、紫菀、款冬花、前胡以祛痰止咳、利气平喘治其标；辅以当归、丹参、地龙养心通脉。

【加减运用】 若病势缠绵，上盛下虚，肺肾出纳失常者，可加补肾纳气之肉桂、沉香等品；也可用蛤蚧、冬虫夏草等改善呼吸功能。具体用法是：蛤蚧粉4g

第一章 肺系病证

分冲服，或紫河车 9g 分冲服；或用红参 6g，小蛤蚧 1 对（去头），冬虫夏草 9g，五味子 9g，水煎服，每日 1 剂，待症状缓解后，改用散剂。

【参考文献】 申秀云. 周信有教授治疗肺心病的临证思路与经验 [J]. 甘肃中医学院学报，2001，(2)：1-2.

肺心病基础方（三）　　　　　　　　　（国医大师周信有方）

【药物组成】 党参 20g，黄芪 20g，茯苓 15g，五味子 9g，淫羊藿 20g，桂枝 9g，当归 9g，丹参 20g，赤芍 15g，郁金 15g，红花 9g，莪术 9g，虎杖 20g，法半夏 9g，炒杏仁 9g，炙甘草 9g。

【使用方法】 水煎服，每日 1 剂。

【功效主治】 培元补虚，活血化瘀。适用于肺心病后期阶段瘀血阻络型。多由于心肺功能衰竭，无力推动血脉运行所致，故而呈现出严重的血脉瘀滞证候。症见口唇发绀，颜面皮肤青紫，尤以指端为甚，伴心悸、喘促、脉结代、舌紫暗，甚者胁下癥积；或血瘀络损而咯血；或血瘀水停而面肿。

【方剂分析】 方中党参、黄芪、茯苓、五味子、淫羊藿以益肺、健脾、温肾，培元补虚、益气统血以治本；当归、丹参、赤芍、郁金、红花、莪术、虎杖活血化瘀治其标；桂枝温经通脉，助阳化气；半夏、炒杏仁止咳化痰；炙甘草健脾，调和诸药。

【加减运用】 若血瘀水停，浮肿腹水者，可辅以茯苓、泽泻、车前子、白茅根、大腹皮等利水消肿之品；若胁下癥积，肝脾大者，复加鳖甲、牡蛎以软坚消癥。

【参考文献】 申秀云. 周信有教授治疗肺心病的临证思路与经验 [J]. 甘肃中医学院学报，2001，(2)：1-2.

肺心病基础方（四）　　　　　　　　　（国医大师周信有方）

【药物组成】 黄芪 20g，炒白术 15g，猪苓 20g，茯苓 20g，泽泻 20g，车前子（包煎）20g，制附片（久煎）9g，桂枝 9g，椒目 3g，泽兰 20g，丹参 20g，益母草 20g，莪术 15g，鳖甲（先煎）30g，大腹皮 20g，炒杏仁 9g，葶苈子（包煎）9g。

【使用方法】 水煎服，每日 1 剂。

【功效主治】 健脾补肾，温阳利水，祛瘀消肿。适用于肺心病后期水饮凌心型。本型是由于肺心病后期累及脾肾所致。其发病机制，一为阳虚不温，水饮内停，上凌心肺而致喘急、咳逆不得平卧，心悸、面浮等；二为气虚不运，血脉瘀滞，"血不利则为水"，使水泛肌肤，潴留体腔，而成面浮肢肿，尿少，腹水，胁下癥积诸症。

【方剂分析】 方中黄芪、炒白术健脾，培土以治水；制附片、桂枝温肾通阳以化气行水；茯苓、泽泻、车前子、椒目、大腹皮、葶苈子利水消肿；炒杏仁肃降肺气，以利水之上源；泽兰、丹参、益母草活血化瘀、利水消肿；莪术、鳖甲软坚散结消癥。

【参考文献】 申秀云．周信有教授治疗肺心病的临证思路与经验［J］．甘肃中医学院学报，2001，（2）：1-2.

肺心病基础方（五）　　　　　　　　　　（国医大师周信有方）

【药物组成】 红参 9g，麦冬 9g，五味子 9g，制附片（久煎） 9g，肉桂 6g，干姜 9g，黄芪 20g，山茱萸 20g。

【使用方法】 水煎服，每日 1 剂。

【功效主治】 补肺纳肾，益气敛阴，回阳固脱。适用于肺心病后期阶段气虚阳脱型。本证肺心病的终末期，由于肺气虚耗，肾虚不纳，气虚阳脱，乃由喘致脱，病情危重，濒临死亡。症见气短息促，呼吸微弱，时停时续，喉中痰声如鼾，汗出肢冷，神志由烦躁转为淡漠，甚则昏迷不醒，面色晦暗，唇甲青紫，舌淡紫或舌红少津，少尿，脉微细欲绝。

【方剂分析】 方中红参大补元气，回阳固脱；麦冬、五味子养阴生津；制附片、肉桂、干姜温阳逐寒，回阳救逆；黄芪补肺气，山茱萸益肾、收敛止汗固脱。

【加减运用】 若烦热，汗出黏手，口干舌红者，可将人参改为西洋参，去附子、干姜、肉桂；神志不清者，加丹参 15g，炙远志 9g，石菖蒲 9g；若呼吸气短乏力，加小蛤蚧 1 对，或蛤蚧 4g（研末）冲服；若烦躁足冷，真阳暴脱者，可另服黑锡丹 3～4g，每日 2 次。

【参考文献】 申秀云．周信有教授治疗肺心病的临证思路与经验［J］．甘肃中医学院学报，2001，（2）：1-2.

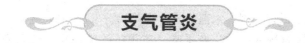

支气管炎

肺部感染方　　　　　　　　　　（国医大师郭子光方）

【药物组成】 苇茎 30g，生薏苡仁 30g，桃仁 15g，冬瓜仁 15g，瓜蒌皮 15g，法半夏 12g，黄芩 15g，桔梗 15g，鱼腥草（后下） 30g，白花蛇舌草 30g。

【使用方法】 每日 1 剂，水煎 2 次，混匀后分 2 次温服。

【功效主治】 清热，解毒，祛痰。治疗凡属痰热壅滞之气管、肺部感染（如急、慢性支气管炎，支气管扩张，肺下部感染等）均可取得较满意的疗效。有的肺下部感染，由于在肺之下部，患者咳嗽、咳痰等症状不明显，体温、血象不高，多为混合感染，抗生素往往效果不佳，只要做 X 线摄片等检查诊断为肺下部感染，即可按"结胸""肺痈"用肺部感染方加减治疗而奏效。

【方剂分析】 蜀人嗜辛辣，外感久咳病证多从热化，常表现为痰热结滞之"结胸"或属"肺痈"范围，不论脉症如何，一律从痰热论治，概以本方每日 1 剂治之。《伤寒论》中说："小结胸病，正在心下，按之则痛，脉浮滑者，小陷胸汤主之。"本条重在脉浮滑，浮主在上，滑则主痰主热，痰热结于胸膈之上，以小陷胸汤主之。仲景书中凡言"主之"意味着首选之义。《金匮要略》附方："《千金》苇茎汤，治咳有微热，烦满，胸中甲错，是为肺痈。"本条重在咳有微热，烦满（胸中满闷），其方实是仲景原方，不论是否为肺痈均可用之。小陷胸汤由黄连、半夏、瓜蒌实（全瓜蒌）药物组成，鉴于黄芩更擅清肺火及上焦之实热，乃用其替换黄连，而瓜蒌皮长于清肺化痰、利气宽胸，故用之替换瓜蒌实。《千金》苇茎汤由苇茎（与芦根同性）、薏苡仁、桃仁、冬瓜仁药物组成。两方组合加味并在临床长期观察调整，就形成了现在的肺部感染方。桔梗宣肺、利咽、祛痰排脓，鱼腥草清热解毒，消痈排脓，白花蛇舌草清热解毒，消痈散结，加之则宣肺气，清痰热力量倍增。

【加减运用】 ①若身热、恶寒，表未尽解者，酌加柴胡、防风之类。②胸紧气喘者，酌加麻黄、紫苏子之类。如有冠心病、高血压者忌用麻黄，改用薤白替代。③痰黏稠不易咳出者，酌加浙贝母、竺黄、桔梗之类。

【参考文献】 李翔，王超，杨冬梅，等.郭子光辨治咳嗽经验［J］.辽宁中医杂志，2011，38（10）：1925-1927.

顿挫喘咳方　　　　　　　　　　　　　　（国医大师郭子光方）

【药物组成】 全蝎（水洗、同煎）6g，僵蚕 12g，地龙 15g，炙麻黄 9g，炒杏仁 10g，炒白果 10g，防风 15g，蝉蜕 12g，瓜蒌皮 15g，法半夏 12g，薤白 12g，生甘草 10g。

【使用方法】 每日 1 剂，水煎 2 次，混匀后分 2 次温服。

【功效主治】 宣肺通络，止咳平喘。适用于咳喘并作、喘息型慢性支气管炎发作期、风痰之痉咳等。

【方剂分析】 在临床上，咳嗽的同时常见或喘或哮，病机上有共同之处，上述药方对于止咳平喘有顿挫之功，因此郭老称为顿挫喘咳方。古人认定哮喘多是膈有胶固宿痰、外有非时之感而动壅滞之气所致。此类疾病多已病久入络，非虫类搜剔难除络道久留之无形宿痰瘀滞，故以全蝎、僵蚕、地龙三虫药协力祛之。方中枳壳、法半夏、甘草除肺中有形之浊痰而缓咳，配以麻黄、防风、蝉蜕辛散外感非时之风寒，炒杏仁、白果、薤白降其壅滞之逆气，表里同治，标本兼施，共收顿挫之效。郭老发现，全蝎、僵蚕、地龙三虫药似有协同之功。因有些病例只用僵蚕、地龙加大剂量，或只用全蝎，虽也有效，但不速捷，多难起顿挫效果。所以，治疗喘咳重者，在使用上方时强调三虫合用，而一般喘咳则酌情使用三虫。

【加减运用】 ①若浊痰郁久化热，形成痰热壅滞者，酌加黄芩、石膏、鱼腥草之类。②若素有高血压、冠心病心绞痛者，去麻黄。③寒痰之喘咳，则用小青龙汤合上方加减。

【参考文献】 李翔，王超，杨冬梅，等 . 郭子光辨治咳嗽经验［J］. 辽宁中医杂志，2011，38（10）：1925-1927.

宣肺止嗽方 （国医大师周仲瑛方）

【药物组成】 炙麻黄 5g，桔梗 3g，炒杏仁 10g，制半夏 10g，前胡 10g，浙贝母 10g，炙款冬 10g，佛耳草 12g，生甘草 3g。

【使用方法】 水煎服，每日 1 剂，早晚各 1 次。

【功效主治】 祛邪利肺，止咳化痰。用于风寒郁肺，肺气不宣所致的急性气管-支气管炎早期。

【方剂分析】 宣肺止嗽汤是以三拗汤、桔梗汤二方化裁而成。方中三拗汤为宣肺止嗽汤之主方，其中炙麻黄既可开宣肺气，宣散肺经风寒而止咳，又可开腠理，透毛窍，辛温散邪，邪祛则肺气自不上逆，为君药。肺气郁闭，宣降失常，故以炒杏仁为臣，助麻黄以利肺下气，止咳，二者相伍，一宣一降，与肺宣降之性相合，有利于恢复其升降之职。甘草为佐使，既调和药性，又缓肺气之上逆，甘草合桔梗，即为桔梗汤，一能宣肺止咳、祛痰排脓，二可清利咽喉。喉为肺之门户，故外邪犯肺所致咳嗽常兼有咽喉病变，为此宣肺常须利咽。同时配伍前胡、浙贝母清肃肺气。佛耳草止咳化痰降气。诸药相配，温中有清，温而不燥，降中寓升，升降互济，俾风寒得散，肺气得宣，气逆得降，咽喉得利，共奏祛邪利肺、止咳化痰之效。周老指出，宣肺止嗽汤的核心在于"宣通"，宣可开肺祛邪，通能利肺降气。故临证用于急性气管-支气管炎，上呼吸道感染，慢性支气管炎急性发作等疾患，具有良好的疗效。

【参考文献】 赵惠，王志英 . 国医大师周仲瑛治疗急性气管-支气管炎经验［J］. 四川中医，2014，32（5）：1-5.

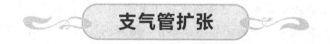

支气管扩张

痰热咳血方 （国医大师郭子光方）

【药物组成】 白及、百合、桑白皮、黄芩各 15g，麦冬、生地黄、藕节各 20g，鱼腥草（后下）30g，桃仁、瓜蒌皮、连翘各 15g，白茅根 50g。

【使用方法】 每日1剂，水煎2次，混匀后分2次温服。

【功效主治】 清肺化痰，止咳止血。用于支气管扩张，症见咳嗽痰黄，大口咯血，或痰血交混，胸高气短、心烦、口干、舌红、脉滑数者。

【方剂分析】 方中黄芩、连翘、鱼腥草清泻肺热；生地、白茅根、白及、藕节有凉血止血、收敛止血之效，配合桃仁止血不留瘀；瓜蒌皮、桑白皮清肺化痰；百合、麦冬养阴润肺，防止血热伤阴，同时肺阴充足则肺热易除。

【注意事项】 咳嗽一症，临床上只要抓住"邪、痰、火、虚"四字，则可概之。所谓"邪"者，此指六淫外感，而临床以风寒、风热、风燥多见，亦有暑湿咳嗽。"痰、火、虚"属内伤，其中痰又要辨痰湿和痰热，火以肝火、阴虚火旺多见，虚分肺肾，而有阴阳之别。临证之时，只要衡量四者之有无轻重，抓住关键，适当兼顾次要矛盾，则咳嗽之机要已然在握。

【参考文献】 刘渊.郭子光教授治咳经验［J］.河南中医，1998，18（1）：39-40.

睡眠呼吸暂停综合征

化痰消鼾方 （国医大师王琦方）

【药物组成】 竹茹30g，陈皮15g，浙贝母10g，法半夏12g，厚朴10g，威灵仙12g，莱菔子20g，椒目10g，白薇10g。

【使用方法】 水煎服，每日1剂。

【功效主治】 调体化痰，理气消鼾。适用于痰湿体质浊邪阻滞咽喉，肺气不利的睡眠呼吸暂停综合征（SAS）。

【方剂分析】 本方以竹茹、白薇相伍而治痰热；浙贝母化痰散结，以消喉间之痰浊结聚；陈皮、半夏燥湿化痰，且陈皮长于理气，半夏尤擅散结，与前药相合增益其功；椒目利水平喘，善治水饮上犯于肺而致喘促不利，气道痰阻呼吸暂停与喘证有相类之处，取椒目以泄利肺中水饮而恢复气机通畅。理气则以陈皮调理中焦气机，以助恢复脾胃健运；厚朴下气除满，燥湿消痰，且与半夏相伍取半夏厚朴汤方义，善治气郁痰凝阻滞喉间之梅核气，于此方中则可化痰理气以利气消鼾。此外，因肺与大肠相表里，莱菔子与厚朴相合，通降腑气而肺气亦得肃降，莱菔子与厚朴降气之余亦皆可化痰，两擅其功。威灵仙长于消痰涎、散癖积，其消骨鲠咽喉乃在于舒筋解痉可使咽喉肌肉松弛，故而骨鲠可得咽下，活用于此则亦有助于痰瘀痹阻之消除。

【参考文献】 姚海强，崔红生，王琦.国医大师王琦教授论治睡眠呼吸暂停综合征经验［J］.中华中医药杂志，2015，30（10）：3545-3547.

慢性阻塞性肺疾病

补元汤 （国医大师洪广祥方）

【药物组成】 生黄芪30g，党参15g，白术15g，炙甘草6g，陈皮10g，当归10g，升麻10g，北柴胡9g，山茱萸6g，锁阳6g。

【使用方法】 水煎服，分早晚两次温服，每日1剂。

【功效主治】 补益宗气，益气举陷。可以用于治疗慢性阻塞性肺疾病。

【方剂分析】 气阳虚弱不仅包括肺的气阳虚和卫的气阳虚，还包括宗气的不足。"宗气属阳气范畴，宗气虚衰，可视为阳气虚衰"。随着疾病的反复发作和病情的逐渐加重，由肺卫的气阳虚可累及脾阳和肾阳的虚弱。转换思维观念，从"补肾纳气"，置换到"补益宗气"和"益气举陷"的思路上来，以期提高"动则喘甚"的临床疗效。基于肾与元气和宗气的关系，在强调"补益宗气"和"益气举陷"的前提下，注意配合补肾药物的使用是必要的。补元汤就是在补中益气汤。生黄芪、党参、白术补益宗气。对于慢性阻塞性肺疾病来说是正虚标实，升麻、柴胡益气举陷。山茱萸入肝肾经，补肝肾，涩精气，固虚脱，锁阳补肝肾，补益阳气。陈皮化痰，甘草调和诸药。

【加减运用】 若阳虚突显者，可加仙茅。

【参考文献】 余建玮，薛汉荣，张元兵，等．国医大师洪广祥教授诊疗肺系疾病学术思想荟萃［J］．中华中医药杂志，2015，30（11）：3824-3829.

肺间质纤维化

宣肺降气止咳方 （国医大师晁恩祥方）

【药物组成】 炙麻黄8g，炒杏仁10g，紫苑15g，紫苏子、紫苏叶各10g，前胡10g，蝉蜕8g，地龙10g，五味子10g，牛蒡子10g，黄芩10g，炙枇杷叶10g，山茱萸15g，白芍10g。

【使用方法】 每日1剂，分2次服。

【功效主治】 疏风宣肺，降气止咳。适用于肺气失宣、气急逆咳所致的肺痿（肺间质纤维化，机化性肺炎）。

【方剂分析】 紫苑、前胡、炒杏仁能恢复肺宣发肃降的生理功能；丹参、茯苓二药的应用，更是顾其久病入络，痰湿不化之证，亦提示临床病机复杂，当随证加减，不可固守一法一方。全方寓补于调，寓调于补，补调有制，从而奏效。

【参考文献】 来薛，张洪春，王辛秋，等．晁恩祥调补肺肾法治疗肺痿临床经验［J］．北京中医药，2013，32（5）：349-350.

宣肺化瘀方 （国医大师晁恩祥方）

【药物组成】 紫菀15g，炒杏仁10g，山茱萸10g，白果10g，地龙10g，蝉蜕8g，五味子10g，炙枇杷叶10g，牛蒡子10g，麦冬15g，太子参15g，川芎10g，丹参10g，生甘草10g。

【使用方法】 每日1剂，分2次服。

【功效主治】 宣肺化痰，益气活血。适用于肺气亏虚、瘀浊阻肺所致的肺痿（肺间质纤维）。

【方剂分析】 紫菀、前胡、炒杏仁强调恢复肺宣发肃降的生理功能；丹参、茯苓二药的应用，更是顾其久病入络，痰湿不化之证，实乃亦提示临床病机复杂，当随证加减，不可固守一法一方。全方寓补于调，寓调于补，补调有制，从而奏效。

【参考文献】 来薛，张洪春，王辛秋，王雪京．晁恩祥调补肺肾法治疗肺痿临床经验［J］．北京中医药，2013，32（5）：349-350.

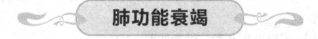

肺功能衰竭

保金立甦汤 （国医大师刘尚义方）

【药物组成】 海浮石（先煎）20g，炙麻黄6g，葶苈子（包煎）20g，桔梗20g，冬凌草20g，葎草20g，紫菀20g，百部10g，川芎10g。

【使用方法】 水煎服，每日1剂。

【功效主治】 理气化痰，止咳平喘。用于肺衰病早中期治疗。

【方剂分析】 肺衰病位在肺，病性属肺气不利、痰浊（热）内阻，由浅入深，积久骤变，最后形成痰瘀壅肺，气不肃降。急性期多见痰热壅肺，气机不利；后期多见肺胃阴伤，余邪未去，统属正气不足，痰毒瘀互结，气机不利贯穿于肺衰病的整个病程之中。海浮石，炙麻黄为君药，其中海浮石降有形之痰浊，炙麻黄开无形之肺气，一宣一降，调畅气机；葶苈子（包煎）降气化痰，泻肺平喘，配桔梗宣发肺气，共助君药恢复肺宣发肃降功能为臣；冬凌草合葎草，清热解毒，化痰散结；紫菀合百部，止咳化痰，降逆平喘，冬凌草、葎草、紫菀、百部共为佐药，助理气化痰，止咳平喘之功效；川芎活血行气，血行气顺，痰浊自化为使药。全方共奏理气化痰，止咳平喘之功。

【参考文献】 李兰，杨柱. 国医大师刘尚义治疗肺衰病经验［J］. 时珍国医国药，2017，28（5）：1227-1228.

肺性脑病昏迷

肺性脑病昏迷方 （国医大师唐祖宣方）

【药物组成】 防己、炙甘草各12g，茯苓30g，党参20g，制附片（久煎）、干姜各12g，葶苈子（包煎）、椒目各4.5g，大黄（后下）9g。

【使用方法】 每日1剂，水煎服。

【功效主治】 化痰降逆，扶正回阳。适用于痰热结聚，正虚阳衰，肺失宣降，清浊易位所致的肺性脑病昏迷。

【方剂分析】 此方为己椒苈黄丸加减方。己椒苈黄丸由防己、椒目、葶苈子、大黄4味药物组成。方中防己行水泻热，椒目燥湿降逆，葶苈子化痰平咳，大黄泻热破积，四味相伍，组成肃肺荡饮，通肺坠痰之剂。仲景谓"病痰饮者，当以温药和之"。盖痰饮为病，多于中焦虚寒，脾不运化，胶固难解所致。然饮邪郁久亦能化热，饮盛邪实，邪无出路，此时必以苦寒之方前后分消，通利二便，后用温药和之，才易于取效。二便不通是其辨证要点，大病后期多有正虚邪实之征。呈虚不受补实不受攻之体妄用攻伐，则正气必伤，滥用滋补，则助邪为患。制附片、干姜扶正回阳，温中散寒；党参、茯苓健脾益气。诸药合用，共奏化痰降逆，扶正回阳之功。

【加减运用】 阳虚四肢厥冷者加附子、干姜；气虚者加人参；痰湿重加茯苓。临床中兼阳虚之证者酌加参附，或合四逆加人参汤，使补而不腻，温而不燥，攻不伤正，利不耗阴，每收卓效。饮在上者以葶苈为君，邪郁于中者以大黄、椒目为君，邪结于下者重用防己通其滞塞。改丸为汤，频频服之，其效更速。临床中有少数服药后反胃呕吐者，减防己之量，酌加半夏、黄连，呕吐即止。

【参考文献】 唐丽. 唐祖宣应用己椒苈黄丸经验［J］. 湖南中医杂志，2009，25（5）：37-38.

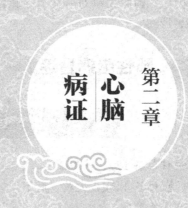

第二章　心脑病证

冠心病（胸痹）

邓老冠心方　　　　　　　　　　　　　　（国医大师邓铁涛方）

【药物组成】　橘红、枳壳各 6g，法半夏、竹茹、豨莶草各 10g，茯苓、丹参各 12g，生甘草 5g，党参 15g。

【使用方法】　水煎服，每日 1 剂。

【功效主治】　活血化瘀，除痰理气。用于冠心病心绞痛属气虚痰瘀者。

【方剂分析】　方中用党参补气扶正，丹参活血化瘀，本方为温胆汤加减。温胆汤除痰利气，条达气机。邓老使用该方时，喜用橘红代陈皮以加强开胸之力；轻用竹茹，不在清热，意在除烦宁心，降逆消痰；用枳壳代枳实，意在宽中又防枳实破气伤正。因本病属标实本虚之证，只顾通阳，并非久宜，故加参益气固本，标本同治。本方用党参一般不超过 18g，多用反致补滞，不利于豁痰通瘀。豨莶草能行能散，可通络化瘀，活血降压，除痰理气之功。

【加减运用】　脾气虚弱可合四君子汤，气虚明显加黄芪，或吉林参 6g 另炖，或嚼服人参 5 分；兼阴虚不足可合生脉散；如心痛明显，可合失笑散或三七粉冲服；兼高血压加决明子、珍珠母；兼高脂血症加山楂、何首乌、麦芽；兼肾阳虚加淫羊藿；兼血虚者加黄精、桑寄生、鸡血藤。

【参考文献】　赵益业，林晓忠，张敏州，等．邓铁涛教授以心脾相关学说诊治冠心病经验介绍［J］．新中医，2007，39（4）：5-6.

邓氏温胆汤

【药物组成】 竹茹 10g，枳壳 6g，橘红 6g，法半夏或胆南星 10g，茯苓 12g，生甘草 6g，丹参 12g，党参 15g，若口干，改党参为太子参 30g。

【使用方法】 水煎服，每日 1 剂。

【功效主治】 益气，除痰，祛瘀。用于治疗冠心病心力衰竭及各种内科杂症。

【方剂分析】 方中温胆汤除痰利气，条达气机，邓老喜用橘红易陈皮以加强宽胸之力；轻用竹茹意在除烦宁心，降逆消痞；枳壳代枳实，宽中又不破气伤正。党参补气扶正，且用量以 15～18g 为宜，多用反而壅滞，不利豁痰通瘀，丹参活血化瘀。法半夏或胆南星燥湿化痰；茯苓健脾利湿；甘草调和诸药。

【加减运用】 具体治疗时可以治痰为主兼活血，或活血为主兼祛痰。痰瘀相关早期以痰为主，治以祛痰为主兼以活血，以邓氏温胆汤加三七、桃仁、红花等；痰湿偏重加薏苡仁、浙贝母等。到了疾病中后期，则以痰瘀互结甚至瘀血征象更为突出，此时应加强活血化瘀之力。此时可用失笑散、桃红四物汤、少腹逐瘀汤、血府逐瘀汤加瓜蒌、薤白、法半夏、胆南星、橘络、浙贝母等以活血为主兼以祛痰；痰瘀互结较甚者，可用祛痰药加活血散结之品，邓老常用温胆汤加三棱、莪术，甚至一些虫类药，妇科疾病邓老常用乳香、没药、蒲黄、五灵脂等。

【参考文献】 李辉，邱仕君．邓铁涛教授对"痰瘀相关"理论的阐释和发挥 [J]．湖北民族学院学报，2005，22（1）：45-47．

芪葛基本方

【药物组成】 黄芪 30～50g，制首乌 20～30g，丹参 20～30g，葛根 20～30g，川芎 15～20g。

【使用方法】 每日 1 剂，水煎 2 次，混匀后分 2 次温服。

【功效主治】 益气活血。适用于冠心病气虚血瘀证。

【方剂分析】 方中黄芪为君，用大剂量益气行血，制首乌养血，使生气有源，丹参、川芎活血化瘀，与黄芪相伍行血活血；葛根辛甘和散，升散灵动，以解心脉阴血凝聚，达到活血化瘀目的。该方大补已虚之气，使气旺而血行；化瘀阻之血，使瘀去而脉通；通则不痛，血行通畅，心脉自然无恙。诸药合用，共奏益气补虚、活血化瘀之功。

【加减运用】 若气虚偏心阳不振者，则畏寒、面白少神、肢冷、舌质淡、苔白润，脉沉细弱，用基本方加桂枝甘草汤温通心阳，阳虚重者，再加制附片（先煎 1 小时）15g；偏气阴虚、虚阳浮亢者，则面红、心烦、口苦、口干、舌质红、苔薄黄少津，脉多细数，基本方暂去黄芪加太子参、麦冬、苦参或黄连；若血瘀夹气

第二章

心脑病证

郁者，则胸紧缩感或堵塞感，嗳气略舒，苔无定象，多有瘀点，脉弦，加延胡索、香橼、郁金；如大便干结，腑气不通，每加重心脉瘀滞，加瓜蒌仁 30g；夹痰湿者，则胸憋闷，多形肥，舌淡胖苔白滑，加入薤白、全瓜蒌、法半夏；如睡眠不佳，更损气阴，酌加合欢皮、酸枣仁；或心痛原本较甚，或植入支架，或冠状动脉旁路移植手术后阻塞又致心痛者，均为心络瘀阻太甚，当搜剔络脉，酌加水蛭、血竭、三七粉之类。

【参考文献】 王辉. 郭子光教授应用芪葛基本方治疗冠心病经验［J］. 中国中医急症 2012，21（8）：1240-1241.

归芎参芪麦味汤 （国医大师李济仁方）

【药物组成】 当归、党参、丹参各 15g，川芎、五味子各 10g，黄芪 20g，麦冬 12g。

【使用方法】 水煎服，每日 1 剂。

【功效主治】 活血补血，益气养阴。加减施治多种类型的冠心病。

【方剂分析】 方中当归功擅补血活血，与"血中气药"川芎配伍，更增活血化瘀，养血活血之功，故为主药；党参益气生津养血，黄芪补气升阳，益卫固表，辅佐主药来共同扶正；专入血分的丹参活血通络，祛瘀止痛；麦冬养阴润肺，益肾清心，生津除烦；五味子生津敛汗，敛肺滋肾，宁心安神。

【加减运用】 气虚型加大黄芪用量，党参改为红参；阳虚明显者加肉桂、附子；血瘀型加失笑散及红花、甘松；痰浊壅盛型合瓜蒌薤白半夏汤加枳实；气机郁滞型加金铃子散，广郁金、枳实。

【参考文献】 范敬. 李济仁主任治疗冠心病临证经验［J］. 云南中医中药杂志，2010，31（4）：5-6.

心一号 （国医大师苏荣扎布方）

【药物组成】 肉豆蔻、广枣、阿魏、藏红花、丁香、广木香（后下）。

【使用方法】 早晨服用。

【功效主治】 治疗心脏病，有抑赫依、安神宁心的功效，治疗心痛具有良好的疗效。

【方剂分析】 心一号为苏荣扎布教授的验方七味广枣散（收录于 1985 年版《中国药典》）加减而成。肉豆蔻为蒙医治疗心脏赫依病的主药，具有镇赫依、温中消食的作用；广枣具有清心火、改善心功能作用；阿魏镇赫依、除巴达干、止痛、温中、杀虫；藏红花清肝热、活血、止痛、滋养正精；丁香镇赫依、散寒温中；广木香祛巴达干、调节体素、平气血相搏。合方共奏抑制赫依、平调体素、止痛之功。

【加减运用】 如便秘，常配用六味安消散为引；如有黄水，则配用十味白云香散为引；如有心力衰竭水肿，则配服十六味满山红散为引。（六味安消散由土木香、大黄、山奈、寒水石（煅）、诃子、碱花组成，具有化积、消食、止痛功能。用于治疗食积不化、胃痛胀满、大便秘结、胎衣滞留、痛经；十味白云香散由白云香、草决明、川楝子、苘麻子、五灵脂等组成，具有燥黄水、止痛的作用，用于治疗骨关节肿痛、皮肤瘙痒、黄水病等；十六味满山红散由杜鹃叶、广酸枣、公丁香、山沉香、葡萄干等组成，具有理气止咳、消食化痰功能。用于治疗浮肿、咳嗽音哑、胸满腹胀、头昏眩晕等。）

【参考文献】 李鹏. 苏荣扎布教授治疗心脏病的经验［J］. 上海中医药杂志，2006，40（10）：8-9.

益心汤 （国医大师颜德馨方）

【药物组成】 党参、丹参、黄芪各15g，葛根、赤芍、川芎各9g，山楂、决明子各30g，石菖蒲4.5g，降香3g。

【使用方法】 水煎服，每日1剂。

【功效主治】 益气养心，活血通络。用于治疗冠心病心绞痛、心肌梗死等，能较快地缓解症状，尤其对老年人及心肌炎后遗症患者，属气虚血瘀者用之皆效。症见神疲汗出，形寒喜暖，舌淡有瘀点，苔薄白，脉细弱或或结或代等。

【方剂分析】 方以党参、黄芪补益中气以助心气，气行则血活，善调气机是颜教授用药特色；葛根升清阳；川芎、赤芍、丹参、山楂活血通脉；降香、决明子降浊气；以石菖蒲引诸药入心，开窍通络。

【加减运用】 瘀阻心脉，胸痛剧烈，加三七粉、血竭粉等量和匀，每次1.5g，冲服，或加失笑散、乳香、没药各4.5g；胸部窒闷加枳壳、牛膝各4.5g；以调畅气机，开通胸阳；痰壅气滞，胸痹及背者，加瓜蒌15g，薤白9g，以宣痹化饮；气虚及阳，面青唇紫，汗出肢冷者，加人参9g，制附子6g，以温阳通脉；气阴两虚，口干苔少者，加麦冬、玉竹各12g，五味子5g，或配生脉饮、天王补心丹，以益气养阴，复脉安神。

【参考文献】 严夏，李际强. 颜德馨教授益气活血法治疗胸痹经验介绍［J］. 新中医，2005，37（8）：7-8.

化痰活血通络方 （国医大师梅国强方）

【药物组成】 法半夏10g，全瓜蒌10g，黄连10g，枳实15g，石菖蒲10g，远志10g，郁金15g，当归10g，川芎10g，土鳖虫10g，红花10g，全蝎6g，蜈蚣2条。

【使用方法】 每日 1 剂，水煎分 3 次服用。

【功效主治】 清热化痰，活血通络。适用于痰热阻滞心胸，致气血不畅、脉络不通所致冠心病心绞痛。

【方剂分析】 化痰活血通络方由小陷胸汤加枳实、石菖蒲、远志、郁金、当归、川芎、土鳖虫、红花、全蝎、蜈蚣而成。方中半夏辛温，主入脾胃，兼入肺经，为燥湿化痰之要药。全瓜蒌甘、微苦、寒，长于清化热痰，宽胸散结，为治胸痹要药。黄连苦、寒，清热燥湿，泻火解毒。枳实性寒凉，功效破气消积，化痰除痞，其化痰有推墙倒壁之势。以上四味，其中三味直接化痰，黄连燥湿亦能收化痰之效。三味性寒，一味性温。如此则温者不显其燥，共奏清化痰热之效。石菖蒲、远志、郁金，均归心经，功能通心窍，化痰浊。配活血化瘀之当归、川芎、土鳖虫与红花使用，因冠心病胸痛每有血瘀，此四药功善活血止痛，均为治胸痹之要药。全蝎与蜈蚣乃虫类药，功善通络止痛，对于冠心病病久入络之疼痛明显者，尤为多用，收通络与止痛双重功效。如此配伍，共奏化痰活血、通络止痛之效。

【加减运用】 随证加减，胸痛明显者加蒲黄、五灵脂、延胡索、炒川楝子、片姜黄；心悸较重者加苦参、野菊花、忍冬藤；血脂高者加生山楂、决明子；血糖高者加荔枝核、天花粉；血压高者加地龙、钩藤、茺蔚子、怀牛膝；伴头痛、眩晕者加天麻、钩藤、蔓荆子。

【参考文献】 曾祥法，梅琼，刘松林. 化痰活血通络方治疗冠心病心绞痛 80 例 [J]. 湖北中医杂志，2013，35（1）：44-45.

阮老冠心病方 　　　　　　　　　　　　（国医大师班阮士怡方）

【药物组成】 绞股蓝 15g，炙鳖甲（先煎）30g，丹参 20g，茯苓 15g，川芎 10g，女贞子 20g，枸杞子 10g，补骨脂 10g，海藻 15g，炙甘草 10g。

【使用方法】 水煎服，每日 1 剂。

【功效主治】 益肾健脾，涤痰散结。主要用于脾肾亏虚，痰浊内蕴证的心脏相关疾病。

【方剂分析】 阮老师治疗冠心病之基础方补中寓消，以消为补，消不损正，消补平衡，标本兼治，遣方用药中同时含补肾助阳、益气健脾、涤痰散结与调血止痛四法。阮老师在多年的临证中发现，单纯使用通阳化痰、活血化瘀之法，虽能很好地控制临床症状，但对于一些年老体弱的患者，病情常反复发作，十分棘手。结合临床经验，认为胸痹之本在于脏腑虚衰，尤以脾肾亏虚为主。随着年龄增长，人体脏腑之气日益衰退，尤以脾肾为主。肾为先天之本，脾为后天之本，生命形成于肾而延续于脾。脾肾亏虚，日久损及心肺之阳，则上焦阳虚，成为胸痹的先决条件。又脾肾皆主水液运化，二脏亏虚，水液运行失常而为湿浊痰饮，痰浊乘胸阳之虚上犯则发为胸痹，亦为胸痹发作的重要因素。故欲要治疗胸痹以求佳效，应当从脾肾亏虚入手，方能得到稳固的疗效。方中绞股蓝味甘苦、性寒，入脾经，能益气健脾化痰，滋先天益后天；茯苓味甘，善入脾经，能健脾补中，助绞股蓝之功；鳖甲味咸，入肾经，滋阴潜阳，合海藻涤痰软坚散结；丹参、川芎活血化瘀；女贞子、枸杞子、补骨脂滋阴补肾温脾，阴阳双补。主方用药精致，少用大辛大热和滋腻之品，药性平和通畅气机防痰湿形成。

【加减运用】 冠心病常见于体肥善食、痰湿素盛之人，常合并高脂血症、糖尿病等，此类患者常脾胃虚弱，不能运化水谷精微，湿聚为痰。内生之痰循经上注心脉之中，"积"于脉壁，痹阻胸阳，瘀滞心脉。《素问·至真要大论》曰："坚者削之""结者散之"，因此，在健脾的基础上施以涤痰软坚散结之法。常用瓜蒌、半夏、夏枯草涤痰散结，并能降脂、扩张冠状动脉、清除血管内斑块；鳖甲、海藻味咸，功能软坚散结，能降低血清胆固醇，减轻动脉粥样硬化；抗凝血、抗血栓、降低血液黏稠度，改善微循环。

【参考文献】 谢盈彧，张军平，李明，等．阮士怡从脾肾立论治疗冠心病经验［J］．中医杂志，2016，57（3）：193-195.

孙氏胸痹汤 （国医大师孙光荣方）

【药物组成】 西洋参 10g，黄芪 30g，丹参 10g，石决明（先煎）30g，杜仲 15g，钩藤（后下）30g，麦冬 15g，五味子 10g，珍珠母（先煎）30g，法半夏 10g，全瓜蒌 10g，郁金 15g，桂枝 6g，路路通 9g，生甘草 6g。

【使用方法】 水煎服，每日 1 剂。

【功效主治】 益气活血，振奋心阳，开郁清热，化痰解毒，软坚散结。主要用于痰瘀体质者，开始为"气虚、阳虚、痰凝、血瘀"，随着病程发展，出现"痰热毒结"，久之心络闭阻，发展为心脏疾病。

【方剂分析】 孙光荣教授认为，胸痛之症，与心、肝二脏关系最为密切，心为君主之官，主血脉而通神明，肝为将军之官，最易化火动风，导致真心痛。当代人多痰瘀体质者，开始为"气虚、阳虚、痰凝、血瘀"，随着病程发展，出现"痰热毒结"，久之则容易并发心脏疾病，出现心络闭阻。治疗当益气活血、振奋心阳、开郁清热、化痰解毒、软坚散结。故其治疗方法，首当益气养血，以西洋参、黄芪、丹参配伍，共为君药；次则平肝潜阳、养心安神，以石决明、杜仲、钩藤及麦冬、五味子、珍珠母配伍，共为臣药；继则化痰通络，法半夏、全瓜蒌、川郁金及桂枝、路路通配伍，共为佐药，生甘草为使，调和诸药。诸药共奏养心通络之功。临床运用广泛。

【加减运用】 连翘常被孙老用来制约心火。若有气滞痰阻，症见胸闷、腹胀、口苦、眩晕者，则加柴胡、半夏、陈皮、白豆蔻、郁金、瓜蒌行气化痰，调理气机升降，茯神、炒酸枣仁、蒲公英清心安神，大腹皮、枳壳行气除胀，甘草调和诸药。

【参考文献】 曹柏龙．孙光荣教授临床经验总结及补肾化瘀法治疗糖尿病肾病Ⅳ期疗效观察［D］．北京中医药大学，2016.

芪麦化瘀汤 （国医大师张琪方）

【药物组成】 黄芪30g，太子参20g，麦冬20g，五味子15g，生地黄20g，当归15g，川芎15g，丹参20g，红花15g，柴胡15g，赤芍15g，桃仁15g，枳壳15g，女贞子20g，玉竹15g，龟甲（先煎）20g，枸杞子20g，甘草15g。

【使用方法】 水煎服，每日1剂。

【功效主治】 益气活血，滋补肾阴。适用于冠心病心绞痛及各种原因引起的心律失常等属气阴虚血瘀者。症见胸痛，气短乏力，腰痛，头晕耳鸣，五心烦热，心悸、怔忡，舌质红，少津，脉虚数。

【方剂分析】 本方由生脉饮和血府逐瘀汤化裁而成，黄芪、太子参、麦冬、五味子益心气滋阴；心主血脉，赖大气之斡旋，大气虚而无力统帅血之运行，因而形成气虚血瘀，血府逐瘀汤行气活血化瘀；两者合用达气旺血通，气行血活之效。气之根在肾，阴虚阳无所依附，女贞子、玉竹、龟甲、枸杞子滋补肾阴摄纳而止悸动。张琪教授常用此方治疗冠心病心绞痛，有较好的疗效。

【加减运用】 若阴虚甚者加阿胶、玄参；心悸重者加珍珠母、龙骨、牡蛎等；伴有胸闷者加瓜蒌宽胸。

【参考文献】 李秋红，毛军，肖彬，等．龙江医派学术特点研究［J］．管理观察，2016，(17)：149-154.

三参丹饮 （国医大师段富津方）

【药物组成】 生晒参15g，黄芪30g，当归15g，川芎15g，丹参20g，姜黄15g，炒酸枣仁20g，柏子仁20g，三七粉（分冲）3g，血竭粉（分冲）3g，五味子15g，炙甘草15g。

【使用方法】 水煎服，每日1剂。

【功效主治】 益气养心，行气活血。适用于胸痹心痛之气虚血瘀型。

【方剂分析】 生晒参为君药，以补不足之气。生黄芪补中气、固表气，为臣药，与君药相伍，生晒参偏于补中气，黄芪偏于固表气，二者相伍，补一身内外之气。三七功善化瘀止血，与参芪相伍，达益气活血之效，为臣药。当归补血和血，川芎为血中气药，擅能活血利气，祛瘀止痛；丹参善入心经，有活血化瘀止痛之功；血竭散瘀定痛，四药共助三七活血化瘀止痛，且活血而不伤血，共为佐药。本方是段师根据多年临证诊治气虚血瘀型胸痹心痛的经验化裁而来，据临证观察，疗效良好。

【参考文献】 唐明哲，李志翔，牛丁忍，等．国医大师段富津教授活用"三参丹饮"治疗胸痹验案举隅［J］．中医药学报，2017，45（2）：113-115.

愈梗通瘀汤 （国医大师陈可冀方）

【药物组成】 生晒参 10～15g，生黄芪 15g，丹参 15g，全当归 10g，延胡索 10g，川芎 10g，藿香（后下）12～18g，佩兰（后下）10～15g，陈皮 10g，法半夏 10g，生大黄（后下）6～10g。

【使用方法】 水煎服，每日 1 剂。

【功效主治】 益气活血，清瘀抗栓，利湿化浊。适用于心肌梗死急性期及恢复期患者，能够促进梗死组织愈合，保证心功能，改善生存质量，延长寿命。

【方剂分析】 愈梗通瘀汤是陈可冀教授治疗心肌梗死之基本用方。方中人参、黄芪并用，具扶正益气生肌之功。因为心肌梗死发病时，心之气血骤然受阻，需立即应用益气行气、活血通瘀、抗栓生肌之品；当归、丹参并用，具调气养血之力，使气血各有所归，即所谓"归所当归"者；延胡索、川芎并用，进一步增强理气定痛、化瘀抗栓通脉之效。藿香、佩兰、陈皮、半夏、生大黄合用，是该方标本并治、通补兼施的体现，藿香辛微温无毒，芳香辟秽，化湿祛浊，佩兰苦辛温无毒，有化湿祛浊而定痛之效；配以陈皮理气和中，治疗浊阻尤好；至于方中半夏之用，取其降逆止呕之力，方中生大黄之用，既可以通瘀化浊阻又可推陈出新，即取其"祛瘀生新"之效。纵观全方，选药精当，配伍合理，诸药合用，共奏扶正益气生肌、行气活血定痛、化瘀抗栓通脉、化浊祛湿、通腑降逆之功。

【加减运用】 方中人参以用生晒参或红参为好，津液亏损者可用西洋参；低血压状态甚而休克阳脱者，可同时服用生脉四逆汤加肉桂；舌红、口干、五心烦热者，可加石斛 30g，玄参 15g，麦冬 12g，沙参 10g，生地黄 10g，汗出较多者可加山茱萸 12g，五味子 10g，黄芪加至 30g；七情不畅、胸闷胁胀者，可以四逆散、柴胡疏肝散进退应用；心痛剧时，可嚼服苏合香丸，或于方中加细辛 3～6g、三七粉 3g（分冲服）；大便不畅或干结者，可加桃仁泥 10g，火麻仁 10g；已通畅者，可改用番泻叶 10g 泡当茶饮；舌暗瘀血重者，可加莪术 10g，水蛭 9g，赤芍 12g，脉结代者，可与复脉汤或保元汤进退；心功能不全者，可温阳利水，加北五加皮 3～6g；卧不安者，可加酸枣仁 30g，首乌藤 30g。

【参考文献】 马晓昌．陈可冀教授治疗冠心病临床经验介绍——祛浊利湿与活血化瘀并重［J］．中西医结合心脑血管病杂志，2005，3（5）：441-442.

第一章
心脑病证

冠心Ⅱ号方 （国医大师陈可冀方）

【药物组成】 川芎、赤芍、红花、丹参、降香比例为 1∶1∶1∶2∶1 组成。

【使用方法】 水煎服，每日 1 剂。

【功效主治】 活血化瘀，理气定痛，用于治疗气滞血瘀之心绞痛。

【方剂分析】 冠状动脉粥样硬化性心脏病属中医"胸痹"范畴，是由于为心脏供血的冠状动脉出现了狭窄性病变，导致冠状动脉供血区域出现缺血和坏死所致的疾病。冠心Ⅱ号方中丹参活血化瘀，通络止痛，宁心安神，为君药；川芎活血止痛，行气开郁，能气能血，通行十二经，为臣药；红花活血通经、和血止痛，降香理气滞、行瘀血、止血溢、消瘀肿、通经脉，为佐药；赤芍祛瘀止痛，清热凉血为使药。五药合用，共奏活血化瘀、通痹止痛之功，故治疗冠心病效果较好。

【参考文献】 张京春．陈可冀教授治疗冠心病心绞痛学术思想与经验［J］．中西医结合心脑血管病杂志，2005，3（8）：712-713.

宽胸丸 （国医大师陈可冀方）

【药物组成】 荜茇 900g，高良姜 450g，檀香 450g，冰片 30g，细辛 150g，延胡索 450g。

【使用方法】 制成丸剂，口服。每次服 0.3g，每日 3 次。

【功效主治】 温经通络。适用于阳虚心脉痹阻之心绞痛。

【方剂分析】 中成药制剂宽胸丸及宽胸气雾剂，临床疗效显著，并对心电图的改善有一定的影响。方中荜茇、高良姜温中散寒，檀香、延胡索行气止痛，细辛、冰片辛温芳香开窍，全方共奏散寒温阳、行气止痛之功效。

【参考文献】 张京春．陈可冀教授治疗冠心病心绞痛学术思想与经验［J］．中西医结合心脑血管病杂志，2005，3（8）：712-713.

疏肝解郁汤 （国医大师陈可冀方）

【药物组成】 柴胡 12g，郁金 12g，香附 10g，川楝子 6g，陈皮 12g，延胡索 10g，荷叶 10g，丹参 12～15g，川芎 10g，白芍 15g。

【使用方法】 水煎服，每日 1 剂。

【功效主治】 疏肝解郁，活血化瘀。适用于肝郁气滞型的心绞痛。

【方剂分析】 疏肝解郁汤中柴胡擅条达肝气而疏散郁结，为君药；川芎、香附能疏肝开郁，行气活血，为臣药；延胡索、川楝子善于疏理肝气，并有良好的止痛作用。二药相合，共助柴胡解肝经郁滞，增强行气活血止痛之效；郁金善活血止痛，行气开郁；丹参活血行气止痛；白芍能养血柔肝，缓急止痛；荷叶芳香化浊，升清胃阳。诸药合用，疏肝解郁以解心脉挛急，舒脉活血以行血中瘀滞，从而使气血调达，心痛自止。

【加减运用】 若有脘腹胀满、食欲缺乏、乏力便溏者，为肝郁脾虚，可在上方基础上加香砂六君子汤补气运脾；兼有湿浊者，可加藿香、佩兰芳香化浊。

【参考文献】 徐凤芹. 陈可冀治疗自发型心绞痛经验 [J]. 中医杂志，2001，1 (15)：16.

益元通痹汤 （国医大师周信有方）

【药物组成】 瓜蒌 9g，赤芍 15g，川芎 15g，丹参 20g，郁金 15g，延胡索 20g，生山楂 20g，广地龙 15g，桂枝 9g，细辛 4g，荜茇 9g，黄芪 20g，淫羊藿 20g，生水蛭粉（分冲）4g。

【使用方法】 每日 1 剂，水煎 2 次，混匀后分 2 次温服。生水蛭粉早晚分服。

【功效主治】 扶正培本，活血化瘀，宣阳通痹。治疗冠心病的基本方，适用于正气亏虚，痰瘀交结，本虚标实之证。症见胸闷不适，时发心前区疼痛，或放射至左肩、左臂，伴疲乏无力，气短懒言，心慌，自汗，唇绀，舌暗，脉细涩或结代等。

【方剂分析】 本病既有心脉瘀阻的局部病变，又有全身阴阳气血的失调，因此，本方组成既要注重调治心脏本身的病变，也要兼顾调整全身阴阳气血的失调；既要重视辨证论治，也要兼顾辨病；应当体现局部与整体、辨证与辨病相结合的原则。方中以黄芪益气运血生肌，恢复心肌细胞活力；淫羊藿补肾助阳，上煦心阳以通血脉，祛瘀滞，为治本之药。赤芍、川芎、丹参、郁金、延胡索、山楂、广地龙活血祛瘀，通脉止痛；瓜蒌一味，豁痰散结，宽胸理气；桂枝、细辛、荜茇辛香温经通脉，宣阳通痹，能止顽痛，以治其标。

【加减运用】 若证属阴虚阳亢，或血压偏高，见烦热，口干，心悸，头晕，耳鸣者，可减去温经散寒之桂枝、细辛、荜茇和温肾助阳之淫羊藿，而加生地黄 20g，黄连 9g，茺蔚子 15g，首乌藤 20g；若血压偏低，见气短，虚弱无力，脉沉细，舌质淡嫩等阴虚气脱之象者，则减去桂枝、细辛、荜茇加生脉散；若病情严重，属气虚阳脱，心阳不振，肾阳衰微，症见四肢厥冷，面色苍白，冷汗淋漓，舌体胖，舌质淡或暗紫，脉微欲绝者，宜急用四逆汤以回阳救逆，或急服人参粉、独参汤，或在原方内加红参 9g，五味子 9g，制附片（久煎）15g，干姜 9g，肉桂 6g；若本病急性发作，剧痛难忍，瘀血痰浊闭塞心窍者，急用苏合香丸开窍醒神，待剧痛缓解后再施原方。

【参考文献】 申秀云. 周信有教授冠心病辨治经验 [J]. 甘肃中医学院学报，2000，(1)：5-6.

第一章 心脑病证

丹蒌片

【药物组成】 瓜蒌皮 30g，薤白 12g，丹参 20g，黄芪 30g，葛根 30g，川芎 10g，赤芍 15g，泽泻 15g，骨碎补 15g，郁金 15g。

【使用方法】 每日 1 剂，每剂水煎取汁 400ml，早晚各服 200ml。

【功效主治】 宽胸通阳，化痰散结，活血化瘀。适用于痰瘀互结之胸痹心痛病。

【方剂分析】 方中瓜蒌皮化痰理气，薤白豁痰通阳，与瓜蒌皮配伍以加强化痰散结、宣痹通阳之功，二者共为君药；丹参、赤芍、葛根和川芎活血化瘀，通络止痛，黄芪为补气之要药，益气阳，使气旺血行，泽泻健脾渗湿，补而不滞；郁金、骨碎补取从肾治心之意，全方共奏燥湿化痰、活血化瘀之功，体现了痰瘀同治的治则。

【参考文献】 陈金锋，郭利平，雷忠义，等 . 丹蒌片的临床应用研究进展 [J] . 现代中西医结合杂志，2016，25（8）：910-912.

丹曲方

【药物组成】 丹参、炙黄芪、葛根各 30g，红曲、牡丹皮、法半夏、水蛭、银杏叶、三七各 10g，瓜蒌皮 24g，薤白 20g，赤芍 15g，黄连 6g。

【使用方法】 每日 1 剂，每剂水煎取汁 400ml，早晚各服 200ml。

【功效主治】 涤痰化浊，活血化瘀，清热解毒。适用于痰瘀毒互结型之胸痹心痛病。

【方剂分析】 丹参破宿血、生新血、养神定志、通利血脉，红曲入营破血、燥胃消食、活血和伤，二者共为君药。三七散瘀定痛，水蛭、银杏叶活血化瘀，赤芍泻肝火、散恶血、行血中之滞、凉血活血，瓜蒌皮宽胸理气、荡涤胸中郁热垢腻、薤白温通心阳、半夏除湿化痰，共凑宣痹化痰散结之效。黄连泻心火、燥湿开郁、凉血除烦，诸药合用共为臣药。葛根升阳、生津止渴，黄芪补心气扶正，牡丹皮泻血中伏火、和血凉血而生血，破积血，通经脉共为佐药，气至则血行，血行则痰瘀自消，热毒自散。黄连与牡丹皮兼为使也。诸药合用，化痰宣痹、益气通络、凉血活血、清热解毒，以达到攻补兼施、防治结合的目的。

【加减运用】 热毒易化燥伤阴，临床可加用生地黄、麦冬等养阴之品；胸闷痛明显者，加红花、延胡索、川芎、佛手等；痰浊重者，合用温胆汤；热毒偏重者，加栀子、黄芩、虎杖、玄参等。

【参考文献】 范虹，安静，刘超峰，等 . 丹曲方治疗冠心病心绞痛痰瘀毒互结证疗效观察 [J] . 陕西中医，2014，35（8）：973-975.

舒心片
（国医大师雷忠义方）

【药物组成】 瓜蒌皮 15g，薤白 10g，丹参 20g，川芎 10g，郁金 15g，葛根 20g，骨碎补 15g，泽泻 15g。

【使用方法】 水煎服，每日 1 剂。

【功效主治】 化痰消瘀，血脉和畅，宣痹止痛。适用于痰瘀互结之胸痹心痛病。

【方剂分析】 本方采用瓜蒌、薤白宽胸通阳化浊散结为君，丹参、郁金、赤芍、川芎助君药功专活血化瘀为臣。加黄芪补气以治其本，气助血行而化瘀；葛根升清既助黄芪补气之功，又引温肾之品交于心亦为臣药；骨碎补补肾活血，泽泻泻湿降浊，与葛根一升一降，邪有去处，三药皆为佐药。郁金上行心及心包络为气中血药，川芎入心包络等上可行头目，下可行血海，为血中气药；丹参先入心肝二经有行经报使之功能；全方合用，共奏痰消瘀化，血脉和畅，痹宣痛止，起标本兼治之功。

【参考文献】 张琼，苗青，崔天红，等 . 舒心片治疗冠心病心绞痛的临床研究 [J] . 浙江中西医结合杂志，2000，10（8）：451-453.

芳香化浊方   （国医大师路志正方）

【药物组成】 藿香（后下）10g，紫苏梗 10g，半夏 10g，瓜蒌 10g，石菖蒲 10g，竹茹 10g，丹参 12g，郁金 9g，旋覆花（包煎）6g，枳壳 6g，泽泻 6g。

【使用方法】 水煎服，每日 1 剂。

【功效主治】 化浊通痹。适用于痰湿瘀阻所导致的心绞痛。

【方剂分析】 方中选用藿香、紫苏梗芳香化浊；半夏、瓜蒌开胸化痰；石菖蒲、竹茹和胃化痰；丹参、郁金理气活血；旋覆花、枳壳理气化浊；泽泻佐使利小便，使湿有去路。

【加减运用】 气血阴阳两虚者，加生脉散，或加黄芪 15g，当归 10g；阴寒胜者，加制附子、桂枝各 10g；高血压阳亢者，加钩藤 10g，草决明 20g，白蒺藜 12g；下肢水肿者，加猪苓 12g，大腹皮、大腹子各 10g；大便干结者，加火麻仁 15g，川厚朴、桃仁、炒杏仁各 10g；妇人伴肝郁者，加梅花 12g，玫瑰花 10g。

【参考文献】 杜少华，张敏，赵艳萍 . 路志正老中医芳香化浊治疗心绞痛经验 [J] . 新疆中医药，2003，（2）：38.

肾心痛方   （国医大师路志正方）

【药物组成】 制附子（久煎）6g，淫羊藿 15g，肉苁蓉 10g，熟地黄 12g，丹

第二章

心脑病证

039

参 15g，太子参 12g，白术 12g，茯苓 20g，白芍 12g，麦冬 10g，五味子 4g，生牡蛎（先煎）20g。

【使用方法】 水煎服，每日 1 剂。

【功效主治】 温肾阳，益心气。适用于肾阳虚衰导致的心痛。

【方剂分析】 方中取制附子味辛大热，专走命门，以纯阳之味补先天命门真火；淫羊藿温补肾阳，共为君。熟地黄养血滋阴，以制附子之刚而济其勇；生脉饮合白芍以益心养阴。此时不忘扶脾，以白术、茯苓益气健脾利湿，泄水寒之气为佐；生牡蛎宁心安神，敛阴潜阳为使，使顽症得愈。肉苁蓉配合制附子、淫羊藿温补肾阳；丹参活血化瘀通脉；太子参益气健脾。全方阴阳并补，气血兼顾。

【参考文献】 杨丽苏．路志正从肾论治心痛的经验［J］．安徽中医临床杂志，1998，（5）：299-300.

宽胸通痹汤 （国医大师张学文方）

【药物组成】 瓜蒌 15g，薤白 10g，降香（后下）10g，丹参 15g，三七粉（分冲）3g，麦冬 10g，桂枝 6g，生山楂 15g，炒酸枣仁 15g，鹿衔草 15g，川芎 10g，赤芍 10g。

【使用方法】 水煎服，每日 1 剂。

【功效主治】 宽胸散结，活血止痛。适用于冠状动脉粥样硬化性心脏病、心绞痛属气滞痰阻血瘀证，表现为胸闷、胸痛，心慌气短，疲乏无力或下肢浮肿，眠差多梦者。

【方剂分析】 方中瓜蒌、薤白宽胸利气，化痰散结，以祛痰浊之闭阻；降香、丹参、三七、生山楂、川芎、赤芍、鹿衔草活血行气，祛瘀止痛，以通心脉之痹塞，且此方药物皆性质比较平和之品，具有活血而不伤血的特点，久服可避其弊端；炒酸枣仁、麦冬养心之阴血；桂枝助心阳之布展并可通脉，使痰散脉通，胸痹可解。

【加减运用】 胸闷属气滞者，可加檀香、枳壳；痰湿重苔厚腻者，加半夏、厚朴、陈皮；偏阳虚怕冷，四肢不温者，加制附子，并重用桂枝；浮肿较显著者加茯苓；眠差加首乌藤、五味子；血瘀而胸前区刺痛者，再加琥珀、桃仁、红花；肝肾不足者加杜仲、桑寄生。

【参考文献】 张学文．疑难病证治［M］．北京：人民卫生出版社，2013：500-501.

培补肾阳汤 （国医大师朱良春方）

【药物组成】 淫羊藿 15g，仙茅 10g，淮山药 15g，枸杞子 10g，紫河车粉

（分冲）6g，甘草 5g。

【使用方法】 水煎服，每日 1 剂。

【功效主治】 温肾通络。主要用于心肾阳虚、瘀血内停之胸痹、心痛、心悸、怔忡、眩晕、血浊等。

【方剂分析】 方中淫羊藿、仙茅补肾壮阳；山药补肺、健脾、固肾、益精，枸杞子为补肝肾真阴不足之要药，山药与枸杞子合用，有育阴以涵阳之功；紫河车为补阴阳两虚之药，性温而不燥；甘草补益调味。全方以温肾壮阳、培补命门为主，助以滋补真阴之品，使阳强阴充，合和辅佐，则诸虚百损自可安复。

【加减运用】 肾阴不足较重者，加生、熟地黄各 15g，女贞子 10g，百合 12g；肝肾阴虚者，加生白芍、生地黄、熟地黄各 12g，女贞子、沙苑子各 10g。虚阳上扰，血压升高者，加生牡蛎 30g，紫贝齿 15g，龟甲 20g。浮肿者，加熟附子、炒白术、茯苓各 10g。心脾两虚、心悸怔忡、失眠者，加潞党参、炒白术各 10g，炒酸枣仁 20g，龙眼肉、当归各 10g。更年期综合征，加知母、黄柏、当归、巴戟天各 10g。

【参考文献】 郑晓丹，高想．朱良春"培补肾阳治其本，虫药活血治其标"法论治心系疾病经验析［J］．山东中医药大学学报，2016，40（3）：255-257．

芪蛭散 （国医大师朱良春方）

【药物组成】 黄芪 90g，水蛭 90g，川芎 90g，桂枝 30g。

【使用方法】 共研细末，每服 5g，每日 2 次，服药至溶栓后 6 个月。

【功效主治】 活血化瘀。主要用于预防顽固性冠心病溶栓后复发。

【方剂分析】 方用黄芪补中益气，川芎活血行气，桂枝温经通脉，水蛭逐瘀通经。

【参考文献】 郑晓丹，高想．朱良春"培补肾阳治其本，虫药活血治其标"法论治心系疾病经验析［J］．山东中医药大学学报，2016，40（3）：255-257．

冠心爽合剂 （国医大师刘志明方）

【药物组成】 制何首乌 12g，黑桑椹 15g，瓜蒌 15g，薤白 12g，三七 3g。

【使用方法】 水煎服，每日 1 剂。

【功效主治】 滋肾活血，通阳化浊。适用于胸痹心痛之肾阴亏虚，心血瘀阻证。

【方剂分析】 方中制何首乌为君，补肾精，滋肝血，精血互化，心脉得养；瓜蒌开胸涤痰，薤白通阳散结，二者合用为臣，痰去结散，胸阳得展；佐以三七，活血化瘀、血脉通畅。四药合用，共奏滋肾活血、通阳化浊之功。

【参考文献】 马龙，如秀．刘志明教授辨治冠状动脉粥样硬化性心脏病经验［J］．中医学报，2013，28（11）：1643-1645．

芪丹护心饮 （国医大师刘祖贻方）

【药物组成】 黄芪 30g，生晒参 10g，葛根 30g，丹参 30g，郁金 10g，降香（后下）10g，水蛭 10g，山楂 30g。

【使用方法】 水煎服，每日 1 剂。

【功效主治】 益气活血，蠲痹通络。用于冠心病心气亏虚脉络瘀滞证。症见心胸疼痛，痛有定处，劳累或活动后明显，伴神疲懒言，乏力自汗，心悸不宁，舌质淡暗，苔薄，脉细涩。

【方剂分析】 方中用黄芪、生晒参大补元气；丹参、葛根活血通脉；郁金、降香行气开痹；水蛭深入络脉，逐瘀通经；山楂助化消食。全方共奏益气通络之效。

【加减运用】 气阴两虚脉络瘀滞证，合生脉散，伴头胀痛者，加天麻、钩藤；心悸不宁者，加灵芝；阳气亏虚脉络瘀滞证，合桂枝甘草汤，形寒肢冷明显者，加红参、附子；心气亏虚痰瘀阻络证，合瓜蒌薤白半夏汤；心气亏虚瘀水互结证，合苓桂术甘汤；气虚络瘀阳亢风动证，合天麻钩藤饮，伴气虚症状不明显者，去黄芪；气坠脱肛者，加升麻。

【参考文献】 周慎，刘祖贻．国医大师刘祖贻治疗冠心病经验［J］．湖南中医药大学学报，2017，37（1）：9-12．

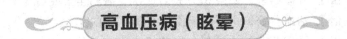

高血压病（眩晕）

高血压病浴足方 （国医大师邓铁涛方）

【药物组成】 怀牛膝 30g，川芎 30g，天麻 10g，钩藤（后下）10g，夏枯草 10g，吴茱萸 10g，肉桂 10g。

【使用方法】 上方加水 2000ml 煎煮，水沸后再煮 20 分钟，取汁温热（夏季 38～41℃，冬季 41～43℃），倒进恒温浴足盆内浴足 30 分钟，每日 2 次。

【功效主治】 平肝潜阳，滋水涵木。用于治疗高血压病，尤其是阴虚阳亢型高血压病。

【方剂分析】 方中怀牛膝、川芎、肉桂活血行气通脉，补益肝肾。配合吴茱萸、夏枯草疏肝解郁，引肝气下降，气降火亦降。天麻、钩藤清热息风、平肝潜阳。全方合用，含滋水涵木、釜底抽薪之意。

【参考文献】 黄桂宝，陈笑银，张立军，等．邓铁涛浴足方治疗高血压病 60

国医大师名方验方选

例临床观察［J］．辽宁中医杂志，2008，35（7）：1041-1042．

外用降压汤　　　　　　　　　　　　　　（国医大师任继学方）

【药物组成】 炮附子 15g，吴茱萸 15g，透骨草 15g，罗布麻 15g，茺蔚子 15g 等。

【使用方法】 上药水煎取汁 2500ml，晨泡 20 分钟，晚泡 30 分钟，1 剂用 3 日。

【功效主治】 引火下行。水煎泡足治疗高血压病疗效显著。

【方剂分析】 炮附子"禀雄壮之质，有斩关夺将之气"（虞抟），性味辛热，走而不守，通行诸经，助行药势，"能引火下行"（《本草备要》），炮制后，"毒性尽去，且令下行"（《药性解》），故外治高血压病效果良好，且可避免内服产生的毒副作用，但需重用至 15g。吴茱萸辛热性上，味苦善降，"下气最速"（《本草便读》），研末醋调敷足心，可治疗口舌生疮、高血压病。《理瀹骈文》指出："引热下行……皆宜用附子、吴茱萸等药敷足心"，故二者配伍，可引火归元，导龙入窟以安其位。透骨草辛散善行，苦温燥湿，功专祛风湿、舒筋活血、止痛解毒。效如其名，透骨草还可引药入骨，促进药物的透皮吸收。"凡药中用透骨草少许，即能深入骨髓"（《理瀹骈文》），其在方中作为佐使药，引药力透皮入骨，直达病所，但宜重用至 30g。罗布麻平肝降压，茺蔚子"清肝散热和血"（《本草经疏》），"重坠下降，故能平逆"（《本草正义》）。全方配伍，药力透皮入骨，走窜经络，引火下行，平肝降压，且外用避免了内服易导致伤脾败胃等之虞。

【加减运用】 阴虚阳亢证，加大生地黄、玄参、生龟甲、生石决明、女贞子。风阳上扰证，加熟地黄、钩藤、生牡蛎、蒺藜、磁石、天麻、赤芍。痰瘀阻络证，加地龙、酒大黄、红花、炙胆南星、丝瓜络、生蒲黄、川芎、苏木。

【参考文献】 任喜尧，吴强．任继学教授"降压汤"解［J］．陕西中医，2005，26（11）：1240．

孙氏定眩汤　　　　　　　　　　　　　　（国医大师孙光荣方）

【药物组成】 石决明（先煎）30g，杜仲 15g，川牛膝 15g，天麻 20g，制何首乌 15g，菊花 15g，珍珠母（先煎）30g，钩藤（后下）20g，桑寄生 15g。

【使用方法】 水煎服，每日 1 剂。

【功效主治】 滋补肝肾，息风潜阳。适用于肝风内动导致的眩晕症。

【方剂分析】 孙老认为，眩晕病症的风主要由肝风内动引起，创制"孙氏定眩汤"，方中石决明、杜仲、川牛膝为君，石决明平肝潜阳，杜仲补肝肾，川牛膝助杜仲滋补肝肾，又引血下行，助石决明平肝潜阳。制何首乌、天麻、菊花，补肝

第一章

心脑病证

肾，潜肝阳、息肝风。钩藤、珍珠母、桑寄生补肾平肝。王组药相合，共奏滋补肝肾、息风潜阳之功。火邪多与心火、肝火相关，上冲头目，则合蔓荆子清利头目。

【加减运用】 孙老还常常根据患者的脉证，辅助健脾、益气，调理脾胃的药组治疗。

【参考文献】 曹柏龙. 孙光荣教授临床经验总结及补肾化瘀法治疗糖尿病肾病Ⅳ期疗效观察 [D]. 北京中医药大学，2016.

清眩降压煎 （国医大师雷忠义方）

【药物组成】 天麻 15g，钩藤 20g，枳壳 10g，淡竹茹 10g，清半夏 10g，陈皮 10g，茯苓 20g，葛根 30g，黄连 10g，川芎 15g，泽泻 18g，野菊花 15g，木贼 10g，草决明 30g，怀牛膝 10g。

【使用方法】 每日 1 剂，每剂水煎 400ml，每次 200ml，分 2 次早晚温服。

【功效主治】 活血化痰，清热解毒，补益肝肾，平肝潜阳。适用于阴虚阳亢，瘀毒上扰之眩晕病。

【方剂分析】 方中用天麻，钩藤平肝潜阳、祛风通络，且钩藤有清热作用；淡竹茹清热化痰；枳壳、清半夏、陈皮、茯苓理气健脾化痰；葛根舒筋活络，川芎清利头目，怀牛膝引血下行，三者共奏活血化瘀通络之功；草决明清肝泻火、平肝潜阳；黄连、野菊花、木贼清肝热解毒；泽泻甘淡渗利，引热下行。

【参考文献】 武雪萍，范虹，于小勇，等. 清眩降压煎治疗高血压病 30 例临床观察 [J]. 四川中医，2012，30（1）：77-78.

平肝息风潜阳汤 （国医大师陈可冀方）

【药物组成】 苦丁茶 15～30g，天麻 15g，钩藤（后下）15～30g，决明子 15g，野菊花 15g，罗布麻叶 15g，珍珠母（先煎）30g，玄参 15g，桑叶 15g，车前草 15g。

【使用方法】 水煎服，每日 1 剂。

【功效主治】 清热平肝潜阳。用于治疗肝阳上亢的高血压病。

【方剂分析】 方中苦丁茶平肝清热，活血通脉，天麻、钩藤、珍珠母平肝潜阳息风为主，野菊花、罗布麻清热降压，桑叶、玄参清肝明目，平肝阳，车前草利尿降压、明目化痰。

【加减运用】 肢麻不利加臭梧桐叶、豨莶草；头晕甚加白蒺藜、蝉蜕；面红目赤、鼻衄便秘加龙胆草、黑山栀或大黄。

【参考文献】 马晓昌. 陈可冀教授对高血压病的中医辨治 [J]. 中西医结合心脑血管病杂志，2008，6（2）：135-136.

清热化痰方 （国医大师陈可冀方）

【药物组成】 法半夏 10g，胆南星 6g，炒黄芩 10g，夏枯草 12g，僵蚕 10g，海藻 10g，牡蛎（先煎）30g，泽泻 15g，鲜竹沥（分兑服）10～20ml。

【使用方法】 水煎服，每日 1 剂。

【功效主治】 本方清热化痰，散结通络。用于治疗痰火内盛证的高血压病。

【方剂分析】 方中半夏、胆南星燥湿化痰，黄芩、夏枯草清肝火，平肝潜阳，僵蚕化痰活血通络，海藻、牡蛎化痰散结，泽泻化痰利湿，鲜竹沥清热化痰通络。全方共奏清热化痰通路之功。

【加减运用】 心烦梦多加黄连、莲子心、茯神；神志异常加郁金、天竺黄；胸闷、痰多、便秘加瓜蒌、石菖蒲。

【参考文献】 马晓昌．陈可冀教授对高血压病的中医辨治［J］．中西医结合心脑血管病杂志，2008，6（2）：135-136.

调和气血方 （国医大师陈可冀方）

【药物组成】 丹参 12g，川芎 10g，大蓟 15g，怀牛膝 10g，首乌藤 12g，生槐米 10g，地龙 10g，赭石（先煎）30g。

【使用方法】 水煎服，每日 1 剂。

【功效主治】 调气活血通络。用于治疗气血失调证的高血压病。

【方剂分析】 方中丹参偏于活血养血，川芎重在行气活血，大蓟凉血散瘀，怀牛膝补肝肾、潜肝阳，佐以地龙化痰活血通络，首乌藤补肝肾、通络、安神；槐米润肠通便、清肝凉血降压，赭石镇肝息风、降气化痰，全方共奏行气活血、通络之功。

【加减运用】 头昏加蒺藜；颈项强痛加葛根；胸闷、胸痛加瓜蒌皮、延胡索；肢麻不利加鸡血藤、红花；胸胁胀满或窜痛加柴胡、青木香；妇女月经不调加益母草、女贞子、墨旱莲。

【参考文献】 马晓昌．陈可冀教授对高血压病的中医辨治［J］．中西医结合心脑血管病杂志，2008，6（2）：135-136.

滋阴柔肝益肾方 （国医大师陈可冀方）

【药物组成】 生地黄 30g，枸杞子 10g，女贞子 10g，制何首乌 12g，桑寄生 12g，石决明（先煎）30g，菊花 10g，蒺藜 10g。

【使用方法】 水煎服，每日 1 剂。

第一章

心脑病证

【功效主治】 本方滋阴补肾，平肝潜阳。用于治疗肝肾阴虚证的高血压病。

【方剂分析】 方中生地黄、枸杞子、女贞子、制何首乌滋补肝肾之阴，桑寄生补肝肾、强筋骨，全方共奏滋阴补肾、平肝潜阳之功。

【加减运用】 头眩、面色潮红加牡蛎、鳖甲；烦热加知母、黄柏；肢体麻木加白芍；失眠多梦加酸枣仁、首乌藤、合欢皮。

【参考文献】 马晓昌．陈可冀教授对高血压病的中医辨治［J］．中西医结合心脑血管病杂志，2008，6（2）：135-136.

温补肝肾方 （国医大师陈可冀方）

【药物组成】 仙茅10g，淫羊藿10g，肉苁蓉10g，当归12g，生地黄、熟地黄各15g，磁石（先煎）30g，黄柏6g。

【使用方法】 水煎服，每日1剂。

【功效主治】 温补肝肾。用于治疗肝肾阳虚证的高血压病。

【方剂分析】 本方是以二仙汤为基础加减化裁的，方中仙茅、淫羊藿（仙灵脾）温肾阳，补肾精，并加入肉苁蓉温润肝肾阳气，润肠通便；黄柏泻肾火、滋肾阴；当归、生熟地黄，滋补肝肾之阴，温润养血；磁石潜降肝阳，与温阳药相配伍，有补敛阳气之功。全方配伍特点是壮阳药与滋阴泻火药同用，以适应阴阳俱虚于下，而又有虚火上炎的复杂证候。

【加减运用】 头昏目花加沙苑子；心悸气短加生黄芪、五味子；倦怠、大便不实加党参、淮山药；畏寒、足肿加附子、白术、车前草。

【参考文献】 马晓昌．陈可冀教授对高血压病的中医辨治［J］．中西医结合心脑血管病杂志，2008，6（2）：135-136.

周老高血压基本方 （国医大师周仲瑛方）

【药物组成】 天麻、法半夏、茯苓、川芎、苦丁茶各10g，生大黄（后下）5g，泽泻15g。

【使用方法】 每日1剂，水煎温服。

【功效主治】 息风化痰。适用于风痰瘀阻之高血压病。

【方剂分析】 风痰瘀阻之高血压病因风火相煽，肝风内动较急，故周老首先选用天麻、苦丁茶二味药物。天麻味甘性平归经入肝，本品厚重坚实，明净光润，肝经气分，一可抑肝阳、平风木；二可养肝血、育肝阴、抑胆气、息内风。既为养阴滋液息风之要药，又为平肝潜阳息风之上品。苦丁茶味苦甘性大寒归经入肝，可清肝泻火，息风止眩。二药相伍，标本同治，功补兼施，肝火得清，肝阴得养，肝阴得潜，肝风自息。茯苓，本品味甘淡性平归经心、肺、脾、肾、本品味甘而淡，甘则补，淡则渗，能补中气、健脾胃、渗水湿、调气机、益中州、促气化、泄膀胱，为补养渗湿之要药，健脾益气之上品。由于风因痰动，痰壅于清窍则风摇，故周老在方中又伍以半夏，本品味辛性温归经脾、肺、胃，本品辛散温燥，具走窜温通之性，一可开泻滑利，能运脾燥湿，涤痰除垢，温化寒痰，逐饮除眩，降气止咳；二可燥湿行气，能祛痰散结，化饮消痞。二者相伍，既可运脾燥湿以治本，又能化痰息风以治标，脾健湿祛，湿除痰消，痰无风息，则诸症自愈。周老采用了釜底抽薪，通利二便之法。在方中配用生大黄、泽泻这两味药物。生大黄味苦性寒归经脾胃、大肠、肝及心包，本品大苦大寒、气味重浊、直降下行、走而不守、能通积滞，攻下结热，可泻肝火、凉血热，通胃腑，荡积垢，导热下行，泻火解毒，为泻热通便要药。泽泻气平，味甘而淡，淡能渗泄，气味俱薄。所以利水而泄下。二者相伍，可使火邪与湿邪由二便分消，火清湿去，其风眩自息。周老在方中又配伍了川芎这味药物，本品味辛性温归经肝胆，此药辛散温通，味清气雄，性最疏通，善行血中之气滞，通行十二经脉，能开郁结、行气血、疏肝郁、通血脉、破瘀蓄、散结气、止疼痛。气血调和，百脉畅利，风无所起，其眩自止。

【参考文献】 高尚社．国医大师周仲瑛教授治疗高血压验案赏析［J］．中国中医药现代远程教育，2012，10（16）：9-14.

寒凝汤 （国医大师李士懋方）

【药物组成】 炙麻黄 10g，炮附子（久煎）10～15g，细辛 6g，蜈蚣 2 条，全蝎 10g。【使用方法】水煎服，每日 1 剂。

【功效主治】 温阳散寒，解痉通络。用于治疗寒凝血瘀的高血压病。

【方剂分析】 麻黄细辛附子汤见于《伤寒论》，曰："少阴病，始得之，反发热，脉沉者，麻黄细辛附子汤主之"。性温味辛，功效散寒解表，利水消肿，广泛用于风寒、咳喘、水肿等病症；附子味辛、甘，性大热，有毒，是温阳救逆、散寒回厥的要药，临床多用于治疗亡阳厥逆、身凉肢冷、脉微欲绝等多种疾病，因疗效显著而受到历代医家的重视。细辛用量一般不超过 3g，具有温肾，行阳化气之功，常用于风寒感冒、头痛等病症。《金匮要略》"防己黄芪汤方加减法"中更明确记载"下有陈寒者加细辛"，故细辛是专以散寒的良品。三药合用，共奏温阳散寒、温通经脉、通达上下之效。止痉散中蜈蚣、全蝎可以解痉止痛。蜈蚣具有息风止痉、通络止痛的功能，配以全蝎息风止痉之力更强。然此"痉"非邪风导致血脉抽搐之痉证，乃寒凝导致血脉痉挛之痉证。二者虽临床表现不同，但病机相同，因此治疗上"异病同治"。两方合用，寒散痉解，血脉舒缓，血压自可降低。此方标本兼顾，是治疗寒凝证高血压病的良方。

【参考文献】 林燕，张明泉，张琳琳，等．李士懋辨治寒凝证高血压病经验［J］．中医杂志，2017，58（8）：644-646.

第一章 心脑病证

高血压基本方（一）

【药物组成】 夏枯草 20g，黄芩 9g，桑叶 9g，菊花 20g，钩藤（后下）20g，茺蔚子 20g，决明子 20g，泽泻 9g，生龙骨（先煎）、生牡蛎（先煎）各 30g，石决明（先煎）30g，生地黄 20g，玄参 20g，怀牛膝 9g，桑寄生 15g，丹参 20g。

【使用方法】 每日 1 剂，水煎 2 次，混匀后分 2 次温服。

【功效主治】 清泄肝胆，明目止眩，育阴潜阳，养血通络。适用于阳亢，阴虚阳亢，肝肾阴虚型高血压。

【方剂分析】 方以夏枯草、黄芩之苦寒，清泄肝胆，泻火降压；以桑叶、菊花、钩藤、茺蔚子、决明子明目止眩；生地黄、玄参、龙骨、牡蛎育阴潜阳；泽泻利水降脂；怀牛膝、桑寄生培补下元；复以丹参一味，养血通络，以防瘀塞。诸药合用，共奏清肝明目、育阴潜阳、养血通络之功。

【加减运用】 血热上攻，颜面潮红，肝阳上亢显著者，可酌加黄连、龙胆草、栀子、青黛等苦降之品，以泻火降逆；大便燥结者加生大黄以通便；头痛、眩晕明显者，加珍珠母、赭石、天麻、僵蚕、蝉蜕等重镇肝阳，息风止眩；血压长期波动或持续升高，表现头重脚轻，腰膝酸软等肝肾阴虚之候者，可酌加女贞子、墨旱莲、石斛、玉竹、桑椹、何首乌等滋肾养液；胸闷、胸痛、肢麻者，加广地龙、赤芍、红花、桃仁、郁金以宣阳通痹，活血通脉。心悸者加远志、酸枣仁、柏子仁等养心安神。

【参考文献】 何永强，殷世鹏. 周信有教授高血压病辨治经验［J］. 光明中医，2012，27（11）：2182-2184.

高血压基本方（二）

【药物组成】 夏枯草 20g，桑叶 9g，菊花 20g，钩藤 20g，决明子 20g，茺蔚子 20g，制何首乌 20g，桑椹 15g，生山楂 20g，川芎 15g，丹参 30g，当归 9g，赤芍 30g，地龙 20g。

【使用方法】 每日 1 剂，水煎 2 次，混匀后分 2 次温服。

【功效主治】 清肝明目，滋肾培元，降脂通脉。适用于阴虚阳亢，血压升高且伴有浊瘀闭络、中风、胸痹发展趋势之高血压病证。

【方剂分析】 方中夏枯草、桑叶、菊花、钩藤、茺蔚子、决明子等有清肝明目之功，针对肝阳上亢，血压升高而施治。何首乌、桑椹有填精益髓，滋补阴津作用。根据整体调节的原则，养血活血通络法为治疗本病的主要方法之一，故以丹参、川芎、当归、赤芍、生山楂、地龙等活血化瘀，养血通络，能明显改变血流动力学，具有明显改善微循环障碍及抗血栓形成的作用，且地龙尚能息风止痉，可防肝风上扰而致中风之变。

【加减运用】 肝阳上亢，血压升高显著者，可酌加黄芩、龙胆草、栀子等苦寒清降之品；视物昏花者加枸杞子、菊花；头项强痛者加葛根；肢麻者加豨莶草；面部麻木者加僵蚕、全蝎；肌肉跳动者加白芍、木瓜；胸闷、胸痛者加瓜蒌、半夏；头重脚轻，腰膝酸软者加女贞子、墨旱莲、怀牛膝、桑寄生。

【参考文献】 何永强，殷世鹏.周信有教授高血压病辨治经验 [J].光明中医，2012，27（11）：2182-2184.

高血压基本方（三） （国医大师周信有方）

【药物组成】 制何首乌20g，桑椹20g，女贞子20g，桑寄生20g，怀牛膝15g，炒白术15g，黄芪20g，枸杞子15g，菊花20g，益母草20g，钩藤20g，泽泻20g，猪苓、茯苓各15g，车前子（包煎）20g，丹参20g。

【使用方法】 每日1剂，水煎2次，混匀后分2次温服。

【功效主治】 培补脾肾，滋潜降压，利水通脉。适用于阴阳两虚型，见于血压长期不愈，病累及肾，出现肾功能不全者。

【方剂分析】 方以制何首乌、桑椹、女贞子、桑寄生、怀牛膝、白术、黄芪、枸杞子调补脾肾之品，以冀扶正培元，恢复肾脏功能，以为治本；复以菊花、钩藤清肝明目，潜阳降压，以为治标。以泽泻、猪苓、茯苓、车前子利水泄浊；以丹参、益母草活血化瘀。诸药合用，共奏调补脾肾、育阴潜阳、利水通脉之功。

【参考文献】 何永强，殷世鹏.周信有教授高血压病辨治经验 [J].光明中医，2012，27（11）：2182-2184.

变通天麻钩藤饮 （国医大师张学文方）

【药物组成】 天麻10g，钩藤10g，磁石（先煎）30g，菊花10g，川牛膝15g，地龙10g，川芎10g，生龙骨（先煎）30g，草决明20g，杜仲12g，桑寄生15g，栀子10g，炒麦芽10g。

【使用方法】 水煎服，每日1剂。

【功效主治】 平肝息风，益肾活血。适用于肝肾不足，肝阳偏亢，肝风上扰，头痛、眩晕、头麻、耳鸣、腰酸、肢乏、烦躁易怒、手足肿胀、血压高，或睡眠不佳，脉弦数者。

【方剂分析】 此方为针对肝肾阴虚、肝阳上亢而设。此类患者临床十分常见。镇肝息风汤虽为常用，但其力甚猛，胃弱者不宜。天麻钩藤饮清肝安神虽优，平肝益肾活血之力不足。故变通此两方之义，结合现代中药研究成果而拟成此方。方中用天麻、磁石、生龙骨平肝阳之上亢，钩藤、菊花、栀子、草决明清泄肝热，重用草决明还可通便泄热，杜仲、桑寄生补益肝肾以治本，地龙通经络而降血压，川芎、牛膝活血化瘀，引血下行，炒麦芽健脾护胃，防止重镇药损伤胃气。全方具有清肝平肝、益肾活血、通络降压之功效。

【参考文献】 张学文. 疑难病证治［M］. 北京：人民卫生出版社，2013：499-500.

新加杞菊地黄汤 （国医大师张学文方）

【药物组成】 枸杞子 10g，菊花 10g，生地黄 12g，山茱萸 12g，山药 15g，泽泻 10g，牡丹皮 6g，茯苓 10g，磁石（先煎）30g，川牛膝 12g，决明子 20g，川芎 12g，山楂 15g。

【使用方法】 水煎服，每日 1 剂。

【功效主治】 益肾潜阳，清脑通络。适用于肝肾阴虚，肝阳上越之头昏，目眩眼干涩，视物昏花，头麻头摇，反应迟钝，记忆力减退，腰膝酸软，兼血脂高，动脉硬化，血压高。舌质红，舌下静脉色紫而胀，脉弦硬者。

【方剂分析】 此方以杞菊地黄丸为主化裁改造而成。方用生地黄、山茱萸、山药、泽泻、牡丹皮、茯苓，即六味地黄丸补益肝肾之阴以治本；枸杞子、菊花补肝肾兼明目，清肝热兼清脑；磁石滋肾水以潜阳；决明子、山楂清肝降血脂；川牛膝、川芎益肾兼活血通络。全方合用，益肾潜阳、清脑通络之力较强，对肝肾阴亏阳亢，兼有肝热、血瘀之证颇为适宜。

【加减运用】 肾虚甚者，可加杜仲、桑寄生，肝阳上亢重者，加石决明、龙骨、牡蛎，大便干者加草决明到 30g，并酌加大黄 6～10g，血压高明显者，加豨莶草，川牛膝增至 15～30g，失眠者加炒酸枣仁 20～30g，首乌藤 20～30g，头震摇者加天麻 10g，记忆力下降者加远志 10g，石菖蒲 10g。

【参考文献】 张学文. 疑难病证治［M］. 北京：人民卫生出版社，2013：504-505.

双降汤 （国医大师朱良春方）

【药物组成】 水蛭 0.5～5g，生黄芪 30g，丹参 30g，生山楂 30g，豨莶草 30g，广地龙 10g，当归 10g，赤芍 10g，川芎 10g，泽泻 18g，甘草 6g。

【使用方法】 水煎服，每日 1 剂。

【功效主治】 益气活血，化痰降浊。适用于气虚痰瘀型高血压病伴血脂紊乱者。

【方剂分析】 方用水蛭、地龙化瘀通脉，赤芍凉血散瘀，生黄芪、当归补益气血，丹参、山楂、川芎活血行气，豨莶草祛风除湿，泽泻行湿化饮，甘草调和诸药。

【参考文献】 郑晓丹，高想. 朱良春"培补肾阳治其本，虫药活血治其标"

法论治心系疾病经验析［J］．山东中医药大学学报，2016，40（3）：255-257.

潜降汤　　　　　　　　　　　　　　　　　　（国医大师颜正华方）

【药物组成】　熟地黄 15g，白芍 12g，生石决明（先煎）30g，生牡蛎（先煎）30g，茯苓 10～30g，丹参 12～15g，益母草 15g，怀牛膝 12～15g，首乌藤 30g，菊花 10g。

【使用方法】　水煎服，每日 1 剂。

【功效主治】　滋阴平肝，潜阳安神。适用于肝肾阴虚、肝阳上亢之眩晕，症见头晕目眩，两目干涩，耳鸣，健忘，胁部隐痛，腰膝酸软等。

【方剂分析】　方中熟地黄甘而微温，善滋阴养血固本，治阴血亏虚之证；白芍苦酸微寒，善养血敛阴，平肝柔肝，治肝阳上扰清窍而致之眩晕；二药共为君药，奏滋补阴血，平抑肝阳之效。石决明质重咸寒，善清肝火、养肝阴、潜肝阳；生牡蛎质重而咸涩微寒，善益阴潜阳，又能镇心安神；两药共为臣药，既助主药补阴潜阳，又能镇心安神。茯苓甘平，宁心安神、健脾；丹参微寒，清心安神活血；牛膝补肝肾而引火引血下行；益母草微寒，清热利水、活血化瘀；四药共为佐药，既助君臣药潜肝阳、补肝肾、定神志，又引火引血下行以消眩晕。菊花微寒，能平抑肝阳、清利头目；首乌藤性平，可养心安神、祛风通络；二药共为使药，一则平抑肝阳、养心安神，二则引药入心肝二经。诸药合用，滋阴平肝、潜阳安神效宏。

【加减运用】　如兼食欲缺乏者，去熟地黄，加制何首乌 15g，陈皮 10g，炒麦芽 10g；兼耳鸣者，加磁石 30g；兼腰痛者，加杜仲 10g，桑寄生 30g；兼盗汗者，加五味子 6g，浮小麦 30g；兼大便黏滞不爽者，加决明子 30g，全瓜蒌 30g；偏于阴虚火旺者，去熟地黄，加生地黄 15g，麦冬 15g；肝火偏旺，症兼急躁易怒、目赤者，加龙胆草 6g，夏枯草 15g；头痛较重者，加蒺藜 12g，蔓荆子 12g，川芎 10g；眩晕较重者，加天麻 6～10g，钩藤 15g；失眠较重者，加炒酸枣仁 30g，生龙骨、生牡蛎各 30g，首乌藤 30g。

【参考文献】　吴嘉瑞，张冰．国医大师颜正华眩晕治验举隅［J］．中华中医药杂志（原中国医药学报），2010，25（10）：1596-1598.

心律失常（惊悸）

邓老心悸方　　　　　　　　　　　　　　　　（国医大师邓铁涛方）

【药物组成】　橘红 6g，法半夏 10g，茯苓 12g，生甘草 5g，枳壳 6g，竹茹

第一章
心脑病证

10g，党参 24g，丹参 12g，珍珠粉（分冲）0.6g。

【使用方法】 水煎服，每日 1 剂。

【功效主治】 益气安心，化痰行瘀。用于心律失常属气虚痰瘀者，症见：心悸动，气短，胸闷，善太息，精神差，舌质嫩，舌体胖舌边见齿印，脉弱或虚大，或同时兼有舌苔浊腻、脉滑或弦。

【方剂分析】 方中用党参补气扶正，半夏降逆化痰为君；竹茹化痰、除烦宁心为臣；橘红理气化痰、降逆消痞，茯苓健脾渗湿，丹参活血化瘀，枳壳宽中又不破气伤正，珍珠粉安神宁心，共为佐；使以甘草调和诸药，共奏益气安心、化痰行瘀之功。

【加减运用】 气虚甚加黄芪、白术或吉林参；偏虚寒去竹茹加桂枝或肉桂；心阴虚兼痰以生脉散合温胆汤；兼瘀加红花、三七粉或失笑散之类；以上两类型兼有高血压者，选加草决明、钩藤、牛膝或川芎、代赭石、杜仲；兼高脂血症者，酌加草决明、山楂、何首乌之属；若心阴阳虚兼瘀或痰者，酌情合并使用上述方剂加减化裁；心肌梗死合并心律失常者，多属痰瘀闭阻而兼虚，当以治标为主，加养心安神之品随证加减。

【参考文献】 周文斌，尹克春，蒋丽媛．邓铁涛调脾护心法治疗心悸的经验[J]．辽宁中医杂志，2005，32（8）：758-760.

伍老惊悸方 （国医大师伍炳彩方）

【药物组成】 法半夏 10g，茯苓 15g，陈皮 10g，枳实 15g，竹茹 15g，甘草 6g，黄连 6g，全瓜蒌 15g，紫苏梗、香附、厚朴各 10g。

【使用方法】 水煎服，每日 1 剂。

【功效主治】 化痰清热。用于治疗惊悸痰热内扰证。

【方剂分析】 以温胆汤合小陷胸汤加宽胸理气之香附、紫苏梗、厚朴等，使热除痰消而心神自定，是为治本之法。

【参考文献】 吴松华．伍炳彩运用温胆汤合小陷胸汤化裁异病同治验案举隅[J]．中医药通报，2012，11（4）：54-58.

养阴益心汤 （国医大师李振华方）

【药物组成】 红参 6g，麦冬 15g，生地黄 12g，阿胶（烊化）10g，丹参 15g，桂枝 1~3g，茯苓 15g，远志 10g，石菖蒲 10g，龙骨（先煎）15g，炙甘草 6g。

【使用方法】 水煎服，每日 1 剂。

【功效主治】 养阴益气，宁心安神。用于室性期前收缩，气阴亏虚型。临床以心悸胸闷，气短易躁，口燥咽干，失眠多梦，头晕或面色不华，舌质微红，少苔，脉或结或代为主症。

【加减运用】 心悸失眠甚者加琥珀 3g（分 2 次冲服）；气滞血瘀者加郁金 10g，桃仁、红花各 10g，以理气化瘀；气虚甚者加黄芪 30g，以益气补中；胸部闷痛者加薤白 10g，檀香 10g 以理气宽胸。

【参考文献】 徐江雁，刘文礼. 国医大师李振华教授临证经验点滴 [J]. 光明中医，2009，24（9）：1652-1653.

豁痰宁心汤 （国医大师李振华方）

【药物组成】 党参 10g，白术 10g，茯苓 15g，橘红 10g，清半夏 10g，石菖蒲 10g，远志 10g，枳壳 6g，厚朴 10g，郁金 10g，砂仁 8g，桂枝 6g，薏苡仁 30g，甘草 3g。

【使用方法】 水煎服，每日 1 剂。

【功效主治】 健脾益气，豁痰宁心。用于室性期前收缩痰湿阻滞型。临床以心悸胸闷，气短喘促，体倦乏力，四肢沉重，或逐渐肿胖，脘腹胀满，大便溏薄，头晕头沉，口干不欲饮，嗳气，舌质淡暗，舌体胖大，边有齿痕，苔白腻，脉弦滑或濡缓为主证。

【加减运用】 气虚甚者加黄芪 30g，生山药 30g 益气健脾；大便溏薄甚者加煨肉蔻 10g，苍术 10g 以燥湿固涩；脘腹胀满者加木香 6g，大腹皮 10g 理气化湿，除满消胀；痰郁化热者，加黄连 6g，胆南星 10g，竹茹 15g 以清热化痰；痰瘀交阻者，加当归 10g，丹参 15g，瓜蒌 12g 以宽胸理气，养血活血；心悸明显者加龙齿 10g，琥珀粉（分冲）3g 以镇心安神。

【参考文献】 徐江雁，刘文礼. 国医大师李振华教授临证经验点滴 [J]. 光明中医，2009，24（9）：1652-1653.

心二号 （国医大师苏荣扎布方）

【药物组成】 肉豆蔻、沉香、兔心、广枣、白云香（后下）、石膏（先煎）等。

【使用方法】 中午使用。

【功效主治】 清赫依热，凉血，安神。治疗心悸具有很好的疗效。

【方剂分析】 方中沉香抑赫依、清热、止痛；兔心抑赫依、镇痉；白云香燥黄水、止痛、解毒；石膏清热、止咳。

【注意事项】 在使用同时，要注意心热失眠情况，有热不寐，经常加服七味檀香散或三味檀香散为引清热安神；如无热，则平调寒热、调虚补元、解毒，配用大剂汤为引。（七味檀香散为苏荣扎布老师自拟方剂，具有清热、安神、补心功能，用于治疗心热心悸、心痛烦躁、失眠等；三味檀香散由檀香、广枣、肉豆蔻组成，具有清热、补心功能。主要用于治疗心热心悸、烦躁不安；大剂汤由红花、诃子、毛诃子、余甘子、藏木香等二十五味组成，具有收敛、解毒、调节寒热功能。用于治疗赫依、希拉、巴达干失调，久病不愈的身倦体息、食欲缺乏、胃脘疼痛等。）

【参考文献】 李鹏.苏荣扎布教授治疗心脏病的经验［J］.上海中医药杂志，2006，40（10）：8-9.

心悸宁 （国医大师雷忠义方）

【药物组成】 西洋参 10g（或党参、太子参），麦冬 18g，五味子 10g，丹参 30g，珍珠母（先煎）30g，紫石英（先煎）10g，黄连 10g，甘松 10g，徐长卿 15g，苦参 10g，茵陈 30g，琥珀粉（分冲）3g，莲子 15g。

【使用方法】 每日 1 剂，水煎 400ml，每次 200ml，分早晚服用。

【功效主治】 养心宁心，活血复脉。适用于气阴两虚，瘀热内蕴之心悸病。

【方剂分析】 本方采用生脉散益气养阴；丹参养血活血；珍珠母、紫石英重镇安神定悸；黄连清心火；莲子滋心阴。诸药合用，益气养阴，清心火，滋心阴，活血通脉，宁心定悸复脉。甘松徐长卿理气止痛，气机调畅，瘀血易散；苦参、茵陈清热利湿，清心火，去湿热；琥珀粉可活血散瘀，通血脉，利心窍，助丹参养血活血之功。

【参考文献】 武雪萍，范虹.心悸宁治疗心律失常 30 例临床观察［J］.内蒙古中医药，2011：30（18）：31-32.

安神定悸汤 （国医大师熊继柏方）

【药物组成】 西洋参 10g，炙甘草 15g，桂枝 4g，麦冬 15g，生地黄 15g，火麻仁 15g，阿胶（烊化）15g，炒酸枣仁 20g。

【使用方法】 水煎服，400ml，早晚服，每次 200ml。

【功效主治】 滋阴养血，益气温阳，复脉定悸。治疗心阴不足，阳气虚弱之心悸。

【方剂分析】 本方采用炙甘草汤之意，方中炙甘草、生地黄益气滋阴养血，为君药。西洋参益心气，补脾气；阿胶、麦冬、火麻仁滋心阴，养心血，共为臣药。桂枝辛温走散，温心阳，通血脉，皆为佐药。诸药合用，温而不燥，滋而不腻，共奏益气养血、滋阴复脉之功。

【参考文献】 熊继柏学术思想与临证经验研究小组.熊继柏临证医案实录（1）［M］.中国中医药出版社，2009：12.

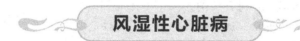

心力衰竭

急性心衰方 （国医大师任继学方）

【药物组成】 赤芍 15g，川芎 15g，鸡血藤 15g，党参 15g，益母草 50g，制附子（久煎）15g，北五加皮 5g，泽兰 15g，泽泻 5g。

【使用方法】 2 周为 1 个疗程，每日 1 剂。

【功效主治】 回阳固脱，化瘀利水。用于急性心力衰竭。

【加减运用】 浮肿甚者加蝼蛄、蟋蟀；口唇青紫者加用炒水蛭；喘不得卧者加用葶苈子（包煎）15g，枸杞子 50g。

【参考文献】 金花鲜，徐广霞，张翘．任继学教授治验拾萃［J］．长春中医学院学报，1999，15（77）：9-10.

暖心胶囊 （国医大师邓铁涛方）

【药物组成】 红参、熟附子、薏苡仁、橘红、三七等。

【使用方法】 每日 3 次，口服，每次 3 粒。

【功效主治】 益气暖心，通阳行瘀。用于舒张性心力衰竭。

【方剂分析】 以人参为主药，培元益气；附子温阳；薏苡仁健脾以利水；橘红通阳而化痰；三七虽功主活血，但与人参同科，也有益气强心的作用。全方以补虚为主、标本兼顾。

【参考文献】 刘泽银，邹旭，潘光明，等．邓铁涛暖心胶囊治疗舒张性心力衰竭的临床研究［J］．广州中医药大学学报，2005，24（6）：449-452.

风湿性心脏病

风心病心悸方 （国医大师邓铁涛方）

【药物组成】 炙甘草 12g，党参 15g，干地黄 30g，桂枝 9g，阿胶（烊化）6g，麦冬、胡麻仁各 10g，大枣 5g，珍珠粉、蒲黄、五灵脂各 10g。

【使用方法】 水煎服，每日 1 剂。

【功效主治】 双补气血，养心安神，化瘀通脉。主治风心病阴阳俱虚夹瘀之心悸，症见：心悸动，体羸气短，面色黧黑，精神差，舌体胖，舌质嫩，舌边有齿印，脉弱或虚大或结代。

【方剂分析】 炙甘草、党参、大枣益气以补心脾，调脾护心，地黄、麦冬、阿胶、胡麻仁甘润滋阴养心补血，桂枝通阳复脉，珍珠粉养心安神，蒲黄、五灵脂化瘀通脉，共奏双补气血、养心安神、化瘀通脉之功。

【参考文献】 周文斌，尹克春，蒋丽媛．邓铁涛调脾护心法治疗心悸的经验 [J]．辽宁中医杂志，2005，32（8）：758-760.

风心病咯血方 (国医大师唐祖宣方)

【药物组成】 防己 9g，炙甘草、干姜、制附片（久煎）各 12g，葶苈子（包煎）、椒目、大黄（后下）各 6g，三七粉（分冲）3g，茯苓 30g。

【使用方法】 上药浓煎频服。

【功效主治】 清热通腑，回阳固正，止血化痰。适用于肺气不通，肺失宣降，水留邪郁，寒热错杂所致的风心病咯血。

【方剂分析】 此方为己椒苈黄丸加减方。己椒苈黄丸由防己、椒目、葶苈子、大黄四味药物组成。方中防己行水泻热，椒目燥湿降逆，葶苈子化痰平咳，大黄泻热破积，四味相伍，组成肃肺荡饮、通肺坠痰之剂。己椒苈黄丸为肃肺荡饮、通腑坠痰之峻剂，仲景用以治疗腹满，肠间有水气等症，以苦寒之剂逐饮通腑，能使饮从小便而出，邪从大便而下，能逐上焦之饮，又泻中焦之热，兼利下焦之湿。

【加减运用】 咯血者重用大黄；兼气虚者加党参；兼阳虚者加附子、干姜。

【参考文献】 唐丽．唐祖宣应用己椒苈黄丸经验 [J]．湖南中医杂志，2009，25（5）：37-38.

银翘白虎汤 (国医大师朱良春方)

【药物组成】 连翘 20g，金银花 25g，防己 20g，木瓜 25g，知母 25g，粳米 25g，生石膏（先煎）10g，甘草 10g。

【使用方法】 水煎服，每日 1 剂。

【功效主治】 清热解毒，通络利痹。用于风湿性心肌炎。

【加减运用】 湿重者加苍术 25g，薏苡仁 40g，厚朴 10g；热重者加栀子、黄柏各 15g，黄连 5g；心前区闷痛者加全瓜蒌、薤白各 25g，桃仁、丹参各 15g；心悸者加茯神、酸枣仁、远志各 15g，柏子仁 25g。

【参考文献】 朱良春．风心病证治初探 [J]．湖南中医学院学报，1985，（1）：18-20.

心痹汤 (国医大师朱良春方)

【药物组成】 党参 15g，生黄芪 15g，炒白术 15g，茯苓 15g，当归 9g，丹参

9g，桃仁 9g，红花 9g，水蛭粉（分冲）1.5g，炙甘草 5g。

【使用方法】 水煎服，每日 1 剂。

【功效主治】 温阳利水，活血化瘀。主治风湿性心脏病之胸痛，喘息诸症。

【方剂分析】 方用党参、黄芪、当归气血并补，茯苓、白术健脾化湿，丹参、桃仁、红花、水蛭粉活血化瘀，炙甘草调和诸药。

【加减运用】 气滞血瘀，冠脉挛急，血运不畅而致心绞痛甚至心肌梗死，而舌与口唇有明显瘀斑时，加用水蛭 3～6g。

【参考文献】 郑晓丹，高想. 朱良春"培补肾阳治其本，虫药活血治其标"法论治心系疾病经验析 [J]. 山东中医药大学学报，2016，40（3）：255-257.

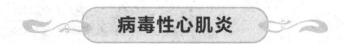

病毒性心肌炎

复方四参饮

（国医大师张镜人方）

【药物组成】 丹参 12g，太子参 12g，南沙参 9g，苦参 9g，炙甘草 3g，郁金 9g，炒酸枣仁 9g，莲子芯 2g。

【使用方法】 水煎服，每日 1 剂。

【功效主治】 益气养阴。用于治疗病毒性心肌炎。

【方剂分析】 方中太子参为补气药中轻补之品，功同人参而力薄，对气虚兼阴亏者尤宜。丹参有"一味丹参散，功同四物汤"之说，故得其调心血，且苦能降泄，微寒清肝，入肝、心两经，有除烦安神之效，此处用之对有瘀血内阻、虚热心烦、失眠心悸者尤宜。南沙参有滋润上焦之阴分的作用，兼有清热祛痰之力。苦参有"专治心经之火，与黄连功用相近"之说，近代药理也证实其具有抗心律失常之作用，对湿热郁火明显之心悸甚宜。莲子芯长于清心除烦。郁金为血中气药，擅入心活血通滞，取其辛开苦降，芳香宣达，对瘀热所致的胸闷、心悸有较好的疗效。酸枣仁养心宁神调肝，是治虚烦惊悸不眠之良药。甘草可上可下，可内可外，有骤有缓，有补有泄，此处取其和中养心缓脉。八药相合，益心气，滋心阴，调心血，清心热，通心滞，除心烦，安心神，缓心脉，攻补兼施，升降通调，相辅相成，其效益彰。

【参考文献】 沈博生，郑秀春. 张镜人复方四参饮治疗病毒性心肌炎 [J]. 上海中医药杂志，1994（6）：1-3.

解毒清心饮

（国医大师张琪方）

【药物组成】 板蓝根 20g，大青叶 20g，金银花 20g，连翘 20g，薄荷（后下）

15g，桔梗 15g，竹叶 15g，枇杷叶 15g，牛蒡子 15g，麦冬 15g，柏子仁 15g，甘草 10g。

【使用方法】 水煎服，每日 1 剂。

【功效主治】 解毒清热，宣肺宁心。病毒心肌炎急性期，临床表现为心悸、胸闷、咳嗽、气短、发热、咽疼、舌红、苔薄黄、脉数或促等证候，辨证属热毒侵心、兼袭表犯肺者。

【加减运用】 咳重气憋者加炒杏仁，气虚乏力加党参，心中烦加豆豉、山栀。

【参考文献】 朱永志，张少林．张琪治疗病毒性心肌炎四法 [J]．四川中医，1994（6）：6-9.

四参安心汤 （国医大师张学文方）

【药物组成】 西洋参 10g（也可用太子参代替），丹参 15g，玄参 10g，苦参 10g，炙甘草 6g，炒酸枣仁 10g，麦冬 15g，生山楂 10g，桂枝 6g。

【使用方法】 西洋参另炖，余药加水煎，取两种药汁兑成，每日 1 剂，每剂服 2~3 次。

【功效主治】 补益气阴，活血清热。主治病毒性心肌炎所致之心动悸不安，胸闷心慌，疲乏无力，头昏自汗或有轻度浮肿，舌质红少苔，脉虚大而数或有结代。检查有"心肌损害""心肌缺血"等。

【方剂分析】 此方用西洋参（或太子参）、甘草益心气；玄参、麦冬养心阴；丹参、生山楂活血化瘀，改善心脏血液供应；苦参清热解毒，且能纠正心律失常；炒酸枣仁养心安神；桂枝振奋心阳。全方具有两调阴阳、益气养阴通阳复脉、改善心脏供血、纠正心律失常、营养心肌等多种作用。

【加减运用】 胸闷加全瓜蒌，气短汗出加炙黄芪、五味子，身微热者加白薇或地骨皮，胸痛者加赤芍、桃仁、三七，轻度浮肿者加茯苓、益母草。

【参考文献】 张学文．疑难病证治 [M]．北京：人民卫生出版社，2013：506-507.

病态窦房结综合征

益气通阳方 （国医大师沈宝藩方）

【药物组成】 黄芪、丹参各 15g，桂枝 13g，细辛 3g，制附片（久煎）、红花、川芎各 9g，郁金 10g。

【使用方法】 水煎服，每日 1 剂。

【功效主治】 益气通阳，化痰祛瘀。主治病态窦房结综合征，中医辨证为心肾阳虚、痰瘀交阻。

【方剂分析】 黄芪：补气升阳，健脾利湿。配附子能补气助阳，和人参同用补气升阳，有强心作用，具有明显的扩张外周血管、冠脉血管、脑血管作用，改善微循环作用。红花、丹参均为活血化瘀药，而丹参祛瘀为主，更有养血之功效，目前此二药广泛用于冠心病的治疗，它们都能扩张冠脉，增加冠脉流量，改善微循环和降低血脂。郁金为活血化瘀药，也为痰瘀同治的药物。《本草汇言》谓其"清气化痰，散瘀血之药"，具有降低血液黏度，调节胆固醇及抗动脉粥样硬化作用，沈师常用于治疗冠心病。桂枝、细辛温通经脉，助阳化气，有助于心阳的温通。川芎活血行气止痛，配伍黄芪，补而不滞可助红花，丹参活血之功。

【加减运用】 气阳虚甚，加红人参6g（另煎兑服），淫羊藿、补骨脂各10g；痰浊瘀阻甚，加法半夏、石菖蒲各9g，三七粉3g（分2次冲服）；心烦失眠，加柏子仁、酸枣仁、首乌藤各10g，远志、炙甘草各9g；腹胀食差，去黄芪，加砂仁、炒枳壳各6g，厚朴9g，山楂15g，茯苓12g。

【参考文献】 李刚，王晓峰．沈宝藩教授治疗病态窦房结综合征经验［J］．新疆中医药，2001，（3）：62-63．

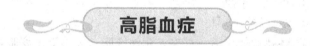

高脂血症

王氏降脂方 （国医大师王绵之方）

【药物组成】 生黄芪、党参（气虚甚者用人参）、法半夏、泽泻、茯苓、丹参、何首乌、当归、怀牛膝、制香附等。

【使用方法】 水煎服，每日1剂。

【功效主治】 健脾益气，活血祛痰，化浊降脂。高脂血症属脾虚气弱，痰瘀气滞者。

【方剂分析】 方中重用生黄芪脾肺并补，补而不守，党参大补脾肺之气，补而不走，两者相须为用，走守结合，培补后天以治生痰之源；泽泻、茯苓、法半夏燥湿化痰，渗利水湿，使邪有出路；"一味丹参，功同四物"与怀牛膝、当归、何首乌相配，活血祛瘀，通利血脉，补血养血，祛瘀不伤正，更有制香附疏肝理气解郁，调畅三焦气机，与补药相合，补而不壅；与化痰药相伍，气顺痰自消，与活血相配，气畅血行。其他药物亦围绕上述病机而设。

【参考文献】 郑贵力，王煦．王绵之教授治疗高脂血症学术思想及经验［J］．北京中医药大学学报，2000，23（2）：48-50．

降脂汤

（国医大师方和谦方）

【药物组成】 陈皮 30g，焦神曲 15g，莱菔子 15g，郁金 10g，焦山楂 10g。

【使用方法】 水煎服，每日 1 剂。

【功效主治】 健脾化痰，化浊降脂。治疗高脂血症。

【方剂分析】 方中陈皮具有理气健脾，燥湿化痰的功能。山楂性甘、微温，健脾活血通络，化浊行气散瘀，为消化油腻肉食积滞之要药，既可直接入药，又可水煎代茶饮。神曲甘、辛、温，消食和胃。郁金具有活血，行气解郁之功。莱菔子消食除胀、降气化痰。朱丹溪称赞莱菔子"治痰有推墙倒壁之功"。方中陈皮、莱菔子、郁金三味相伍，升降相合，疏理气机，化浊行气散瘀。本方组方严谨，标本兼顾，共收健脾化痰、降浊之功，实为治疗高脂血症又一良方。

【参考文献】 于青，刘新桥，孙波．方和谦教授验方降脂汤治疗高血脂症 [J]．中国实验方剂学杂志，2013，19（4）：286-288．

颜氏降脂方

（国医大师颜德馨方）

【药物组成】 黄芪、生蒲黄、海藻、山楂、苍术、虎杖、决明子等。

【使用方法】 水煎服，每日 1 剂。

【功效主治】 健脾益气，活血祛瘀，化浊降脂。加减治疗高脂血症。

【方剂分析】 方中黄芪伍苍术有补气健脾，复脾升清降浊之能，且补而不滞，可谓治本；生蒲黄、虎杖、海藻、决明子、山楂配合则能使瘀去痰消，可谓治标；全方体现了颜老从脾虚、痰浊、瘀血三方面为主论治高脂血症的学术思想。

【参考文献】 杨智敏，谢东平．颜德馨教授膏方治疗高脂血症经验初探 [C]．中国首届中医膏方高峰论坛暨第四届金陵名医高层论坛，2009：82-86．

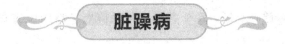

脏躁病

清心豁痰汤

（国医大师李振华方）

【药物组成】 白术 10g，茯苓 15g，橘红、法半夏、香附、枳壳、小茴香、乌药、郁金、石菖蒲、栀子各 10g，莲子心 5g，胆南星 10g，甘草 3g，琥珀粉（分冲）3g。

【使用方法】 水煎服，每日 1 剂。

【功效主治】 理气豁痰，清心透窍。可加减用于脏躁的治疗。

【方剂分析】 方中白术、茯苓健脾祛湿，以杜绝生痰之源；橘红、半夏、胆南星豁痰降逆；香附、郁金、小茴香、乌药疏肝理气，使气行湿行，郁解热散；郁金配石菖蒲透窍和中；栀子、莲子心清心除烦；琥珀安神宁志，镇惊平肝；甘草调和诸药，臣使五脏。诸药合用，使肝气条达，脾运得健，痰火散除，心神安宁，则脏躁自平。

【加减运用】 若失眠严重者，加首乌藤 30g，龙骨 15g；口干口苦者，加知母 12g，竹茹 10g；大便溏薄者，去胆南星，加薏苡仁 30g，泽泻 12g；腹胀纳差者，加砂仁 8g，厚朴 10g，焦三仙各 12g。胁肋窜痛者，加延胡索 10g，川楝子 12g。

【参考文献】 李郑生．李振华教授治疗脏躁病经验［J］．中医药学刊，2006，24（10）：1804-1805.

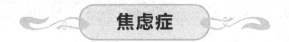

焦虑症

四生饮 （国医大师卢芳方）

【药物组成】 生地黄 50g，生白芍 50g，生龙骨（先煎） 50g，生牡蛎（先煎） 50g。

【使用方法】 水煎，一煎开 10 分钟取汁，二煎开 20 分钟取汁，两煎药汁混合，日 3 夜 1，分 4 次服。以上为成年男性用量，临床按年龄、体质、病情加减药量。

【功效主治】 滋阴潜阳，重镇安神。用于癔症、百合病、妇女脏躁、围绝经期综合征、阴虚发热、热病后期辨证属阴亏肝旺型病症，尤其神经衰弱、自主神经功能紊乱、强迫症、焦虑症、多动症、舞蹈症等神志疾病。

【方剂分析】 方中生地黄性味甘寒，归心、肝、肾经，滋阴清热，补肾养心，性虽寒不伤胃气，质虽润而不滋腻；白芍养血敛阴，柔肝止痛，二药滋肝肾之阴，配伍为四物汤之半，使滋阴养血之作用更强。生龙骨、牡蛎平肝潜阳，二药配合有益阴敛阳，镇静安神之效；而牡蛎配白芍合敛阴潜阳及止汗。总之，四药相配，起滋阴潜阳、重镇安神之功效。

【加减运用】 若以阴虚为主症，见五心烦热、舌红少苔、脉细数，可加玄参以滋阴降火；若以失眠为主症，且系纯阴虚，舌干红无苔，脉细数，而无郁郁气滞及湿痰之象可加酸枣仁、五味子、柏子仁；若失眠兼脾虚，舌体胖有齿痕、苔白腻加合欢花、首乌藤；若以心火上炎为主症，心烦不寐，舌尖赤可加黄连；若盗汗、自汗、脾气虚加浮小麦；若以阴虚明显，舌红无苔，脉细数重加山茱萸 50～100g；若纳呆、腹胀、嗳气，可加佛手、香橼、茯苓、焦三仙、枳壳；若肝阳上扰症状明显，头昏胀痛，血压有时偏高，可加石决明、珍珠母以平肝潜阳；若血压偏低可加枳实；若有脾虚浮肿可加茯苓、白术、山药以健脾利湿；若以心悸为主加山栀、牡丹皮，以清心火；若哭笑无常可以加小麦、大枣；若出现功能性失明可加养肝阴药如枸杞子、当归；若出现功能性失语加郁金、石菖蒲豁痰开窍药；若出现感觉运动异常如四肢抽搐、肢体麻木，可加川楝子以养肝舒筋；若以肝郁气滞为主证可加川楝子、郁金等。

【参考文献】 李姣，李侗，卢天蛟．卢芳教授运用四生饮诊治神志病经验[J]．中国卫生标准管理，2017，8（6）：80-81.

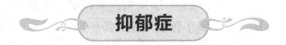

抑郁症

孙氏舒心汤 （国医大师孙光荣方）

【药物组成】 太子参，黄芪，丹参，茯神，酸枣仁，柴胡，郁金，石菖蒲，远志。

【使用方法】 水煎服，每日1剂。

【功效主治】 补养心神，健脾疏肝。主要心神失养导致的抑郁症。

【方剂分析】 太子参、黄芪益气，丹参，补血养血，茯神、酸枣仁、远志养心安神，柴胡、香附、郁金疏肝解郁。

【加减运用】 根据抑郁症的伴随症状，加减用药，如失眠则选用珍珠母、莲子心、灵磁石、灯心草清心安神；眩晕则加天麻、何首乌安神补脑等。孙教授用茯神、酸枣仁养心安神，灯心草泻心火，磁石收敛心气，车前子引心火下行从小便而出，合欢皮、首乌藤养心安神，桂枝振奋阳气，柴胡、香附、郁金疏肝解郁。

【参考文献】 曹柏龙．孙光荣教授临床经验总结及补肾化瘀法治疗糖尿病肾病Ⅳ期疗效观察［D］．北京中医药大学，2016.

老年抑郁症方（一） （国医大师李辅仁方）

【药物组成】 天麻15g，丹参20g，钩藤（后下）15g，葛根20g，炒远志10g，牛膝10g，知母10g，珍珠母（先煎）30g，石菖蒲10g，川芎10g，炒酸枣仁20g，茯苓20g。

【使用方法】 水煎服，每日1剂。

【功效主治】 老年抑郁症属心肝火旺、瘀血阻滞者。

【方剂分析】 此自拟方实从天麻钩藤饮、安神定志丸及酸枣仁汤化裁而来。天麻钩藤饮方义为平肝息风、清热安神，现取其主要药物：天麻、钩藤、牛膝、茯苓、石决明（以珍珠母代）、首乌藤（以酸枣仁代），保其方义不变。安神定志丸则以养心安神、开窍定志为其主要功用，取方中茯苓、石菖蒲、远志、龙齿（以珍珠母代），并去人参，改用丹参，以减温燥之性，而有养血活血之功。另取酸枣仁汤全方，以清心除烦。方中还有一味葛根，可养阴生津，升清阳之气，与钩藤、珍珠母等相配，则升降有序，气机条达。综观全方，以清心火、平肝阳为主，兼以生津液、安心神。

【加减运用】 如兼胸闷、胸痛者，加佛手、郁金；兼多饮多食者，加天冬、麦冬；兼烦热汗出者，加浮小麦或五味子；兼咳嗽有痰者，加炙前胡、橘红；兼大便干结者，加瓜蒌；兼夜尿频多者，加益智仁、菟丝子。

【参考文献】 张剑．李辅仁治疗老年抑郁症经验［J］．中医杂志，1998，39（2）：83.

老年抑郁症方（二） （国医大师李辅仁方）

【药物组成】 生黄芪 15g，当归 10g，白术 15g，茯苓 20g，紫苏梗 10g，清半夏 10g，陈皮 10g，香附 10g，天麻 15g，远志 12g，焦三仙各 10g，石菖蒲 10g，首乌藤 20g。

【使用方法】 水煎服，每日 1 剂。

【功效主治】 老年抑郁症属肝郁痰阻、心脾两虚者。

【方剂分析】 李老此自拟方乃从归脾汤、二陈汤化裁而来。归脾汤之方义为益气补血、健脾养心，取方中黄芪、当归、炒白术、茯苓、远志、木香（以香附代）、酸枣仁（以首乌藤代），保留原来功用，并加入疏肝理气之义。二陈汤功在燥湿化痰、理气和中，为脾不健运、痰湿阻滞所致，李老选用此方，意在补益气血、养心安神的同时，加强健脾燥湿、理气助运的作用。自拟方中尚选用紫苏梗、香附以疏肝解郁，石菖蒲、远志以定志豁痰，焦三仙以消食和胃，共助二陈汤之运化，归脾汤之安神。另选用天麻一味，以柔肝祛风，改善脑功能。综观全方，共成疏解郁、健脾养心之剂。

【加减运用】 如兼心慌气短者，加五味子、柏子仁；兼头晕耳鸣者，加葛根、川芎；兼脘腹胀满者，加青皮、木香；兼呕呃、嗳气者，加竹茹、砂仁；兼便溏者，加苍术、炒薏苡仁；兼便结者，炒白术改为生白术，或加火麻仁、枳实；兼乏力肢软者，加大黄芪量，或加炒薏苡仁、狗脊；兼下肢水肿者，加猪苓、泽泻。

【参考文献】 张剑．李辅仁治疗老年抑郁症经验［J］．中医杂志，1998，39（2）：83.

卢老抑郁症方 （国医大师卢芳方）

【药物组成】 人参 15g，生地黄 30g，石菖蒲 20g，远志 20g，郁金 25g，白芍

50g，百合30g，紫石英（先煎）30g，枸杞子30g。

【使用方法】 水煎，一煎开10分钟取汁，二煎开20分钟取汁，两煎药汁混合，日3夜1，分4次服。以上为成年男性用量，临床按年龄、体质、病情加减药量。

【功效主治】 益气生精，滋阴敛阳。用于肾精不足而致髓海空虚，心气涣散所致老年抑郁症。

【方剂分析】 卢师认为治疗精不足，当先益其气，故人参为方中主药，只有用人参益气生精，培补气血，才能安神定志。《本草新编》指出："除烦闷，治善忘。非以人参为君，不能有奇效也。"辅以石菖蒲、远志，卢师认为，"千金方"中开心散，只用以上三味药，治疗恍惚、迷惑、善忘等。佐以百合、生地黄，取其百合地黄汤治疗百合病之意，百合养心安神、定胆益智，生地黄凉血除烦，此二者可防人参之燥，佐以紫石英引药入心，此药善治心神不宁，不寐，体弱心胆素虚，善惊易恐，使以枸杞子益气填精。

【加减运用】 兼症随证加减。

【参考文献】 郎宜男. 卢芳治疗老年抑郁症经验［N］. 中国中医药报，2006-09-11（006）.

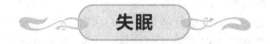

失眠

益脑眠可安方　　　　　　　　　　　（国医大师任继学方）

【药物组成】 清半夏、秫米（微炒）、郁金、酒黄连、肉桂、炒酸枣仁、小蓟花、黄精、炙远志。

【使用方法】 共为细面分服。

【功效主治】 益肾养脑理脾，除烦镇静安神。主治失眠。

【方剂分析】 方中以小蓟花为君药，性味甘凉，入心、肝、肾、脾经，通经络，调血脉，交合阴阳，臣以黄精之甘平，入肺、脾、肾经，宽中益气，使五脏调和，安下治上，填髓益脑；配以酸枣仁，炒则其气香，能透心脑之气，敛气安神，使魂宁魄静，眠而能安；佐以秫米味甘微寒，能利脾胃，并医阳盛阴虚之疾，清半夏味辛性温，能和胃散邪，除腹胀，目能得瞑，取酒黄连上行于心，则君火安于上，相火潜于下，以护肾水；配肉桂之辛，引火归原，以交通心肾；使药用郁金入心、脾、肝三经，以引诸药，理气开郁，除烦安神；少取远志肉开心气，益精神。此方用药严谨，以奏益肾养脑、理脾升降、交通心肾、解郁除烦、镇静安神之功。

【参考文献】 黄燕，任玺波，任玺洁，等. 任继学临床遣方用药经验举隅［J］. 中医杂志，2004，45（6）：420-421.

伍老不寐方 （国医大师伍炳彩方）

【**药物组成**】 法半夏 10g，茯苓 15g，陈皮 10g，枳实 20g，竹茹 15g，甘草 6g，黄连 6g，全瓜蒌 15g，三七粉（分冲）3g，琥珀粉（分冲）3g。

【**使用方法**】 水煎服，每日 1 剂。

【**功效主治**】 化痰清热安神。用于治疗痰热内扰所致的不寐。

【**方剂分析**】 本方由温胆汤和小陷胸汤加减化裁而来，共奏清热化痰，宽胸散结之功。痰热清则心神宁，故有安神之效。三七、琥珀是伍老常用药对，有活血通脉、安神宁心之功，与清热化痰之方伍用，各取其效，相得益彰。

【**参考文献**】 吴松华. 伍炳彩运用温胆汤合小陷胸汤化裁异病同治验案举隅 [J]. 中医药通报，2012，11（4）：54-58.

失眠方（一） （国医大师王世民方）

【**药物组成**】 沙苑子、枸杞子、莲子肉、生山药、焦三仙、酸枣仁各 10g，茯苓、当归各 12g，肉苁蓉、柏子仁各 12g，生龙骨（先煎）、生牡蛎（先煎）各 15g，党参、远志各 8g，川芎 5g，炙甘草 6g。

【**使用方法**】 水煎，一煎开 10 分钟取汁，二煎开 20 分钟取汁，两煎药汁混合，日 3 夜 1，分 4 次服。以上为成年男性用量，临床按年龄、体质、病情加减药量。

【**功效主治**】 温补脾肾，养心安神。适用于不寐，脾肾阳虚证。

【**方剂分析**】 方中肉苁蓉补肾阳，益精血；沙苑子、枸杞子平补肝肾，三药合用，肾之阴阳同补，且补而不燥。党参、莲子肉、生山药补脾益肾，养心安神；当归、柏子仁、生龙牡、远志养血宁心。酸枣仁、炙甘草、茯苓、川芎为酸枣仁汤去知母，取养血安神之意，同时减少清热之力。本方脾肾同补，但又偏于补脾和胃，盖取"补后天以滋先天"之意。

【**加减运用**】 肾虚之腰困症状明显，在原方基础上减少补脾药量，加炒杜仲、川续断、桑寄生、制何首乌等药补肾强腰。

【**参考文献**】 张鹏鹏，范丽娜. 王世民从肾论治失眠治验举隅 [J]. 山西中医，2015，31（7）：48-60.

失眠方（二） （国医大师王世民方）

【**药物组成**】 淫羊藿、仙茅、巴戟天、沙苑子、山茱萸、当归、柏子仁、炒酸枣仁各 10g，龙眼肉 15g，茯苓、覆盆子各 12g，川芎 5g。

【使用方法】 水煎，一煎开 10 分钟取汁，二煎开 20 分钟取汁，两煎药汁混合，日 3 夜 1，分 4 次服。以上为成年男性用量，临床按年龄、体质、病情加减药量。

【功效主治】 补肾养心。适用于不寐，心肾两虚证。

【方剂分析】 酸枣仁汤合二仙汤加减，总以补肾养心为主。酸枣仁汤是治疗心肝血虚失眠之名方，重在调肝而养心；于酸枣仁汤中辨证加入补肾之二仙汤，既是取肝肾同源之意，加强益肝养心血之效，又使肾精得复，积精全神，从而精神互用。

【加减运用】 夜眠易醒，加入重镇安神之生龙骨、生牡蛎及磁石，安神助眠。

【参考文献】 张鹏鹏，范丽娜．王世民从肾论治失眠治验举隅 [J]．山西中医，2015：31（7）：48-60.

安神定惊方 （国医大师段富津方）

【药物组成】 熟地黄 20g，炒酸枣仁 20g，柏子仁 20g，枸杞子 20g，五味子 15g，茯苓 25g，煅龙骨（先煎）30g，煅牡蛎（先煎）30g，黑芝麻 25g，炙甘草 15g，白参 15g，陈皮 15g。

【使用方法】 水煎服，每日 1 剂。

【功效主治】 安神定惊。适用于胆怯易惊，常有畏惧感，不能独处，腰酸痛，脱发的失眠患者。

【方剂分析】 《黄帝内经·素问》曰："肝者，将军之官，谋虑出焉。胆者，中正之官，决断出焉。"又曰："肝者，罢极之本，魂之居也"。肝血不足，魂无所居，故见寐差多梦。虚胆气怯，故见恐畏不能独自处。乙癸同源，肝藏血，肾藏精，肝血不足，血不化精，肾精不足，故见腰酸、脱发。舌质淡，脉弦略细为肝血虚之象。《素问·灵兰秘典论》云："心者君主之官，神明出焉……胆者中正之官，决断出焉"，故心病则心神不安，神不守舍，每见心悸、失眠、怔忡、健忘、惊悸等症。胆病则决断无权，失于疏泄，当见胆怯易惊、失眠多梦、恐惧不安、烦闷不宁等症。本案为心胆虚怯之证，故用仁熟散加减治之。《医学入门》称本方专治"胆虚，常多畏恐，不能独卧"。方中熟地黄甘温，养血补肝；人参大补元气，宁心益智，与熟地黄配伍则有气血双补之用，故两药共为君。柏子仁，补心气，养心血，安心神；酸枣仁，养心血，益肝血，宁心安神，二者为臣药，使阳生阴长，气旺血生。佐以枸杞子之甘润，助熟地黄以滋补肝肾，陈皮能理气，使诸药补而不滞；煅龙骨、牡蛎，镇惊安神。茯苓、五味子能宁心安神，收敛欲散之神。黑芝麻，补益精血并能乌发。使以炙甘草调和诸药。

【参考文献】 梁雪，辜炳瑞，范睿，段富津．段富津教授治疗不寐病验案举隅 [J]．中医药学报，2014，42（3）：109-111.

养血宁心方 （国医大师段富津方）

【药物组成】 熟地黄 20g，当归 15g，酒芍药 15g，白参 15g，黄芪 30g，炒麦芽 20g，阿胶（烊化）15g，炒酸枣仁 20g，柏子仁 20g，五味子 15g，陈皮 15g，白花蛇舌草 30g，炙甘草 15g。

【使用方法】 水煎服，每日 1 剂。

【功效主治】 补气生血，安神益志。血虚较重的不寐病，故均治以补气生血法。

【方剂分析】 气为血之帅，血为气之母，"有形之血不能自生，生于无形之气故也。"气旺则血生。患者耗伤营血，使心血不足，无以充养心神而出现失眠，睡中易醒。心主血，血虚不能养心，心神失养则不寐。汗为心之液，心虚而营阴不能内守，故汗出，面色无华。舌淡白，脉细缓无力，亦为心血虚之象。耗血伤气较前者为著，且睡眠极差，故佐入阿胶、五味子，阿胶乃血肉有情之品，善补阴血，且可补肝肾，有利于修复损伤之冲任。《本草纲目》载"成无己云，阴不足者，补之以味，阿胶之甘，以补阴血。"五味子酸收，以增强益气养血之力，并能安神益志。

【参考文献】 梁雪，邓洪恩，吴文华，等. 国医大师段富津教授补血宁心法、益气宁心法治疗不寐病验案举隅 [J]. 中医药信息，2016，33（1）：59-62.

舒肝安眠方 （国医大师段富津方）

【药物组成】 柴胡、酒白芍、枳壳、炙甘草、牡丹皮、川芎各 15g，茯苓、柏子仁、炒酸枣仁各 20g，煅龙骨（先煎）、煅牡蛎（先煎）各 30g，蜜远志 10g。

【使用方法】 水煎服，每日 1 剂。

【功效主治】 疏肝解郁，养心安神。适用于肝郁气滞导致的失眠。表现为舌质红，苔薄白，脉弦数等。

【方剂分析】 柴胡入肝经，疏肝解郁，使肝气调达；酒白芍养血敛阴，柔肝缓急；重用甘酸平之酸枣仁，入心肝经，养血补肝，宁心安神。川芎辛温，血中气药，疏达肝气；茯苓健脾渗湿兼宁心安神；牡丹皮味苦性微寒，以泄虚火；柏子仁、蜜远志以养心安神；枳壳有助行气；煅龙骨、牡蛎，质重沉降之品，能镇静安神。炙甘草益脾胃，亦可调和诸药。

【加减运用】 腰膝酸软之症，可配伍熟地黄补血养阴，枸杞子滋补肝肾，石菖蒲宁神益智，以增宁心安神之功。

【参考文献】 赵雪莹，王浩然，王小静，段富津. 段富津教授辨治失眠经验研究 [J]. 陕西中医，2014，35（7）：891-892.

第一章

心脑病证

健脾安眠方 （国医大师段富津方）

【药物组成】 白参、川芎、当归、五味子、炙甘草、砂仁（后下）各 15g，柏子仁、酸枣仁、茯苓各 20g，蜜远志 10g。

【使用方法】 水煎服，每日 1 剂。

【功效主治】 益气补血，养心安神。适用于气血亏虚导致的失眠。

【方剂分析】 人参健脾益气，兼具安神益智之功。当归、川芎养血行气；茯苓健脾宁心；砂仁和胃行气；酸枣仁、柏子仁、蜜远志以养心安神；五味子以补益心肾，宁心安神，共为佐药；炙甘草调和诸药兼补中益气，为使药。

【参考文献】 赵雪莹，王浩然，王小静，段富津. 段富津教授辨治失眠经验研究 [J]. 陕西中医，2014，35（7）：891-892.

清胆安眠方 （国医大师段富津方）

【药物组成】 竹茹、法半夏、枳壳、陈皮、川芎、炙甘草、知母各 15g，酸枣仁、柏子仁、茯苓各 20g，煅龙骨（先煎）、煅牡蛎（先煎）各 30g。

【使用方法】 水煎服，每日 1 剂。

【功效主治】 清胆和胃，养心安神。适用于痰热内扰，胃气不和之不寐。

【方剂分析】 半夏燥湿化痰，降逆和胃；酸枣仁养心安神，竹茹清胆和胃，除烦；茯苓宁心安神兼健脾利湿；知母滋阴清热，陈皮燥湿行气，川芎、枳壳以助行气之效；柏子仁养心安神；煅龙骨、煅牡蛎以镇心安神，炙甘草调和诸药。

【参考文献】 赵雪莹，王浩然，王小静，段富津. 段富津教授辨治失眠经验研究 [J]. 陕西中医，2014，35（7）：891-892.

补肾宁心方 （国医大师段富津方）

【药物组成】 熟地黄 25g，牡丹皮、五味子、知母、陈皮各 15g，茯苓、柏子仁、炒酸枣仁、枸杞子各 20g，蜜远志 10g。

【使用方法】 水煎服，每日 1 剂。

【功效主治】 补肝肾，养心神，顾脾胃。适用于肝肾阴虚导致的失眠。

【方剂分析】 本案为肝肾阴虚、虚火上浮所致。肝藏血，血舍魂，血养心，若肝血不足，魂不守舍，心失所养，则失眠。血虚则血无以上荣清窍，故而色无华。肾虚则气化失司，膀胱失约，故见尿频，肾精匮乏，不能濡养筋骨，故腰膝酸软。然而肝肾之虚，亦与气血生化不足有关。治宜补肝肾，养心神，顾脾胃。方用熟地黄既补肝血又滋肾阴，为君药，柏子仁、酸枣仁养心安神，为臣药，佐以陈皮理气健脾；茯苓健脾胃兼宁心安神；牡丹皮、知母以清泄虚火；五味子、蜜远志以宁心安神；枸杞子滋补肝肾。全方共奏补肝血、填肾精之效。

【加减运用】 尿频，可加辛温之益智仁，以暖肾固精缩尿。

【参考文献】 赵雪莹，王浩然，王小静，段富津．段富津教授辨治失眠经验研究［J］．陕西中医，2014，35（7）：891-892.

甘麦芪仙磁石汤 （国医大师朱良春方）

【药物组成】 甘草6g，淮小麦30g，炙黄芪20g，淫羊藿12g，五味子6g，灵磁石（先煎）15g，枸杞子12g，丹参12g，远志6g，茯苓15g。

【使用方法】 水煎服，每日1剂

【功效主治】 健脾滋肾，养心安神。治疗顽固失眠虚多实少，脾肾两虚或心脾两虚之失眠。

【方剂分析】 方中"甘麦大枣汤"仲景本治脏躁不寐。炙黄芪温补脾胃、气血，亦补心脾，尤对气虚型血压变化有双相调节作用。现代药理证明，黄芪有强壮作用，能提高机体免疫功能，恢复细胞活力，增加人体总蛋白和白蛋白，降低尿蛋白和强心等作用。朱师善用淫羊藿补肾壮阳，祛风除湿，尤其用作递减西药激素之主药，尝谓淫羊藿温而不燥，为燮理阴阳之妙品。早年制订的"倍补肾阳汤"燮理阴阳治杂病之主药，即是本品。朱师以淫羊藿伍黄芪，以师法先师祖章次公先生所谓的"单纯养阴、安神、镇静治失眠效果不佳时，适当加入桂附一类温阳兴奋药，每每奏效"之意，颇有巧思。盖淫羊藿伍黄芪足以顾及"温阳兴奋"调和阴阳，缓补、温补心脾，强壮肾阳。方中丹参、远志、茯苓、枸杞子，乃取安神定志，交通心肾，宁心安神，健脾滋肾。意取平缓，既无桂附之刚燥，又无知柏之苦滞，以调和阴阳为主，以达到养心安神之目的。

【加减运用】 彻夜不眠加蝉蜕5g。

【参考文献】 邱志济，朱建平．朱良春治疗顽固失眠的用药经验和特色——著名老中医学家朱良春临床经验系列之十六［J］．辽宁中医杂志，2001，（4）：205-206.

孙氏安神定志汤 （国医大师孙光荣方）

【药物组成】 党参、生黄芪、丹参、法半夏、陈皮、郁金、茯神、炒酸枣仁、灯心草、淡竹叶、连翘、首乌藤、浮小麦、大红枣、生甘草。

【使用方法】 水煎服，每日1剂。

【功效主治】 益气，活血，化痰，清心，安神。可用于治疗失眠症、更年期综合征、焦虑、抑郁症、心悸症等。

【方剂分析】 方中党参、生黄芪、紫丹参益气活血为君药组，半夏、陈皮、郁金化痰为臣药，茯神、炒酸枣仁、灯心草、淡竹叶清心安神为佐药组。首乌藤、浮小麦、大红枣、生甘草，养心柔肝为使药组。

【加减运用】 失眠又分为心脾两虚及阴虚火旺，无火者加龙眼肉 15g，有火者加磁石 10g；多梦、易惊悸者加生龙齿 10g；抑郁症或记忆衰退者加石菖蒲 10g，制远志 10g；月经期或停经者加益母草、制香附各 12g；狂躁症加合欢皮 10g，灵磁石 5g，石决明 20g；更年期综合征加银柴胡 12g，地骨皮 10g，制鳖甲 15g；盗汗甚剧者加浮小麦 15g，麻黄根 10g；网瘾症者加炙远志 10g，石菖蒲 10g，合欢皮 10g，磁石 5g；心多梦者，加生龙齿。

【参考文献】 曹柏龙. 孙光荣教授临床经验总结及补肾化瘀法治疗糖尿病肾病Ⅳ期疗效观察［D］. 北京中医药大学，2016.

眠安汤 （国医大师张磊方）

【药物组成】 百合 30g，生地黄 10g，麦冬 30g，炒酸枣仁 30g，茯神 10g，灯心草 3g，竹叶 10g，胆南星 6g，生龙骨（先煎）30g，生牡蛎（先煎）30g，小麦 30g，生甘草 6g，大枣 6 枚（切开）为引。

【使用方法】 水煎服，每日 1 剂。

【功效主治】 养心安神，止躁缓急。主治阴虚阳浮、心神失宁并火旺之不寐，尤其适用于更年期妇女以不寐为主要表现者。

【方剂分析】 百合地黄汤主治心肺阴虚内热、心神失养之百合病，以百合、生地黄、麦冬滋养阴津，合灯心草、竹叶清心除烦，并导热下行，使邪从小便而出；酸枣仁汤是治疗"虚烦不得眠"的名方，以酸枣仁、茯神养血安神；甘麦大枣汤主治妇人"喜悲伤欲哭"之脏躁病，《素问·藏气法时论》曰："肝苦急，急食甘以缓之"，用生甘草、大枣、小麦以养心安神、止躁缓急；加生龙骨、生牡蛎潜阳化痰，同时引浮阳下行；胆南星清热化痰。诸药合用，使阴虚得补，浮阳得收，火清神安，共奏滋阴潜阳、清热安神之效。正如《灵枢·邪客》所言："补其不足，泻其有余，调其虚实，以通其道，而去其邪。"可见张老方从法出，谨守病机的学术思想。

【参考文献】 马帅，张衡，张慧敏. 张磊应用眠安汤治疗不寐的经验［J］. 国医论坛，2017，32（2）：16-17.

安神汤 （国医大师张志远方）

【药物组成】 炒酸枣仁 20g，黄连 5g，生龙骨（先煎）15g，生牡蛎（先煎）

30g，珍珠母（先煎）30g，天麻 15g，清半夏 9g，橘红 7g，郁金 7g，全蝎 5g。

【使用方法】 每日 1 剂，分 2 次用，连服 10～20 日，能收良效。

【功效主治】 清化痰浊，宁心安神。主治心神失舍之失眠。

【方剂分析】 张老分析认为本证因心神失舍所造成。张老认为此类失眠多从"痰浊"论治，治疗以清化痰浊，宁心安神为主。方中半夏、橘红两药合用旨在祛湿化痰；郁金是"血分之气药"，性寒，入心经，能清心降火，化痰；龙骨、牡蛎镇静定志；炒酸枣仁宁心安神；黄连清心泻火；珍珠母滋阴清肝，安神定惊；天麻与全蝎起镇静安神的作用，是个人经验用药。诸药合用既能清化痰饮，又能清痰饮日久之积热，辅以安神镇静，对心神失舍之失眠效果佳。

【加减运用】 加入百合、首乌藤、合欢花，更能提高疗效。

【参考文献】 王振，刘桂荣．张志远教授治疗失眠经验［J］．中医药通报，2015，14（3）：33-34.

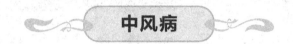

中风病

养阴通络汤 （国医大师李振华方）

【药物组成】 制何首乌 20g，川牛膝、白芍各 15g，牡丹皮 9g，地龙 12g，全蝎 6g，土鳖虫 9g，珍珠母（先煎）30g，菊花 12g，乌梢蛇 10g，鸡血藤 30g，天麻 9g，甘草 3g。

【使用方法】 水煎服，每日 1 剂。

【功效主治】 滋阴潜阳，息风通络。适用于中风病中经络的阴虚阳亢证及中脏腑的阳闭证所遗留的半身不遂等后遗症。患者多表现为头晕头痛，卒然昏倒，突然口眼㖞斜，舌体不正，语言不利，半身不遂。舌苔薄黄，舌质红，脉弦细数。

【方剂分析】 方中制何首乌、川牛膝、白芍、牡丹皮、珍珠母，滋阴清热潜阳；地龙、全蝎、土鳖虫、乌梢蛇、鸡血藤、菊花、天麻，息风通络。

【加减运用】 如舌强语言謇塞者，加石菖蒲、远志、郁金各 9g。如痰多者，加川贝母 9g，天竺黄 12g。

【参考文献】 华荣．国医大师李振华教授治疗中风病临床经验［J］．辽宁中医药大学学报，2011，13（12）：26-28.

祛湿通络汤 （国医大师李振华方）

【药物组成】 炒白术 9g，茯苓 15g，橘红、清半夏各 9g，泽泻 12g，荷叶 30g，石菖蒲、黄芩各 9g，地龙 12g，鸡血藤 30g，木瓜 20g，乌梢蛇 10g，蜈蚣 2

条，甘草 3g。

【使用方法】 水煎服，每日 1 剂。

【功效主治】 豁痰利湿，息风通络。适用于中风病中经络的风痰上逆证及中脏腑阴闭的后遗症。患者多表现为头昏头沉，突然口眼㖞斜，舌体不正，语言不利，痰涎较多，手足重滞，半身不遂。舌体胖大、边有齿痕，脉象沉滑。

【方剂分析】 本证系平素脾虚，痰湿内盛，郁而化热，一时将息失宜或情志内伤，导致心肝火盛，浊痰上逆，痰随气升，上扰清窍，横窜经络。方中白术、茯苓、泽泻、橘红、半夏，豁痰利湿；白术、茯苓还可健脾；荷叶、石菖蒲、黄芩，化浊清热；地龙、鸡血藤、蜈蚣、乌梢蛇，活血通络息风。

【参考文献】 华荣. 国医大师李振华教授治疗中风病临床经验 [J]. 辽宁中医药大学学报，2011，13 (12)：26-28.

安脑化瘀汤　　　　　　　　　　　　　　（国医大师李辅仁方）

【药物组成】 石决明（先煎）30g，蒺藜 15g，茺蔚子 10g，天麻 15g，丹参 20g，党参 20g，生黄芪 20g，黄精 25g，当归尾 15g，郁金 10g，石菖蒲 10g，制何首乌 15g，川芎 10g。

【使用方法】 水煎服，每日 1 剂。

【功效主治】 益气养血，活血祛瘀，益肝肾，安脑髓，通脉络。用于脑血栓神清后的治疗。

【方剂分析】 生石决明、白蒺藜、制何首乌、茺蔚子、天麻伍用，功专重镇平肝潜阳，兼以柔肝益肾、滋水涵木。党参、黄芪伍用，党参甘温补中而偏于阴，黄芪甘温补气而偏于阳，二药合用，扶正补气。黄芪、黄精伍用，黄精滋阴填髓、调和五脏，配黄芪补中益气填精益阴而安脑。郁金、石菖蒲开窍宣痹、行气解郁，当归、川芎伍用为佛手散，行气活血，散瘀养血。

【加减运用】 出现复视、眼睑下垂则加鹿角霜、桑椹、谷精草、蔓荆子、密蒙花养肝明目益肾，出现心悸气短加党参、天冬、麦冬、五味子强心生脉；并用黄芪、黄精配伍以补气滋阴填精，补气而不燥，养阴益中气而不滋腻。

【参考文献】 刘毅. 李辅仁治疗老年脑部疾患的经验 [J]. 山东中医学院学报，1992，16 (6)：35-37.

秦苏牵正汤　　　　　　　　　　　　　　（国医大师邓铁涛方）

【药物组成】 秦艽、白芍、茯苓各 15g，川芎、当归、白附子、僵蚕、全蝎、羌活各 10g，生地黄 18g，防风 6g，白术 12g。

【使用方法】 头煎加水 400ml，煎 30 分钟，取汁 150ml；二煎加水 300ml，煎 30 分钟取汁 150ml。两煎混合分两次口服。

【功效主治】 养血祛风通络。用于风痰上扰经络失和，血脉痹阻经隧不通。

【加减运用】 脾气虚者加党参；失语者加石菖蒲；兼热者加生石膏、黄芩等；痰多者去生地黄加胆南星；血虚者加熟地黄、鸡血藤。失眠多梦加首乌藤、酸枣仁。

【参考文献】 谢夏阳.运用邓铁涛教授秦艽牵正汤治疗中风 124 例［J］.内蒙古中医药 2014，26（15）：99-100.

清脑通络汤 （国医大师张学文方）

【药物组成】 草决明 30g，川芎 12g，赤芍 10g，山楂 15g，丹参 15g，磁石（先煎）30g，菊花 12g，葛根 15g，地龙 10g，豨莶草 30g，川牛膝 15g，水蛭 6g。

【使用方法】 水煎服，每日 1 剂。

【功效主治】 清脑降压，活血通络。适用于中风先兆症（小中风），症见头痛，头昏，眩晕，耳鸣，肢体麻木，手足逐渐不利，疲乏无力，舌质淡紫，舌下脉络瘀阻，脉弦细等。

【方剂分析】 草决明、菊花专清肝脑之热；水蛭、川芎、赤芍、山楂、丹参化心脑之瘀；磁石平肝阳之亢；川牛膝补肝肾之虚；地龙、豨莶草通络降压；草决明、山楂兼降血脂，软化血管。

【加减运用】 肝肾不足加山茱萸、杜仲、桑寄生；语言迟钝加胆南星、石菖蒲、郁金、天竺黄；胸闷、胸痛加瓜蒌、薤白、三七；肢体不利加鸡血藤、威灵仙等。

【参考文献】 张学文.疑难病证治［M］.北京：人民卫生出版社，2013：507-508.

蒲金丹 （国医大师张学文方）

【药物组成】 石菖蒲 12g，郁金 10g，丹参 15g。

【使用方法】 水煎服，每日 1 剂。

【功效主治】 开窍豁痰，醒神化痰。适用于中风痰闭心神，突然昏倒不省人事，喉中痰鸣，或半身肢体痿废不用，或痰涎较甚，舌质淡紫而暗，舌苔白腻或灰腻，脉弦滑等，也可用于癫证、痫证中属痰迷神昏者。

【方剂分析】 本方是治疗中风闭证中偏于阴闭的一个基础方，如果痰热壅盛，舌赤便闭者不可用，脱证之汗出遗尿手撒者也不宜用。方中石菖蒲辛苦温芳香，开窍醒神，化湿，药性平和不燥，宜久服，《神农本草经》载其"通九窍、明耳目、出声音"，是一味常用开窍药。郁金既可活血行气止痛，又可解郁清心开窍。二者相配，化痰开窍醒神之力增强，且药性温寒相济，不致过燥伤阴。丹参为用途广泛的活血通经药，又可安神。与郁金、石菖蒲相配，对痰瘀交加之证，有较好的作用。临床还用于内科杂证或疑难病中属于痰迷、神昏者，如痫证、癫证等。但此方只是一个基础方，力量较薄，临床必需根据病情，合理增减才不致误。

【加减运用】 痰涎壅盛者加半夏、橘红、竹茹、生姜，眩晕者加天麻、钩藤、僵蚕，重者可冲服苏合香丸。

【参考文献】 张学文．疑难病证治［M］．北京：人民卫生出版社，2013：511.

脑窍通方　　　　　　　　　　（国医大师张学文方）

【药物组成】 麝香 0.1g，丹参 15g，桃仁 12g，川芎 12g，白茅根 30g，赤芍 15g，石菖蒲 10g，三七 3g 等十余味。

【使用方法】 上方经制剂，做成口服液，也可将丹参、桃仁、川芎、白茅根、赤芍、石菖蒲煎汤，三七、麝香冲服。

【功效主治】 活血开窍，利水醒脑。适用于脑出血或其他外伤、热病所致之颅脑水肿，颅内压升高，神志昏迷，人事不省或小儿脑积水者，以及脑肿瘤等属于颅脑水瘀证者。

【方剂分析】 方中取王清任通窍活血汤意，用丹参、桃仁、川芎、赤芍活血化瘀，消散瘀血；三七化瘀又可止血。防止出血，麝香、石菖蒲芳香开窍醒神，白茅根清热止血、利水养阴。全方合用，具有化瘀止血、开通脑窍、苏醒神志、利水降低颅压等作用。

【参考文献】 张学文．疑难病证治［M］．北京：人民卫生出版社，2013：496.

通脉舒络汤　　　　　　　　　　（国医大师张学文方）

【药物组成】 炙黄芪 30g，当归 10g，赤芍 10g，桃仁 10g，红花 6g，地龙 10g，丹参 15g，川芎 10g，鸡血藤 30g，桑寄生 15g，川牛膝 15g，路路通 20g，生山楂 15g。

【使用方法】 水煎服，每日 1 剂。

【功效主治】 补气活血，益肾通络。用于气虚血瘀、肾亏络阻之中风。症见肢体麻木，半身偏瘫，患肢无力，或口角流涎，腰膝酸软，耳鸣，舌质紫暗，舌下静脉曲张，脉沉细。

【方剂分析】 此方以王清任补阳还五汤加减而成。王清任发前人所未发，倡气虚血瘀理论，创制补阳还五汤，为后世治疗气虚血瘀之证如中风、偏瘫、痿证等奠定了基础，拟定了大法。此方临床上应用的确有较好的疗效。但原方黄芪用量过重，而地龙、桃仁、红花、当归、赤芍又过轻，临床用黄芪 120g（四两）者不多，故宜宗其法而变通其方，以适应现代疑难病证，尤其是气虚血瘀络阻之中风。方中黄芪原用生，今用炙，其补力益大，初用30g可矣，久用力不足者可逐渐加重至60~90g，用以补气，使气旺以促血行；鸡血藤、当归补血，与黄芪相配，其有祛瘀不伤血之功。桃仁、红花、川芎、赤芍、丹参活血祛瘀，地龙、路路通通络；桑寄生、川牛膝补益肝肾，生山楂消食、散瘀降脂。全方配合可补气，活血，通络，益肾，对中风中经络者用之疗效较好，中风恢复期、后遗症期用之亦佳。

【加减运用】 肢体麻木者加豨莶草，手足发凉者加桂枝，抽动者加全蝎、蜈蚣，语言不利者加天竺黄、石菖蒲、郁金；肝肾阴虚明显者加山茱萸、生地黄、熟地黄，头颈麻木或疼痛者加天麻、葛根，大便干燥者加肉苁蓉。

【参考文献】 张学文. 疑难病证治［M］. 北京：人民卫生出版社，2013：502-503.

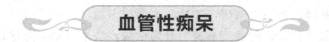

血管性痴呆

加减三甲散 （国医大师李士懋方）

【药物组成】 穿山甲、龟甲、鳖甲、胆南星、石菖蒲、天竺黄、水蛭、三七、姜黄、乳香、冰片、海藻、珍珠、黄连、白芍、何首乌。

【使用方法】 研成细面，早晚各1匙。

【功效主治】 活血化瘀散结，清热化痰通络。用于治疗痰瘀阻络的血管性痴呆患者。

【方剂分析】 国医大师李士懋认为，活血化痰是治疗血管性痴呆的基本大法。痰瘀既是病理产物，又是导致痴呆发生的致病因素，为病之标。痰瘀证贯穿本病始终，痰瘀不除，本病难愈。关于痴呆，薛生白于《湿热病篇》第三十四条曾有生动的描述，曰："湿热证，七八日，口不渴，声不出，与饮食亦不却，默默不语，神识昏迷，进辛开凉泄，芳香逐秽，俱不效，此邪入厥阴，主客浑受，宜仿吴又可三甲散。"薛生白注云，此为"阴阳交困，气钝血滞而致，湿不得外泄，遂深入厥阴，络脉凝瘀，使一阳不能萌动，生气有降无升。心主阻遏，灵气不通，所以神不清而昏迷默默也。破滞破瘀，斯络通而邪得解矣。"三甲散中穿山甲破瘀通络，龟甲、鳖甲软坚散结，育阴通络；更增胆南星、石菖蒲、天竺黄以涤痰；增水蛭、三七、姜黄、乳香、冰片以行气破瘀，以化痰、祛瘀为基本治则，佐以海藻、珍珠以软坚散结；黄连以清热；白芍、何首乌滋补肝肾，养阴息风，遂形成软脉之处方，以此方治疗血管性痴呆多例，均取得良好疗效。

【参考文献】 张腾，王四平，张拴成，等. 李士懋教授论血管性痴呆治疗［J］. 河北中医药学报，2011，26（1）：40-42.

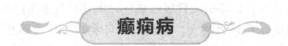

癫痫病

定痫汤 （国医大师沈宝藩方）

【药物组成】 全蝎 4g（分冲），僵蚕、地龙、川芎、郁金、石菖蒲、法半夏、枳实、牛膝各 10g。

【使用方法】 水煎服，每日 1 剂。

【功效主治】 定痫，息风止痉，涤痰通络。主治癫痫病。

【方剂分析】 全蝎息风止痉，僵蚕息风祛痰，地龙平肝息风定惊，三药合用取息风止痉，祛痰通络之效；川芎、郁金、牛膝活血祛痰通络，川芎辛窜，上行头目，郁金行气祛痰、开心气瘀阻，牛膝活血通络引血下行补肝肾；石菖蒲、法半夏、枳实均可祛痰，石菖蒲豁痰醒神、开窍健脑，法半夏化痰降逆，枳实理气涤痰。以上诸药相伍获息风止痉，祛痰通络之功效，用于治疗癫痫。

【加减运用】 发作期 ①痰火偏重：癫痫频繁发作，面色红赤，平素大便干结，尿黄赤，舌苔较腻或黄腻、舌质暗红，脉弦或滑而数，可选加羚羊角、龙胆草、磁石、钩藤、胆南星、山楂、赤芍等。②痰湿偏重：病发时症见面色晦暗，手足发冷，口吐涎沫，舌质暗淡、苔白腻，脉弦或弦滑。定痫汤选加天麻、蜈蚣、橘红、胆南星、当归。休止期 ①心脾两虚为主：神疲乏力、心悸失眠、纳呆、大便溏稀、舌淡或暗淡、脉细弱、定痫汤去牛膝、枳实，选加党参、炒白术、茯苓、炒薏苡仁、远志、当归、山楂等。②肝肾阴虚为主：头晕目眩、眼花干涩、健忘、失眠、腰膝酸软、大便干燥、舌质红或暗红，脉弦细。定痫汤去法半夏、石菖蒲、僵蚕，选加天麻、龟甲、鳖甲、赤芍、丹参等。③脑外伤或脑血管病后继发癫痫，定痫汤选加养血活血通络药，当归、川芎、丹参、红花、桃仁、鸡血藤等。④儿童癫痫，定痫汤选加益智药，杜仲、山药、枸杞子、石菖蒲等益肾填精，补髓健脑安神定志药。

【参考文献】 刘改玲，吴延明．沈宝藩教授癫痫病诊治经验介绍［J］．陕西中医，2008，（11）：1510-1511.

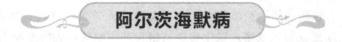

阿尔茨海默病

温肾健脑通络汤 （国医大师刘祖贻方）

【药物组成】 淫羊藿 15g，巴戟天 10g，熟地黄 10g，枸杞子 10g，菟丝子

10g，五味子 10g，黄精 30g，全蝎 5g，灵芝 15g，僵蚕 10g，珍珠母（先煎）30g，茯苓 10g，柴胡 10g，山楂 15g，丹参 30g，红花 10g，石菖蒲 10g。

【使用方法】 水煎服，每日 1 剂。

【功效主治】 温肾化瘀。用于肾虚为本，瘀血阻于脑络的阿尔茨海默病。临床上表现为记忆减退、失语、失用、失认、视空间能力损害、抽象思维和计算力损害、人格和行为改变。既有记忆减退，耳目不聪，腰背酸痛，发脱齿摇，余沥不尽，夜尿频多，脉沉细等肾虚症状；又有面色晦暗，老年黑斑，肌肤甲错，舌质瘀暗或有瘀点、瘀斑，脉涩或沉弦等血瘀症状者。

【方剂分析】 方中淫羊藿、巴戟天辛温，长于补肾壮阳，为君药；"善补阳者，必于阴中求阳，则阳得阴助而生化无穷"，故用熟地黄质润入肾，补肾阴，填精髓，则肾精充足，髓海化生有源，脑髓充沛，神明得养。肝肾同源，菟丝子、枸杞子甘平，滋补肝肾，益精养血；石菖蒲芳香走窜、醒脑开窍，因本病以清窍蒙蔽为特点，芳香之品走窜通达，善于化浊开窍，但芳香之品易耗伤正气，故用五味子收敛固涩。丹参、红花合用，活血祛瘀，能更好地促进血运，改善微循环，提高疗效。柴胡，一则助清阳之气贯注于脑，以壮髓海；二则升举脾胃清阳之气，以促化源。心气充沛，则神明有主，记忆可复，因此方中加灵芝以补心血、益心气、安心神，且珍珠母质重入心经，有镇惊安神之功。茯苓健脾祛湿，黄精润肺益肾，两者补泻并用，使虚得益，实得祛，正气充而病邪却，诸药合而为臣；僵蚕、全蝎为佐药，善于入络搜剔，涤痰散结力专，对脑络瘀阻尤能建功。但是运用虫类药物时应顾护胃气，故于方中加入山楂以促进药食运化，而勿使之壅滞，为使药。

【加减运用】 不寐者，茯苓改为茯神，加酸枣仁、首乌藤；惊恐不安者加生龙骨、磁石、琥珀；痰浊壅盛者加竹沥、法半夏、陈皮；语言障碍、迟缓不利者重用石菖蒲，加郁金；肢体颤抖、行动困难者加天麻、牛膝；头晕耳鸣者加木蝴蝶、远志；大便秘结者加大黄、芒硝。

【参考文献】 任晨斌. 国医大师刘祖贻用温肾活血法治疗阿尔茨海默病经验[J]. 中医药导报，2016，22（16）：14-15，25.

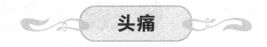

头痛

头痛自拟基本方　　　　　　　　　　　　（国医大师颜德馨方）

【药物组成】 羌活、当归、白芍、桃仁、红花各 9g，川芎 30g，生地黄 12g，蜈蚣粉（分冲）1.5g，全蝎粉（分冲）1g。

【使用方法】 每日 1 剂，水煎分 2 次温服。

【功效主治】 活血化瘀，祛风通络。加减治疗血管性头痛、外伤后头痛等。

【加减运用】 头痛游走不定，一日数发，加石楠叶、蜂房各 9g；伴目赤头胀、口苦咽燥者，加望江南、蔓荆子各 9g，苦丁茶 15g；烦热作呕者，加左金丸（吞服）3g，旋覆花 9g，代赭石 30g；神萎纳呆，舌苔白腻，加苍术、法半夏各 9g。上药中川芎量可由 9g 用至 60g，适当加羌活祛风，引药上行。若前额痛加白芷，巅顶痛加藁本。虫类药蜈蚣、全蝎搜剔瘀阻络道之邪有殊功，宜提倡使用。治疗善后应服养血和血药，以强身巩固。

【参考文献】 严夏，杨志敏，刘泽银 . 颜德馨教授诊治头痛医案赏析及经验介绍 [J] . 新中医，2002，34（1）：9-10.

葛老头痛方　　　　　　　　　　　　　　　　（国医大师葛琳仪方）

【药物组成】 连翘、白菊花、牡丹皮、制僵蚕、制全蝎、蜈蚣、大生地黄、制何首乌、山茱萸、延胡索、生石决明（先煎）、磁石（先煎）。

【使用方法】 每日 1 剂，水煎服。

【功效主治】 清热息风，养阴潜降。适用于内热灼盛的头痛，症见颜面烘热、口渴喜饮、脾气急躁、心烦不寐、大便秘结、舌红苔黄、脉弦数或弦滑者。

【方剂分析】 方中生石决明、磁石、连翘、白菊花镇肝清热息风，生地黄、何首乌、山茱萸补益肝肾之阴，延胡索、牡丹皮活血，制僵蚕、制全蝎、蜈蚣通络止痛，全方共奏清热息风、养阴潜降之效。

【加减运用】 若恶心加吴茱萸、黄连；不寐明显加炒酸枣仁、辰茯苓；便溏则去何首乌，改用炒山楂，若好发于冬天寒冷季节，伴形寒怕冷、肢末不温、面色白、舌质淡，或舌紫、舌下瘀筋、脉细或脉涩等，乃由于寒客血脉，血行不畅所致，治拟辛温散寒，活血通络，药投川桂枝、细辛、川芎、白芷、白附子、丹参、毛冬青、留行子、葛根、制全蝎、制蜈蚣、姜半夏等。

【参考文献】 王东，魏佳平等 . 葛琳仪学术精华撷英 [J] . 浙江中西医结合杂志，2015，25（11）：992-993.

谷青汤　　　　　　　　　　　　　　　　　　（国医大师张磊方）

【药物组成】 谷精草 30g，青葙子 15g，决明子 10g，薄荷（后下）10g，菊花 10g，蝉蜕 6g，酒黄芩 10g，蔓荆子 10g，生甘草 6g。

【使用方法】 水煎服，每日 1 剂，早晚分服。

【功效主治】 疏风清热，清利头目。主治风热上犯头部所致的头痛、头晕、耳鸣、眼胀、鼻塞、鼻流浊涕等病症。

【方剂分析】 组方中谷精草辛甘而平，质轻而疏散上焦头面风热，善于治疗风热头痛目赤，肿痛羞明，眼生翳膜；青葙子苦微寒，清肝明目退翳，用于治疗目赤肿痛等，两药相伍共同清散上焦头面风热，是为君药，谷青汤方名也是取自两主药之名，以突出主药。决明子润肠通便，泻热下行，有上下分消之势；黄芩清中、上二焦邪热，酒制更能载药上行，清中有散；薄荷、菊花、蝉蜕、蔓荆子皆辛凉质轻走上，善于清利头目；生甘草解毒，调和诸药以为使。纵观该方，以风药为主，药性多寒凉而清热，味多辛甘而疏散，只清不散则取效不捷，只散不清则取效不彻，清散相合，则使风热无所稽留而速去，药质多轻清而走上，专攻头面而直取病所，全方组方严谨，特点突出，具体生动地体现了轻清法的学术思想。厥阴肝脉上巅顶，肝开窍于目，"诸风掉眩，皆属于肝。"所以，结合这些生理病理特点，头面风热之头痛目赤眩晕诸症，也每与肝经郁热或肝火上炎相关，谷青汤中药物多有清泄肝热之功，清上焦风热与清泄肝热并行同治，也寓有此意，不可不察。

【加减运用】 头痛重者加川芎；头晕重者加钩藤；目珠胀者加夏枯草；头昏重者加荷叶；鼻塞者加苍耳子、辛夷；便秘者重用决明子；阴伤者加玄参；阳亢者加生石决明等。

【参考文献】 何延忠．张磊教授轻清法临床应用探讨［J］．中医学报，2012，27（12）：1590-1592.

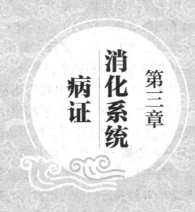

第三章 消化系统病证

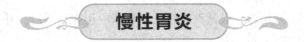

慢性胃炎

安中汤 （国医大师张镜人方）

【药物组成】 柴胡 6g，炒黄芩 9g，炒白术 9g，炒扁豆 9g，炒白芍 9g，炙甘草 3g，紫苏梗 6g，制香附 9g，炙延胡索 9g，八月札 10g，炒六曲 6g，香谷芽 12g。

【使用方法】 水煎，分 2 次饭后 1 小时温服。

【功效主治】 调肝和胃，健脾安中。用于治疗各种慢性胃炎症见脘部胀满、疼痛，口苦，食欲减退，或伴嗳气泛酸，脉弦、细弦或濡细，舌苔薄黄腻或薄白腻，质偏红。

【方剂分析】 方中柴胡疏泄肝胆，升清解郁；黄芩苦寒沉降，泄热除湿；白术、扁豆健脾助运；白芍、甘草缓急和中；紫苏梗、制香附理气宽膈、温而不燥；延胡索、八月札调营止痛，散而能润；炒六曲消胀化滞；香谷芽和胃进食。

【参考文献】 李敏娟. 擅治热病和脾胃病的医家张镜人 [J]. 上海中医药杂志，1996 (7)：1-2.

调胃饮 （国医大师王烈方）

【药物组成】 佛手、白芍、乌药、枳壳各 20g，山柰、白豆蔻、薤白各 15g，青皮 10g，甘松 4g。

【使用方法】 水煎，一煎开 10 分钟取汁，二煎开 20 分钟取汁，两煎药汁混合，日3夜1，分4次服。以上为成年男性用量，临床按年龄、体质、病情加减药量。

【功效主治】 调肝理脾，升降气机，消积导滞。适用于小儿慢性胃炎，属食积胃热证。

【方剂分析】 方中佛手为君药，其味辛、苦，性温，归肝、脾胃、肺经，具有疏肝解郁，理气和中的功效。现代药理研究表明，佛手醇提取物对肠道平滑肌有抑制作用。白芍，味苦、酸性、微寒，归肝、脾经，具有养血敛阴、柔肝止痛的功效。现代药理研究表明，芍药中的主要成分为芍药苷，有较好的解痉作用。甘松，味辛、甘，性温，归脾、胃经，具有行气止痛、开郁醒脾的功效。现代药理研究表明，甘松有明显的中枢镇静作用及一定的安定作用，二者同为臣药，可助君药调肝理脾升降气机。延胡索，味辛、苦，性温，归肝、脾心经。山奈，味辛、性温，入胃经；乌药，味辛、性温，入肺、脾、肾、膀胱经，三药皆有行气止痛之功。白豆蔻，味辛、性温，入肺、脾、胃经，具有行气、宽中消食的功效。薤白，味辛、苦、性温，入肺、胃、大肠经，有行气导滞之效，乌药、延胡索、山奈、白豆蔻、薤白为佐药，增强君臣药之效。引经之使药为枳壳、青皮。枳壳，味苦、辛，性凉，入脾、胃、大肠经，有行气开胸、宽中除胀之功。青皮，味苦、辛，性温，归肝、胆、脾经，具有疏肝破气、消积化滞之功，诸药共奏调肝理脾、升降气机、消食导滞之功。

【加减运用】 纳差、胃腹胀痛较好转，时有胃腹胀，前方加理气止痛的木香20g，盗汗加桑叶20g。

【参考文献】 赵丽莹，刘丰艳，王烈，等. 王烈教授治疗小儿慢性胃炎验案[J]. 中国中西医结合儿科学，2015，7（3）：277-278.

脘腹蠲痛汤 （国医大师何任方）

【药物组成】 延胡索20g，白芍20g，生甘草10g，川楝子10g，蒲公英30g，沉香曲10g，乌药10g，制香附10g，海螵蛸10g。

【使用方法】 水煎服，每日1剂。

【功效主治】 疏肝和胃，行气止痛。适用于慢性胃炎属气滞者。

【方剂分析】 方中白芍、甘草柔肝缓急止痛；川楝子、延胡索疏肝行气，活血止痛；香附、乌药、沉香行气和胃；海螵蛸制酸止痛；蒲公英清热解毒。全方寒热调和，理气而不伤阴，旨在疏肝和胃，行气止痛，气机调达，胃痛自止。

【加减运用】 痛甚加炙刺猬皮15g，九香虫6g；恶心加姜竹茹12g；泛酸加煅瓦楞子12g；便秘加生大黄3g；便黑加炒地榆9g，仙鹤草20g。

【参考文献】 严祁旺. 何任治疗慢性胃炎经验［J］. 山东中医药大学学报，2007，31（2）：129-130.

第二章 消化系统病证

舒胃饮

【药物组成】 太子参 30g，厚朴 10g，姜半夏 10g，干姜 6g，黄芩 10g，黄连 4g，白芍 20g，蒲公英 30g，甘草 10g。

【使用方法】 水煎服，每日 1 剂。

【功效主治】 散痞和胃。适用于慢性胃炎，邪热乘虚内犯，使脾胃不和，寒热错杂，虚实互见，升降失常，气机痞结中焦。

【方剂分析】 方以半夏、干姜、厚朴辛开温散，和胃降逆消痞；辅以太子参、甘草、白芍补中益气，扶正祛邪；佐黄芩、黄连、蒲公英苦寒降火以清结热，全方辛苦并用以顺其升降，寒热并进以和其阴阳，补泻同施以调其虚实，立意周全，屡用屡效。

【加减运用】 便溏加炒扁豆 30g，广木香 10g；便秘加生大黄 6g；胀痛加延胡索 20g，沉香 10g；纳差加炒谷芽 30g。

【参考文献】 严祁旺.何任治疗慢性胃炎经验［J］.山东中医药大学学报，2007，31（2）：129-130.

清化饮

【药物组成】 薏苡仁 15～20g，炒扁豆 9～12g，茵陈 9～12g，佩兰 9g，白豆蔻（后下）4.5g，黄连 3～5g，赤芍 9g，厚朴 9g。

【使用方法】 水煎服，每日 1 剂。

【功效主治】 清热化湿，理气活血。适用于慢性胃炎属脾胃湿热证。

【方剂分析】 茵陈性苦微寒，以其善能清热利湿为君药；辅以苦寒之黄连清热燥湿；配以辛温之厚朴、白豆蔻，化湿理气除满；薏苡仁、白扁豆利水渗湿而健脾；佐以赤芍以清热凉血，散瘀止痛。全方药性平和，药味少，药量轻，寒温并用，共奏清热化湿、理气活血之功。

【加减运用】 肝郁加柴胡、香附、川楝子；气滞加木香、枳壳、厚朴、槟榔；血瘀加莪术、丹参、王不留行等；食滞选加麦芽、谷芽、莱菔子、鸡内金、山楂、神曲；胃气上逆加半夏、竹茹、紫苏梗、旋覆花等；气虚加党参、黄芪、白术等；中气下陷加升麻、柴胡、葛根、桔梗；虚寒加干姜、炮姜；胃阴虚加玉竹、沙参等；脾阴虚加山药；肾阴虚加黄精、枸杞子。反酸、吞酸、烧心、嘈杂加海螵蛸、龙骨、牡蛎；失眠、多梦加首乌藤或合欢皮；便秘加大黄、火麻仁、瓜蒌等；泄泻、便溏加仙鹤草、地榆炭。

【参考文献】 吴宽裕，刘宏，乐云丰.杨春波老中医诊治脾胃湿热证的特点［J］.福建中医学院学报，2007，17（5）：11-13.

沙参养胃汤 （国医大师李振华方）

【药物组成】 北沙参 20g，麦冬 15g，石斛 15g，白芍 20g，山楂 15g，知母 12g，鸡内金 10g，天花粉 12g，牡丹皮 10g，乌梅 10g，陈皮 10g，甘草 3g。

【使用方法】 水煎服，每日 1 剂。

【功效主治】 养阴和胃，理气清热。适用于各种慢性胃炎辨证属脾胃阴虚者。症见胃脘隐痛、脘腹胀闷或牵及两胁，嗳气，纳呆食少，少食则饱，胃中灼热嘈杂，口干咽燥，便干，身倦乏力，面色萎黄，形体消瘦，舌体瘦小，舌红少津，苔少或花剥，脉细弱或细数等。

【加减运用】 兼气滞者加枳壳 10g，川楝子 12g，郁金 10g；兼血瘀者加丹参 15g，桃仁 10g，延胡索 10g；阴虚内热，呃逆、嗳气者加竹茹 10g，柿蒂 15g；心烦易怒，失眠多梦加焦栀子 10g，首乌藤 30g；大便干结者加火麻仁 15g；兼脾虚气滞者加党参 12g；若大便出血，加白及 10g，黑地榆 15g。

【参考文献】 徐江雁，刘文礼. 国医大师李振华教授临证经验点滴 [J]. 光明中医，2009，24（9）：1652-1653.

香砂温中汤 （国医大师李振华方）

【药物组成】 白术 10g，茯苓 12g，陈皮 10g，清半夏 10g，香附 10g，砂仁（后下）8g，桂枝 5g，白芍 12g，小茴香 10g，乌药 10g，木香（后下）6g，郁金 10g，甘草 3g。

【使用方法】 水煎服，每日 1 剂。

【功效主治】 益气健脾，温中和胃。适用于慢性胃炎辨证属脾胃气虚者，症见胃脘隐痛，喜暖喜按，遇冷痛甚，腹胀纳差，肢倦乏力，大便溏薄，面色萎黄，形体消瘦，舌质淡，舌胖大，边有齿痕，脉沉细。

【加减运用】 兼肝郁甚者加香附 10g，乌药 10g；兼血瘀者加丹参 15g，延胡索 10g；湿盛泄泻者加薏苡仁 30g，泽泻 10g，桂枝 5g；湿阻呕恶者加苍术 10g，藿香 15g；食滞不化者加焦山楂、神曲、麦芽各 12g；阳虚甚者加制附子（久煎）10g；气虚甚者加黄芪 15～30g。

【参考文献】 徐江雁，刘文礼. 国医大师李振华教授临证经验点滴 [J]. 光明中医，2009，24（9）：1652-1653.

残胃饮 （国医大师徐景藩方）

【药物组成】 炒白术 10g，炒枳壳 10g，炒白芍 10g，制香附 10g，柴胡 6g，

第三章　消化系统病证

五灵脂 6g，石见穿 10g，刀豆壳 15g，柿蒂 10g。

【使用方法】 每日 1 剂，加水煎至 100～150ml，2 次煎服。

【功效主治】 益气和胃，疏利降逆，行气化瘀。适用于残胃炎症具有胃脘痞胀、隐痛、口苦、纳呆、乏力等症状者。（治疗效果以溃疡、慢性胃炎手术后的残胃炎较好。胃癌术后可能尚遗留癌细胞，有的甚至有潜在转移病变，疗效欠佳。）

【方剂分析】 方中白术甘苦，有补益脾胃、燥湿和中之功。白芍苦酸，入肝脾经，与白术同用，也能补益脾胃，且缓急止痛，养血柔肝，使柴胡、香附等疏肝抑木之品不致有损胃气。枳壳下气行滞而消痞胀，一方面与白术同用，取"枳术丸"之义，寓通于补，通补兼施，另一方面配柴胡，升清降浊，使脾胃调和，痞满得除。五灵脂是治疗胃脘久痛入络的良药，与香附同用又名五香丸，则气血兼行，通气滞而行瘀。配石见穿散瘀活血定痛，石见穿清郁热而行瘀醒胃。刀豆壳、柿蒂和胃降逆下气。

【加减运用】 兼湿盛者，加藿香、佩兰、厚朴；兼郁热者，加黄连、浙贝母、蒲公英；偏于中虚气血不足者，加太子参、淮山药；兼阴虚者，加麦冬、石斛；兼食滞者，加炙鸡内金、焦建曲、麦芽；恶心、呕吐者，加炒竹茹、橘皮；血瘀明显者，加紫丹参、桃仁、制大黄；胃镜检查见有胆汁反流可加丁香。

【参考文献】 时乐，郭尧嘉. 国医大师徐景藩论治残胃炎经验［J］. 中国民间疗法，2015，23（12）：10-11.

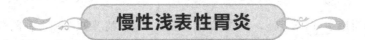

慢性浅表性胃炎

慢胃平 （国医大师张镜人方）

【药物组成】 柴胡 6g，黄芩 9g，杭白芍 9g，炙甘草 3g，紫苏梗 6g，香附 9g，白花蛇舌草 30g，徐长卿 15g，香谷芽 12g 等。

【使用方法】 水煎服，每日 1 剂。

【功效主治】 调肝清热、理气和胃。适用于慢性浅表性胃炎辨证为肝胃失调、气滞热郁者。

【方剂分析】 方用柴胡轻剂疏肝理气，升提清阳，配黄芩苦寒沉降，清泄里热。芍药、甘草和中泻木，缓急止痛，痛甚者倍用芍药。紫苏梗辛香，和胃降逆，行气宽中，开胃下食，治胀满最良，配香附散肝经之郁滞。再据"热郁于中"的特点，佐以白花蛇舌草甘淡凉，清热解毒而消痈肿，使以徐长卿止痛，香谷芽消导悦胃，久服诸药而无呆胃之弊。

【加减运用】 胀满甚者加用八月札、木蝴蝶等；痛甚者加用炙延胡索、九香虫等；中脘灼热者加用连翘、忍冬藤等；湿热甚者加用陈佩梗、生薏苡仁等；嗳气频者加用旋覆花、代赭石等；嘈杂者加用知母、玉竹等；泛酸者加用浙贝母、煅瓦楞子等；便秘者加用全瓜蒌、望江南等；便溏者加用炒楂曲、保和片等。

【参考文献】 张亚声．张镜人临证用药经验 [J]．上海中医药杂志，1996 (4)：4-6．

慢性浅表性胃炎方 （国医大师梅国强方）

【药物组成】 法半夏 10g，全瓜蒌 10g，黄连 10g，枳实 15g，吴茱萸 6g，海螵蛸 15g，延胡索 15g，郁金 10g，炒川楝子 10g，片姜黄 10g。

【使用方法】 每日 1 剂，水煎分 3 次服用。

【功效主治】 清热化痰，和胃降逆，活血行气止痛。适用于痰热阻滞胃脘，兼气机不畅、血脉瘀阻之证，症见胃脘胀痛、嗳气、反酸、舌苔白（或黄）厚（或略厚），舌质偏红。胃镜检查均符合慢性浅表性胃炎的诊断标准。

【方剂分析】 本方由小陷胸汤加枳实、吴茱萸、海螵蛸、延胡索、郁金、炒川楝子、片姜黄而成。方中黄连与吴茱萸配伍为左金丸，功效清肝泻火、降逆止呕。用于胃炎、食管炎、胃溃疡等属肝火犯胃之胁肋疼痛，嘈杂吞酸，呕吐、嗳气，舌质红，苔黄，脉弦数。延胡索与炒川楝子配伍为金铃子散，功能疏肝泄热、活血行气止痛，为治疗肝郁化火诸痛证的代表方剂。以胸腹胁肋疼痛，口苦，舌质红，苔黄，脉弦为证治要点。慢性胃炎、消化道溃疡、慢性肝炎、胆囊炎等属肝郁化火者，均可用之。方中海螵蛸制酸止痛，郁金与片姜黄疏肝活血止痛，枳实破气消积、化痰除痞。全方共奏清热化痰、疏肝清肝、行气活血、制酸止痛之功。

【加减运用】 随证加减，呃逆或嗳气明显者，加旋覆花、赭石；反酸较重者，加煅瓦楞子；疼痛较剧，加甘松、九香虫、蒲黄、五灵脂；大便秘结者，加虎杖、莱菔子、麻仁；舌苔厚痰湿偏重者，加藿香、佩兰；病程长者，加当归、川芎。

【参考文献】 梅琼，曾祥法，刘松林．加味小陷胸汤治疗慢性浅表性胃炎 68 例 [J]．湖北中医杂志，2012，34 (10)：51-52．

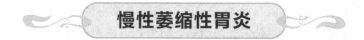

慢性萎缩性胃炎

萎胃安 （国医大师张镜人方）

【药物组成】 太子参 9g，炒白术 9g，丹参 9g，柴胡 6g，赤芍、白芍各 9g，炙甘草 3g，徐长卿 15g，白花蛇舌草 30g，炒黄芩 9g 等。

【使用方法】 水煎服，每日 1 剂。

【功效主治】 理气活血，健脾和胃。慢性萎缩性胃炎辨证为脾胃不和，气虚血瘀者。

【方剂分析】 此方以太子参、炒白术为君药，太子参甘平，功似人参而力薄，为补气药中清补之品，健脾运而不燥，鼓舞清阳、振动中气而无刚燥之弊，且能久服，然气滞脘胀者慎用，白术苦甘温，既可培补脾胃，又能燥湿助运，湿甚者用生白术，补脾气用炒白术，两者相配，脾运得健，中气充足，气行则血行也。以丹参、赤芍、白芍为臣药，凉血活血，和营通络，血流通畅，热无所依，且能改善胃黏膜血流量。以柴胡、黄芩为佐药，一升一降，平调脾胃之气机而助纳运。以白花蛇舌草、徐长卿为使药，清热止痛，兼顾虚实夹杂，瘀热互结之同见。

【加减运用】 胃脘刺痛者加九香虫、刺猬皮等；脘胀者加炒枳壳、佛手等；嘈杂易饥者加淮山药、香扁豆等；口燥阴虚者加川石斛、南沙参等；纳谷不馨者加香谷芽、炒山楂、炒神曲等；夜寐不安者加合欢皮、首乌藤等；便溏者加防风炭、炮姜炭等；胃酸缺乏者加乌梅、木瓜等；合并溃疡者加白及、凤凰衣等；合并胃下垂或胃黏膜脱垂者加升麻、生枳壳等；胆汁反流者加旋覆花、赭石等，伴肠上皮化生或不典型增生者加白英、蛇果草等。

【参考文献】 张亚声．张镜人临证用药经验［J］. 上海中医药杂志，1996（4）：4-6.

化浊养胃方 （国医大师李佃贵方）

【药物组成】 茵陈 30g，鸡内金 20g，百合 15g，茯苓 15g，白术 15g，白芍 15g，当归 15g，川芎 15g，砂仁 15g，乌药 15g，黄连 15g，白花蛇舌草 15g。

【使用方法】 每日 1 剂，水煎服。

【功效主治】 化浊解毒，健脾益气。适用于慢性萎缩性胃炎。

【方剂分析】 茵陈味苦，性微寒，入脾、胃经，能化浊利湿而为主药；百合甘寒，健脾和胃；乌药辛温，温中行气止痛，与百合相伍，一则制百合性寒不伤胃，二则可防乌药性温助热，二药共奏辛开甘补、寒热并调之功。白术、茯苓甘温，补气健脾，以助利湿祛浊之力；砂仁芳香，化湿祛浊，行气调中，温中止泻止呕。本病的病位虽在胃，但与肝相关，因该病的生成与情绪有很大关系，肝气不舒，易犯脾土，故又配伍养血柔肝之当归、白芍，以体现肝胃同治的配伍形式。肝气不畅，以致气滞血瘀，故又用川芎活血化瘀。因积湿成浊，积滞化热，郁热内生，蕴热入血而为毒，故用白花蛇舌草、黄连清热解毒，兼能利湿。浊毒内侵于胃，则纳谷无力，伍鸡内金消食健胃。诸药合用，共奏化浊解毒、健脾益气、理气和胃、活血化瘀作用，以收到浊毒得化、瘀滞得散、胃气得养的效果。

【加减运用】 若伴胃脘疼痛，加延胡索、白芷以行气止痛；伴嗳气上逆，加郁金、紫苏梗以顺气降逆；伴胃酸减少，加山楂、乌梅以补充胃酸；伴烧心反酸者，加生石膏、瓦楞子粉以中和胃酸；伴寐差不安，加合欢皮、首乌藤以镇静安神；伴胆汁反流，加柴胡、郁金以疏肝利胆；若伴有肠上皮化生，加全蝎、蜈蚣以毒攻毒；伴异型增生，加白英、穿山甲珠活血消癥，防癌抗癌。

【参考文献】 徐伟超，李刚，刘小发. 李佃贵教授运用化浊解毒法治验撷要[J]. 河北中医，2011，33（4）：511-513.

化浊解毒方 （国医大师李佃贵方）

【药物组成】 茵陈 15g，黄连 12g，黄芩 12g，黄柏 9g，藿香（后下）12g，厚朴 15g，枳实 15g，香附 15g，紫苏 12g，白豆蔻（后下）15g，白花蛇舌草 15g，全蝎 9g，蜈蚣 2 条，砂仁（后下）12g，当归 12g，白芍 30g，鸡内金 15g，莱菔子 15g。

【使用方法】 水煎 2 次，每次 30 分钟，取汁 400ml。每日一剂，分早、晚两次分服，每次 200ml。3 个月为 1 个疗程，连续治疗 2 个疗程。

【功效主治】 化浊解毒。用于治疗慢性萎缩性胃炎，患者多以胃胀、胃痛、乏力、纳呆、嗳气、口干口苦、嘈杂为主要症状。

【方剂分析】 其中君药茵陈、黄连，化浊解毒，清热燥湿。臣药白花蛇舌草、全蝎、蜈蚣、黄芩、黄柏、藿香、砂仁、白豆蔻化浊燥湿、以毒攻毒。香附、紫苏、厚朴、枳实、当归、白芍为佐，取其疏肝理气，养血和血之功。使药莱菔子、鸡内金健脾理气消胀。

【加减运用】 临证多加用藿香、佩兰、滑石、荷叶化浊醒脾，清热利湿以助腻苔消退。若胃脘疼痛明显者加延胡索 15g，白芷 12g，五灵脂 12g；胃脘胀满明显者加枳实 15g，陈皮 12g，厚朴 15g；嗳气频作者加旋覆花 10g，代赭石 15g，石菖蒲 15g，竹茹 10g；泛酸明显者加海螵蛸 15g，瓦楞子粉 15～30g，薏苡仁 15g等；睡眠困难者加炒酸枣仁 15g，远志 9g，五味子 12g；纳呆、舌苔白厚腻者加紫豆蔻 12～15g，藿香 12～15g，佩兰 12～15g；大便黏滞不爽、次数多加大黄 6g。

【参考文献】 唐晓亮. 李佃贵运用"通因通用"法治疗慢性萎缩性胃炎临床经验 [J]. 河北中医，2010，32（7）：965-966.

化浊解毒养心方 （国医大师李佃贵方）

【药物组成】 当归 15g，党参 12g，白术 15g，茯神 15g，黄芪 20g，炒酸枣仁 15g，远志 15g，龙眼肉 15g，合欢皮 15g，香附 15g 枳实 15g，厚朴 15g，藿香（后下）15g，佩兰（后下）15g。

【使用方法】 每日 1 剂，水煎服。

【功效主治】 化浊解毒，健脾养心。适用于慢性萎缩性胃炎属心脾两虚型。症见胃脘闷痛，情志抑郁，伴嗳气，乏力，头闷重，神疲食少，寐欠安，大便先干后溏，质黏，舌质淡，苔薄黄腻，边有齿痕，脉弦细。

【方剂分析】 枳实、厚朴、藿香、佩兰、香附理气醒脾，化浊解毒，复脾运化、升清降浊之功，白术、党参、黄芪补脾以益气生血，当归、龙眼肉甘温补血养心，茯神、酸枣仁、远志、合欢皮宁心安神，合欢皮《本经》云其"主安五脏，和心志，令人快乐无忧"，心为君主之官，心安则五脏自趋安和。诸药合用，健脾养心，化浊解毒，思虑得解，使气血得以濡养胃络，病症渐愈。

【加减运用】 若脘闷纳呆，苔滑腻，可加半夏、陈皮、瓜蒌等祛痰化浊，疼痛明显加延胡索、白芷、乌药活血化瘀止痛。

【参考文献】 才艳茹，张娜，李鹏等．李佃贵教授运用解郁化浊解毒法治疗慢性萎缩性胃炎经验［J］. 四川中医，2016，34（2）：7-9.

化浊解毒清热方 （国医大师李佃贵方）

【药物组成】 茵陈15g，黄连12g，黄芩15g，大黄12g，藿香（后下）15g，佩兰（后下）15g，柴胡15g，龙胆草9g，海螵蛸20g，瓦楞子（先煎）20g，全蝎9g，蜈蚣2条，枳实15g，厚朴15g，当归12g，白芍20g。

【使用方法】 每日一剂，水煎服。

【功效主治】 化浊解毒，疏肝解郁清热。适用于慢性萎缩性胃炎证属肝胃郁热型。症见胃脘灼痛或胀痛，伴嘈杂不适，嗳气，反酸烧心，纳差，心烦易怒，口干口苦，难入寐或多梦易醒，大便干结难解，或黏腻不爽，2～3日一行或数日不行，舌红苔黄腻或舌红少苔，脉弦滑或弦细滑等。

【方剂分析】 藿香、佩兰、枳实、厚朴行气化浊解毒，柴胡、当归、白芍、川芎柔肝疏肝解郁，茵陈、黄连、黄芩、大黄、龙胆草清热解毒、利湿泻火，栀子宣发郁热，半夏散结消痞、和胃降逆，与黄芩相伍，寒热并用，辛开苦降，以调气机之升降，海螵蛸、瓦楞子清胃制酸止痛、敛疮生肌，保护胃黏膜。诸药合用，浊化毒解、清利郁热，恢复肝主疏泄，脾主升清，胃主降浊的生理功能，病症随之向愈。

【加减运用】 浊毒较盛者加半枝莲、半边莲、蜈蚣、全蝎等以加强化浊解毒之功。

【参考文献】 才艳茹，张娜，李鹏，等．李佃贵教授运用解郁化浊解毒法治疗慢性萎缩性胃炎经验［J］. 四川中医，2016，34（2）：7-9.

化浊解毒健脾方 （国医大师李佃贵方）

【药物组成】 柴胡12g，茯苓15g，砂仁12g，藿香（后下）15g，佩兰（后下）15g，当归12g，白芍20g，川芎9g，白术12g，香附15g，郁金15g，首乌藤

15g, 枳实 15g, 厚朴 15g, 炒枣仁 15g。

【使用方法】 每日一剂，水煎服。

【功效主治】 化浊解毒，疏肝健脾。适用于慢性萎缩性胃炎肝郁脾虚型。症见胃脘闷痛，情志抑郁，伴嗳气，乏力，头闷重，神疲食少，寐欠安，大便先干后溏，质粘，舌淡苔薄黄腻，边有齿痕，脉弦细。

【方剂分析】 白术、茯苓、砂仁、藿香、佩兰、枳实、厚朴补脾行气、化浊解毒，实土以御肝侮，且使气血生化有源；香附、郁金、柴胡疏肝理气；当归、白芍、川芎养血柔肝，与柴胡相配，补肝体而助肝用；首乌藤、炒酸枣仁安心神助眠。诸药相伍，标本兼治，化浊解毒，复中焦运化之力，调畅肝气。

【加减运用】 浊毒较盛者加半枝莲、半边莲、蜈蚣、全蝎等以加强化浊解毒之功。

【参考文献】 才艳茹，张娜，李鹏，等. 李佃贵教授运用解郁化浊解毒法治疗慢性萎缩性胃炎经验 [J]. 四川中医，2016，34（2）：7-9.

化浊解毒疏肝方 （国医大师李佃贵方）

【药物组成】 藿香（后下）15g，佩兰（后下）15g，茵陈 15g，黄连 9g，香附 15g，枳实 15g，厚朴 15g，当归 12g，白芍 20g，砂仁（后下）9g，旋覆花（包煎）15g，代赭石（先煎）20g，炒酸枣仁 15g，首乌藤 15g，远志 15g，白芷 15g，延胡索 9g，瓦楞子（先煎）20g，海螵蛸 20g

【使用方法】 每日 1 剂，水煎服。

【功效主治】 化浊解毒，疏肝理气。适用于慢性萎缩性胃炎肝气犯胃型。症见胃脘胀满疼痛，甚则连及两胁，易怒、善太息，反酸烧心，嗳气，恶心欲吐，食欲差，寐欠安，多梦，大便黏腻不爽，女性多月经不调，舌暗红，苔黄腻，脉弦细滑等。

【方剂分析】 方中藿香、佩兰、枳实、厚朴、茵陈、砂仁化浊行气运脾；香附、当归、白芍疏肝理气；黄连、清利湿热解毒；酸枣仁、首乌藤、远志安神助眠；延胡索、白芷活血止痛；瓦楞子、海螵蛸清胃制酸；旋覆花、代赭石和胃降逆。全方共奏化浊解毒、疏肝理气运脾之功。

【加减运用】 浊毒较盛者加半枝莲、半边莲、蜈蚣、全蝎等以加强化浊解毒之功。

【参考文献】 才艳茹，张娜，李鹏，等. 李佃贵教授运用解郁化浊解毒法治疗慢性萎缩性胃炎经验 [J]. 四川中医，2016，34（2）：7-9.

百合乌药散 （国医大师李佃贵方）

【药物组成】 百合、乌药、白芍、当归、川芎、白术、茯苓、茵陈。

【使用方法】 每日 1 剂，水煎服。

【功效主治】 健脾益气。适用于慢性萎缩性胃炎之肝胃不合型。

【方剂分析】 百合甘寒，润胃养阴；乌药疏通气机，顺气畅中止痛；白芍柔肝解郁，酸甘化阴；当归、川芎活血通络化瘀止痛；白术、茯苓健脾以化浊；茵陈化浊健胃，清利肝胆湿热。

【加减运用】 患者有乏力、消瘦、贫血等症，虚象明显，究其病因乃胃失受纳，脾失运化，浊邪阻滞中焦，清气不升所致，应重在健运，用白术、茯苓、扁豆、薏苡仁健脾升清，而不用参芪补气，待浊化邪祛，脾运复常，虚象自除。六腑以通为用，如便干或排便不爽，用芦荟润肠通便；便溏则重在祛湿健脾，用秦艽、大腹皮、薏苡仁；烧心一症，归于浊邪化热，加生石膏、黄连清胃降火；胃脘痞满、嘈杂，为痰气交阻，合小陷胸汤除热开痞，宽胸泻满。

【参考文献】 扈国杰. 李佃贵治疗慢性萎缩性胃炎经验 [J]. 实用中医药杂志, 2002, 18（2）：40.

萎缩性胃炎基本方 （国医大师周信有方）

【药物组成】 党参 20g，炒白术 9g，黄芪 20g，陈皮 9g，姜半夏 9g，香附 9g，砂仁（后下）9g，枳壳 9g，焦三仙各 9g，鸡内金 15g，炒白芍 20g，郁金 15g，莪术 10g，炙甘草 6g。

【使用方法】 水煎服，每日 1 剂。

【功效主治】 健脾益气，活血化瘀，消食化痰。适用于气虚痰瘀食互结所致的慢性萎缩性胃炎。

【方剂分析】 方中党参、白术、黄芪三味性味平和，不热不燥，平补不峻，以健脾益气，养胃补中。半夏化痰除湿，焦三仙、鸡内金消食化滞、和胃，辅佐脾胃之腐熟与运化功能。丹参、莪术轻重药并用，活血化瘀。本病患者脾气已虚，病程颇长，忧虑重重，故加白芍、郁金以抑肝扶脾，防止肝气太过，横犯脾土，加重病情，亦暗合"土得木而达"之经旨。又白芍合甘草可缓急和中止痛。脾胃为气机升降之枢纽，脾胃一虚，气机失调，则生痞满诸症，故加陈皮、香附、枳壳调理气机，斡旋升降；砂仁气味芳香，可醒脾开胃，调理中州。诸药合用，共奏健脾益气、活血化瘀、消食化痰之功。

【加减运用】 慢性萎缩性胃炎患者气虚日久，尚见气损及阴，气损及阳，而表现为脾胃虚寒证、胃阴不足证。脾胃虚寒证可配肉桂 6g，制附子（久煎）9g，干姜 9g；胃阴不足证可在基本之方基础上合沙参麦冬汤加减施治。慢性萎缩性胃炎之是否彻底好转乃至治愈，除临床症状、体征的好转改善外，尚要求其病理变化之好转改善。周教授指出，其治宜从本病基础病机出发，尚须结合本病病理特点而选择用药，方为上策。①伴肠上皮化生或异型增生者加水蛭 9g，乌梢蛇 8g，赤芍

12g，桃仁 10g。②胃黏膜粗糙不平，隆起结节或痘疹性胃炎者加炮山甲 9g，王不留行 15g。③溃疡常加白及 10g，三七粉 4g 分冲；慢性浅表性胃炎加薏苡仁 15g，连翘 12g，广木香 10g。④胃酸减少或无酸者：周教授认为，酸甘化阴，酸能生津，故胃酸减少者可酌加乌梅 9g，山楂 15g，木瓜 9g，麦冬 10g，天冬 10g 之甘寒生津或酸甘化阴之品。若疗效仍不满意，可用反佐法来刺激胃酸之产生，可选用小量左金丸、海螵蛸、瓦楞子等制酸之品，常可收到满意效果。⑤胃黏膜充血肿胀、色红者加蒲公英、黄芩、紫花地丁、白花蛇舌草等。⑥幽门螺旋杆菌（Hp）阳性者加蒲公英 12g，黄连 6g，大黄 6g 等。⑦伴胆汁反流者加川楝子 10g，木香 7g，金钱草 9g，重用枳壳、郁金。

【参考文献】 何建成. 周信有教授治疗萎缩性胃炎的经验 [J]. 北京中医药大学学报，1998，(6)：42-43.

慢性萎缩性胃炎方（一）　　　　　　　　　（国医大师周信有方）

【药物组成】 党参 20g，炒白术 9g，黄芪 20g，枳实 20g，厚朴 9g，香附 9g，砂仁（后下）9g，鸡内金 9g，炒白芍 20g，郁金 15g，延胡索 20g，莪术 10g，五味子 9g，乌梅 9g，白花蛇舌草 20g，制附子（久煎）9g，甘草 6g。

【使用方法】 水煎服，每日 1 剂。

【功效主治】 健脾益气，温中散寒，消滞祛瘀。适用于慢性萎缩性胃炎气虚寒滞型，症见腹部胀闷，疼痛，嗳气，遇寒加重，得热则舒，倦怠懒动，纳谷减少，大便溏稀，舌淡暗，或边有齿痕，脉细弱。

【方剂分析】 方中党参、白术、黄芪、甘草健脾益气，补虚生肌，尤其党参、黄芪对提高机体免疫功能，调整胃分泌功能的平衡，加速胃黏膜上皮细胞的新生有良好的作用。脾虚则胃失和降，消化迟滞，故以枳实、厚朴、香附、砂仁、鸡内金等品以理气消滞，促进消化功能。方中又以大队活血化瘀之品，如白芍、郁金、延胡索、莪术等，通过活血化瘀，以改善微循环，增加血流量，促进胃黏膜局部血液循环，加速炎症吸收，促进固有腺体再生和胃黏膜修复，这是治疗本病之关键。特别是与参、芪配伍为用，通补兼施，寓攻于补，相得益彰。附子一味，以温阳散寒，温经止痛。本病多表现胃酸缺乏，故以酸敛之五味子、乌梅以益胃敛阴助酸，尤其五味子对病变胃黏膜的恢复有良好的作用。本病所伴随出现的肠化和不典型增生，属于癌前病变。一般抗癌中药复方多采用活血祛瘀和清热解毒之品，故本方以白花蛇舌草清热解毒以起抗癌作用，预防癌变发生，复配以有抗癌作用的祛瘀之品莪术，当起到良好的作用。

【加减运用】 幽门螺杆菌（HP）阳性者加黄连、黄芩、蒲公英、白花蛇舌草等清热解毒之品；有结节隆起和肠上皮化生者加三棱 20g，炒穿山甲 9g，海藻 15g，另加服水蛭粉 5g（每日早晚分冲）；伴有胃溃疡或十二指肠球部溃疡者，减去五味子、乌梅，加白及 10g，三七粉 4g（早晚分冲）、海螵蛸 30g。

【参考文献】 周信有．慢性萎缩性胃炎的辨治经验［J］．世界中医药，2007，(2)：101-102.

慢性萎缩性胃炎方（二） （国医大师周信有方）

【药物组成】 沙参 20g，麦冬 9g，玉竹 9g，党参 20g，黄芪 20g，香附 9g，炒白芍 20g，丹参 20g，郁金 20g，蒲公英 20g，黄芩 9g，乌梅 9g，甘草 6g。

【使用方法】 水煎服，每日 1 剂。

【功效主治】 养胃益阴，补气生肌，祛瘀消滞，苦寒清胃。适用于慢性萎缩性胃炎阴虚瘀热型，症见胃脘隐痛灼热，口干舌燥，饥而不欲食，大便偏干，舌质暗红，苔少，脉细兼数。本型显示胃黏膜有活动性炎症，HP 感染率较高。胃镜所见胃黏膜充血，糜烂较重，且伴有出血点，或胆汁反流。

【方剂分析】 方中沙参、麦冬、玉竹、乌梅可滋养胃阴，生津止渴，且对本证之胃酸缺乏，有酸甘化阴，甘寒生津之妙用。因胃黏膜充血、糜烂，且伴有出血点，故辅以苦寒清热凉血之蒲公英、黄芩等。胃络阻滞亦是本证之重要病机，故以白芍、丹参、郁金、香附等以养血和营、行气祛瘀。以党参、黄芪健脾益气，补虚生肌，加速胃黏膜上皮细胞的新生。

【参考文献】 周信有．慢性萎缩性胃炎的辨治经验［J］．世界中医药，2007，(2)：101-102.

胃福煎剂 （国医大师李玉奇方）

【药物组成】 黄芪 20g，苦参 10g，黄连 10g，白花蛇舌草 20g，黄药子（有毒，慎用）6g，白及 20g，莪术 10g，丹参 20g，延胡索 15g，香橼 15g。

【使用方法】 水煎服，每日 1 剂。

【功效主治】 健脾和胃，清热解毒，理气活血。适用于胃脘郁热、气滞血瘀型为主的萎缩性胃炎及癌前病变。

【方剂分析】 根据治疗大法，在选用中药组方配伍上首选黄芪"壮脾胃、益元气"补气行滞；苦参清热燥湿，以祛脾胃之热邪共为君药。据药理研究，黄芪、苦参碱有提高机体免疫功能作用。选黄连、白花蛇舌草、黄药子清热解毒；用白及、莪术、丹参、延胡索、香橼行气化瘀止痛。研究结果显示丹参能显著增加胃黏膜血流，抵抗乙醇损伤。白及消肿解毒、敛疮生肌，若配白蔹同用，解毒托里从内向外。现代医学研究证实，胃炎有由黏膜向肌层发展，也有由肌层向黏膜层发展，二药相配相得益彰，能恢复、保护胃黏膜。

【加减运用】 若症见苔厚腻者，痰凝胃腑，用薏苡仁、茯苓化痰涤浊。舌光红无苔者，胃阴枯竭，用天冬、石斛养阴清胃，有口苦者，胆气上逆，用柴胡、郁金。

【参考文献】 李晓英，李玉奇．胃福煎剂治疗萎缩性胃炎癌前病变 40 例分析[J]．中医药学刊，2003，(6)：1000-1004．

胃安散　　　　　　　　　　　　　　　　　(国医大师朱良春方)

【药物组成】 生黄芪 30g，党参 30g，山药 20g，枸杞子 15g，蒲公英 30g，制莪术 10g，木蝴蝶 6g，刺猬皮 10g，三七粉（分冲）3g，白及 10g，徐长卿 10g，鸡内金 10g，炒薏苡仁 30g，仙鹤草 20g，生白芍 10g，炙甘草 6g。

【使用方法】 水煎服，每日 1 剂。

【功效主治】 益气健脾，清热和胃，理气活血。主治慢性萎缩性胃炎引起的上腹部不适、饱胀、疼痛，可伴有食欲缺乏、嗳气、泛酸、嘈杂、恶心、口苦，或有乏力、消瘦等全身症状和或健忘、焦虑、抑郁等精神症状，上述症状可由饮食不当、情绪激动或抑郁、劳累和气候变化而诱发。

【方剂分析】 方中黄芪甘温，善入脾胃，为补中益气要药；党参甘温益气，健脾养胃；山药补脾益气，补肾摄精，兼补先后天。枸杞子滋补肝肾，益精明目。蒲公英清热解毒，消肿散结，清代王洪绪《外科证治全生集》云蒲公英"炙脆存性，火酒送服，疗胃脘痛。"朱老认为"蒲公英的镇痛作用不仅在于它能清胃，还在于它能消瘀"。《百草镜》言仙鹤草"下气和血，理百病，散痞满"，故以仙鹤草清热和血、健胃补虚，对胃黏膜炎症及破溃者，用之效佳。刺猬皮入胃肠经，化瘀止痛。徐长卿温胃止痛。三七化瘀生新，有止血不留瘀，化瘀不伤正的特点。白及收敛止血，消肿生肌，对胃黏膜损伤有明显保护作用。木蝴蝶疏肝和胃、敛疮生肌，白及、木蝴蝶合用能护膜生肌。薏苡仁健脾，莪术行气止痛、消食化结，鸡内金消食健胃，白芍配甘草缓急止痛，且薏苡仁、莪术、蒲公英、仙鹤草均有抗肿瘤作用，可未病防变。诸药相合，共奏益气健脾、清热和胃、理气活血之功。

【加减运用】 偏阴虚者，加北沙参、麦冬；偏阳虚者，加高良姜、炒白术；湿热重者，加半枝莲、白花蛇舌草、败酱草；腹胀甚者，加佛手、砂仁；血瘀重者，加生蒲黄、五灵脂；纳呆者，加山楂、神曲。

【参考文献】 毛玉安．朱良春经验方胃安散化裁治疗慢性萎缩性胃炎 42 例[J]．江西中医药，2016，47 (403)：44-46．

朱老慢萎胃方　　　　　　　　　　　　　　(国医大师朱良春方)

【药物组成】 生黄芪 90g，莪术 30g，怀山药 90g，鸡内金 60g，党参 90g，刺猬皮 60g，生蒲黄 60g，五灵脂 60g，徐长卿 60g，炮穿山甲 45g，木蝴蝶 45g，凤凰衣 45g，蒲公英 90g，甘草 30g。

【使用方法】 共研细末，每服 4g，一日 3 次，食前 30 分钟服。

【功效主治】 益气消瘀，养胃制肝，温脾化湿。慢性萎缩性胃炎后期调治。在症情基本稳定后，改用散剂（共研细末，每服 4g，一日 3 次，食前 30 分钟服）坚持服 2～3 个月，可获根治。

【方剂分析】 黄芪配莪术，能益气化瘀，有祛瘀生新之功，剂量宜视症情而增减。疼痛甚者，应加用活血化瘀、散结止痛之失笑散，因其不仅善于止痛，而且有改善循环，调节代谢失调和神经血管营养，从而促使肠化和增生性病变的转化与吸收。凡脘胀甚者，徐长卿必不可少，以其善于行气消胀，缓急止痛。至于木蝴蝶、凤凰衣二药，擅养阴清肺，通常用于久咳、咽痛、音哑，其实还有补虚、宽中，消除慢性炎症及促进食欲之功，我对于溃疡及慢性萎缩性胃炎，屡用得效。

【加减运用】 阴虚者加北沙参、麦冬各 60g，生白芍 90g；偏阳虚者，加高良姜、炒白术各 60g，砂仁 30g。

【参考文献】 朱良春，沈庆法，高金亮，等 . 浅谈慢性萎缩性胃炎 ［J］. 天津中医学院学报，1993，(3)：2-7.

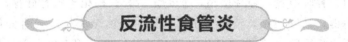

反流性食管炎

和胃止酸方 （国医大师徐景藩方）

【药物组成】 黄连 2g，法半夏 10g，橘皮、橘络（各）6g，木蝴蝶 6g，枳壳 10g，佛手 10g，鸡内金 10g，浙贝母 10g，青皮 6g，刀豆壳 20g，茯苓 15g，麦冬 15g，赭石（先煎）15g，麦芽 30g，神曲 15g。

【使用方法】 水煎服，每日 1 剂。

【功效主治】 理气泄热和胃。主治反流性食管炎，症见反酸烧心，食后尤甚，伴胃脘灼热，嗳气频，饮食减少，舌质微红，苔薄白，脉细弦。

【方剂分析】 方用黄连为君，与半夏为伍，清热化痰，理气和胃。配伍佛手、刀豆壳、橘皮、枳壳、木蝴蝶、青皮、赭石使气机升降得畅。橘络宣通气血，轻清而行，膈上疾病用之颇宜。麦芽、建曲、鸡金健脾消食。麦冬滋养胃阴，浙贝母、茯苓化痰利湿，使湿去而不伤阴。

【加减运用】 服药后若有大便偏稀，可去浙贝母、代赭石，加锦灯笼 10g，枇杷叶 15g，炒杏仁 10g，桑叶 15g，煅瓦楞子 30g。

【参考文献】 韩莉 . 基于数据挖掘的国医大师徐景藩教授辨治反流性食管炎经验研究 ［D］. 南京：南京中医药大学，2016.

急性胰腺炎

清胰汤 （国医大师段亚亭方）

【药物组成】 柴胡 15g，黄芩 15g，川楝子 15g，郁金 15g，生大黄（后下）6g，红藤 30g，金银花 30g，蒲公英 30g，法半夏 10g，生甘草 10g，白芍 20g。

【使用方法】 水煎服，每日 1 剂，煎 2 次，分 3 次服，每次服 200ml。

【功效主治】 疏肝理气，行气止痛。适用于急性胰腺炎肝郁气滞，舒泄升降失职，证属实证、热证。症见突发上腹疼痛，逐步加剧，并伴恶心、呕吐，腹胀，便秘，发热，苔薄黄，脉细等。

【方剂分析】 方中柴胡、郁金、川楝子舒肝理气、行气止痛，金银花、蒲公英、红藤清热解毒，黄芩、生大黄清热通下，白芍、甘草缓急止痛，诸药合用，共奏疏肝理气、清热解毒、行气止痛之效，故疗效较好。

【加减运用】 大便干结加番泻叶、芒硝，食滞加山楂、鸡内金、莱菔子，恶心、呕吐加竹茹、旋覆花、代赭石，发热重加野菊花、紫花地丁、大青叶，湿热重加金钱草、黄柏、栀子，腹胀甚者加大腹皮、木香、厚朴，黄疸者加茵陈、田基黄、龙胆草，小便黄少者加车前子（包煎）、赤小豆、茯苓皮，有蛔虫者加槟榔、使君子、川楝子皮，肩背痛者加全瓜蒌、薤白、细辛。

【参考文献】 段亚亭，段力. 急性胰腺炎证治体会 [J]. 实用中医药杂志，2005，21（7）：451.

消化性溃疡

理脾愈疡汤 （国医大师李振华方）

【药物组成】 党参 15g，白术 10g，茯苓 15g，桂枝 6g，白芍 12g，砂仁（后下）8g，厚朴 10g，甘松 10g，刘寄奴 15g，海螵蛸 10g，生姜 10g，延胡索 10g，炙甘草 6g，大枣 3 枚。

【使用方法】 水煎服，每日 1 剂。

【功效主治】 温中健脾，理气活血。适用于胃、十二指肠球部溃疡，糜烂性胃炎等病。症见胃脘隐痛，喜暖喜按，饿时痛甚，舌质淡暗，舌苔薄白或白腻，舌体胖大边见齿痕，脉沉细等，中医辨证属于脾胃虚寒、气滞血瘀者。

【加减运用】 如溃疡出血，大便色黑如柏油样加白及 10g，三七粉 3g（分 2

次冲服），黑地榆 12g；如语言无力，形寒畏冷，四肢欠温加黄芪 15～30g，甚者加制附子（久煎）10～15g；如嗳气频作加丁香 5g，柿蒂 15g；如食少、胀满加焦山楂、神曲、麦芽各 12g。

【参考文献】 徐江雁，刘文礼. 国医大师李振华教授临证经验点滴 [J]. 光明中医，2009，24（9）：1652-1653.

养阴疏肝汤 （国医大师李振华方）

【药物组成】 辽沙参 20g，麦冬 15g，石斛 15g，白芍 15g，青皮 10g，陈皮 10g，甘松 10g，刘寄奴 12g，吴茱萸 5g，黄连 6g，白及 10g，甘草 3g。

【使用方法】 水煎服，每日 1 剂。

【功效主治】 养阴清热，疏肝活血，收敛主肌。消化性溃疡肝胃郁热证。

【方剂分析】 方中辽沙参、麦冬、石斛、黄连滋阴清热；白芍、青皮、陈皮、甘松、吴茱萸疏肝开郁，理气止痛；刘寄奴通经活血，消瘀止痛；白及消肿止血，收敛生肌；同时吴茱萸、黄连并用，即左金丸，辛开苦降，可解嘈杂吞酸。诸药共奏养阴清热、疏肝活血、收敛生肌之效。

【加减运用】 若疼痛缓解，胃火渐清，可酌减清热之品，加入健脾而不燥之山药、薏苡仁、茯苓等常服，以促使脾胃功能恢复。

【参考文献】 李郑生，黄清. 李振华教授治疗消化性溃疡经验 [J]. 中医研究，2007，20（5）：51-53.

活血愈疡汤 （国医大师李振华方）

【药物组成】 当归 10g，赤芍 10g，川芎 10g，香附 10g，小茴香 10g，木香（后下）6g，延胡索 10g，五灵脂（包煎）10g，炒蒲黄（包煎）10g，三七粉 3g（分冲），甘草 3g。

【使用方法】 水煎服，每日 1 剂。

【功效主治】 疏肝理气，活血散瘀，行气止血。消化性溃疡气滞血瘀证。

【方剂分析】 方中当归、川芎、赤芍、五灵脂、蒲黄、延胡索、三七粉活血散瘀，行气止血；香附、木香、小茴香疏肝理气。诸药合用，可使气血通畅，则疼痛与出血自解。

【加减运用】 疼痛消失后，宜常服健脾和胃，理气活血之品，以巩固疗效，防止复发，促使溃疡愈合。方用健脾活血汤。药物组成：党参 15g，白术 10g，茯苓 12g，当归 10g，赤芍 12g，香附 10g，砂仁 8g，厚朴 10g，甘松 10g，延胡索 6g，炙甘草 6g。

【参考文献】 李郑生，黄清. 李振华教授治疗消化性溃疡经验 [J]. 中医研究，2007，20（5）：51-53.

养胃合剂 （国医大师周学文方）

【药物组成】 柴胡10g，川楝子10g，黄连10g，苦参10g，白及10g，浙贝母10g，海螵蛸10g，三七粉（分冲）3g，白芍10g，甘草10g。

【使用方法】 每日1剂，水煎，取汁100ml，分3次口服。

【功效主治】 疏肝和胃，止痛生肌。适用于肝胃不和型消化性溃疡。

【方剂分析】 方中柴胡、川楝子疏肝解郁、行气止痛；黄连、苦参清热燥湿，清解胃肠郁热；白及、浙贝母敛疮生肌；三七活血化瘀、止血定痛；海螵蛸制酸止痛；白芍、甘草酸甘化阴、缓急疼痛。

【参考文献】 周天羽，王俊江，王学良，等. 养胃合剂治疗肝胃不和型消化性溃疡的临床疗效观察 [J]. 中医药信息，2009，26（3）：48-49.

消痈溃得康 （国医大师周学文方）

【药物组成】 黄芪15g，黄连6g，蒲公英15g，苦参10g，浙贝母10g，海螵蛸15g，白及10g，人参10g，柴胡10g，甘草10g。

【使用方法】 制成颗粒剂10g/袋，1袋/次，2次/日，口服。

【功效主治】 清热解毒，消痈生肌。治疗活动期胃溃疡。

【方剂分析】 周老认为"毒热"为胃溃疡活动期的主要病因。HP感染、胆汁反流、药物、情志等为毒热病因的重要因素，由此引起胃内环境产生"瘀热""瘀毒"等证候表现，并提出"胃痈"学说，治疗时"以痈论治"。方中黄连、黄芪为君药，蒲公英、苦参、浙贝母、海螵蛸等为臣药，佐以白及、人参、柴胡等药，使以甘草。黄连苦寒，清热泻火，燥湿解毒，尤清中焦湿火郁结，为胃肠湿热要药。现代医学对其研究认为，黄连具有抗菌作用，包括对HP在内的各种菌株均有显著抑制作用；黄芪具有补气生阳，托毒生肌之功效，入脾经，善补脾气，升举中阳，为补益脾气要药。黄芪，黄连同用：一曰益气，一曰解毒，且均有治疗疮痈之功效，二者合用专司脾胃，共奏益气解毒之功，使脾气健旺，毒邪得清，共同促进溃疡愈合，为该方之关键，故为方中君药；蒲公英清热解毒，散结消肿；苦参善降泄，有清热燥湿，治疗湿毒疮疡的功效；浙贝母能清热散结消肿，可治疮痈肿毒；海螵蛸制酸敛疮，收敛止血；白及消肿生肌，收敛止血，用于治疗痈疮肿毒；人参补气固托，健脾益肺，养血生津；柴胡清热解郁；甘草味甘性平，气和性缓，可升可降，益气补中，缓急止痛，泻火解毒，调和药性，主治脾胃虚弱，痈疮肿毒等症。该方益气健脾、制酸、生肌、止痛、敛疮，诸药合用，组方严谨而有法度，针对病机共奏清热解毒、消痈生肌之功。

【参考文献】 白光，王垂杰，姜巍，等 . 消痈溃得康颗粒对胃溃疡活动期患者血清三叶因子及表皮生长因子的影响 [J]. 中国中西医结合消化杂志，2011，19（1）：1-4.

益胃消疡方 （国医大师周信有方）

【药物组成】 党参20g，炒白术9g，黄芪20g，当归9g，炒白芍20g，丹参20g，延胡索20g，鸡内金15g，香附9g，海螵蛸30g，白及15g，制附子（久煎）9g，砂仁（后下）9g，干姜6g，甘草9g，三七粉（分冲）4g。

【使用方法】 水煎服，每日1剂。

【功效主治】 益气健脾，温中，活血祛瘀，辅以理气和胃、制酸止痛。适用于消化性溃疡。

【方剂分析】 周教授认为本病总的病机为脾胃虚弱，且以虚寒为主，兼夹气滞血瘀。方中以党参、黄芪、白术、甘草补中益气，健脾生血加速胃黏膜上皮细胞的再生。当归、白芍、丹参、延胡索等养血和血、化瘀之品，改善血液循环，增加组织的氧供维持胃黏膜充足的血供，增强溃疡局部营养，起到活血生肌、促进溃疡愈合的作用；并通过解除局部的血管痉挛缓解疼痛。周教授指出，活血化瘀乃本病的重要治法，故方中所用药物较多，并配用化瘀止血之三七，可收相得益彰之功。方中海螵蛸制酸止痛，可中和胃酸，改变胃内的pH，降低胃蛋白酶活性，有利于溃疡面的愈合。白及抑制胃酸分泌，对溃疡形成保护膜促进溃疡愈合，起到生肌止血之效。香附、砂仁、鸡内金和胃理气消食，有调理肠胃蠕动之功。制附片、干姜温中散寒止痛。

【加减运用】 临床结合偏寒、偏热、偏实、偏虚之不同随证加减。恶性溃疡加白花蛇舌草、莪术；幽门螺杆菌阳性者，用苦寒之黄连，配以益气健脾之品。

【注意事项】 周教授指出，中医传统"宏观辨证"的方法，应与建立在现代科学基础上的"微观辨证"的方法相结合，使现代的科学成就更好地为中医临床服务。如在本病的诊断上，不仅要重视患者的胃脘痛、嗳气、吞酸、嘈杂等主观症状，也要结合胃镜、活组织病理检查、幽门螺杆菌检测的结果来评判患者的病情与病性，进而指导临床用药。患者所诉的胃痛、泛酸等是脾胃功能性病变表现，这是宏观上的病变，而上述检查则可以区分溃疡的良恶性、分期等，这些微观检查都为我们准确地把握患者的病情病性有很大意义，所以用药方面不但要从宏观上考虑，也要从微观上着手，以达到整体调节，有的放矢的目的。

【参考文献】 田苗，张晓国 . 周信有教授治疗消化性溃疡的临证经验 [J]. 光明中医，2014，29（1）：35，45.

胃痛灵

【药物组成】 蒲公英、海螵蛸、黄连、砂仁、三七、白术、赤芍、香附、党参、甘草。

【使用方法】 共研粉末，每次 6g，每日 3 次。

【功效主治】 清胃解毒，健脾养胃，行气止痛，收敛生肌。治疗脾胃虚弱，热毒内结，气滞血瘀之胃脘痛。

【方剂分析】 方中蒲公英清热解毒消痈、抑菌杀菌；黄连清胃泻热、气血两清；党参、白术、黄芪益气健脾扶正、托毒生肌；香附调理气机；三七祛瘀生新、消肿止痛，有良好的镇痛抗炎、促进溃疡愈合之功效；海螵蛸收敛止血、制酸和中；甘草调和诸药、缓急止痛，其主要成分甘草甜素有止痛、抑制胃酸分泌、解除胃肠道平滑肌痉挛的作用；砂仁行气止痛；蚤休清热解毒。诸药合用，具有清胃解毒、健脾养胃、行气止痛、收敛生肌之功。

【参考文献】 胡志希，熊继柏.自拟胃痛灵治疗消化性溃疡65例［J］.中国中医药信息杂志，2005，12（5）：68-69.

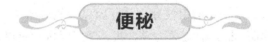

便秘

王氏通便汤

【药物组成】 炒白术、炒枳实、槟榔、制香附、焦山楂、炙鸡内金、黄连、使君子肉、炙甘草。

【使用方法】 水煎服，每日 1 剂。

【功效主治】 健脾益气，消积通便。适用于饮食所伤，脾胃失于运化，食积内停，腑气不通，大便秘结。经常大便不通，饮食不香（包括择食）。时有脘腹胀痛，舌苔中部以后腻而欠津，脉细滑，或兼数。

【方剂分析】 方中以白术苦、甘、温为君，入脾胃经，补气健脾，助脾胃运化；以枳实、香附、槟榔为臣，枳实苦、辛、微寒入脾、胃、大肠经，能破气消积、化痰除痞，配伍白术正是枳术丸的组方，能健运脾胃，消积除满；香附辛、微苦、甘、平，入肝及三焦经，以其能调理肝气，且具有和降之性，肝气调达则能助脾胃之气健运，和降则助大肠行传导之功；槟榔辛、苦、温，归胃、大肠经，本品辛散苦泄，既能行气消积以导滞，又能缓泻而通便。三药配合，能在白术的主导下，发挥消积除痞、舒畅气机、导滞通便的功效，既分工明确，又互相配合，可谓相得益彰，补而不滞，破而不耗。又以山楂、鸡内金、黄连、使君子、炙甘草为佐，山楂味酸甘，性微温，入脾、胃、肝经，善消肉食之积，故能助枳实、槟榔消积导滞之功；鸡内金味甘、性平，入脾、胃、小肠、膀胱经，能清胃肠饮食积滞日久所生之热；使君子甘温入脾胃经，取其消积之功，助君臣药健脾消积；炙甘草甘、平，入脾、胃、肺、心经，既能助白术健脾益气，又能甘缓调和诸药之性；诸药配合，共奏健脾助运、消积通便之功。

【参考文献】 吴晓丹，杨勇，张林，等 . 王绵之教授治疗便秘经验总结［J］. 中医药信息，2010，27（5）：37-39.

攻下润肠方 （国医大师晁恩祥方）

【药物组成】 厚朴 10g，枳实 10g，大黄（后下）6g，玄明粉（分冲）2g，丹参 10g，川芎 10g，木香（后下）10g，砂仁（后下）10g，焦三仙各 10g，当归 10g，火麻仁 25g，甘草 10g。

【使用方法】 水煎服，每日 1 剂。

【功效主治】 攻下通便，理气活血润肠。适用于腹中燥结，气滞血瘀引起的便秘。

【方剂分析】 承气汤之运用当遵柯琴所云："诸病皆因于气，秽物之不去，由于气之不顺也。故攻积之剂，必用气分之药，因以承气名汤"。亦当依吴昆《医方考》所曰："伤寒阳邪入里，痞、满、燥、实、坚全俱者，急以此方主之。调味承气汤不用枳、朴者，以其不作痞满，用之恐伤上焦虚无氤氲之元气也；小承气汤不用芒硝者，以其实而未坚，用之恐伤下焦血分之真阴，谓不伐其根也。此则上中下三焦皆病，痞、满、燥、实、坚皆全，故主此方以治之。厚朴苦温以去痞，枳实苦寒以泄满，芒硝咸寒以润燥软坚，大黄苦寒以泄实去热"。大承气汤临床应用虽以"痞、满、燥、实"四症为主，但不当拘泥于此，临床所见患者往往非此典型表现。临床运用重在灵活，师古而不泥于古乃取效的关键。方中佐木香、焦三仙、砂仁行气和胃，健脾消食；丹参、当归、川芎养血活血，行气化瘀；火麻仁润肠通便；甘草调和诸药。方中攻补兼施，攻逐、下气、活血、润肠并用，大便自然通下。

【参考文献】 王辛秋，陈燕，晁恩祥 . 晁恩祥临床辨治心法举隅［J］. 中华中医药杂志，2009，24（6）：753-755.

复方芸归汤 （国医大师段富津方）

【药物组成】 肉苁蓉 25～50g，当归 20g，枳实 25g，莱菔子 15g，槟榔 15g，黑芝麻 25g。

【使用方法】 水煎服，每日 1 剂。

【功效主治】 补血润肠，行气通便。血虚肠燥便秘。面色无华，腹胀满，头晕目眩，妇人月经不调、量少或经闭不行，舌质淡，脉细弦或细涩。习惯性便秘、老年人便秘、妇女产后便秘、儿童便秘、手术后便秘等属于血虚肠燥津亏者，皆可以随证加减使用。

【方剂分析】 方中肉苁蓉补肾阳，益精血，且可润肠通便，清·黄元御在《玉楸药解》中对其论述颇为中肯，称"肉苁蓉，暖腰膝，健骨肉，滋肾肝精血……养血润燥，善滑大肠，而下结粪，其性从容不迫，未至滋湿败脾，非诸润药可比"，故用为君药；当归甘辛而温，既能补血活血，又有润燥滑肠之功效，黑芝麻油润多脂，养血润燥，滑肠通便，二者合用增强养血润肠之功，共为臣药。更佐以枳实、莱菔子行气除胀，并能使当归、黑芝麻、肉苁蓉诸药补而不滞。五药合用，共奏补血润肠，行气通便之功。

【加减运用】 若见气虚者，加人参、黄芪以补气；肾精不足者，可加熟地黄、制首乌、枸杞子以滋补肾精；若见腰膝酸痛，下肢无力者，可加怀牛膝、续断、桑寄生；如果气滞较甚，则以枳实代枳壳，亦可加入陈皮、槟榔片、生白术等；若患者平素有痔疮，可加入槐角、桃仁、赤芍等；若伴有咳嗽者，可加入枇杷叶、炒杏仁、瓜蒌仁等。

【注意事项】 ①热邪伤津致阴虚者忌用。②复方芸归汤以肉苁蓉、当归为主药，故此二药用量须大，若以肾阳虚为主兼有血虚而便秘者，以肉苁蓉为君药，其用量初起从 25g 开始，量逐渐加大，最大可用至 50g。若以血虚为主证者，则以当归为君药，其用量最少为 20g，多可至 30g，否则效果较差。

【参考文献】 王荣，胡晓阳，段富津．段富津教授运用复方芸归汤治疗便秘的经验 [J]．中医药信息，2011，28（1）：30-31.

皂角牵牛丸 （国医大师朱良春方）

【药物组成】 炙皂荚子、炒枳壳、砂仁、广木香、牵牛子、莱菔子等份为末。

【使用方法】 炼蜜为丸，每丸约重 3g，早晚饭前枣汤或米饮送吞 1 丸。

【功效主治】 化痰降浊，润肠通便。肥胖者便秘，治疗老年形体丰腴者便秘疗效亦佳。

【方剂分析】 取《金匮》皂荚丸合危亦林皂角丸之意。皂荚子润燥通便，祛风消肿，逐秽涤垢，治大便燥结，李时珍谓其"治风热大肠虚秘、瘰疬、肿毒、疮癣"，又云："能通大肠阳明燥金，乃辛以润之义"。李东垣谓能"和血润肠"。皂荚、皂荚子均含皂苷，虽均有刺激燥悍之性，但入丸量微少，服后反有调中健脾之功，牵牛少用亦有调中健脾之妙，笔者历年治疗小儿疳疾均选用此两药配伍，疗效理想。皂荚合牵牛子能刮垢、能涤瑕、能促助分泌、能融释秽浊痰黏。用枣汤或米饮送服，乃取十枣汤之意，在峻悍药中寓润沃缓和之法，以防烦懊嘈杂等不良反应。方中用砂仁平调脾胃乃取仲景大半夏汤之意，盖太阴湿土，得阳始运，阳明燥土得阴方安，砂仁得白蜜，两扼其要，可润阳明之燥，可降太阴之逆；加木香以行三焦之滞气，助砂仁通脾肾之元气，痰郁可开也。且有"善治痰者，不治痰而治气"之意。此方峻药轻投，缓缓斡旋，故治痰秘、风秘或老年性便秘无不良反应。

【参考文献】 邱志济，朱建平，马璇卿．朱良春治疗顽固便秘的廉验特色选析——著名老中医学家朱良春教授临床经验（47） ［J］．辽宁中医杂志，2003，（11）：867-868.

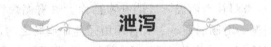

泄泻

大月晶丸 （国医大师尼玛方）

【药物组成】 萝蒂、寒水石、铁屑、金钱白花蛇、绿绒蒿、藏茴香、石灰华、甘草、红花、渣驯膏、诃子、余甘子等。

【功效主治】 提升胃火，健胃消食。用于久泄。

【参考文献】 多杰拉旦．名藏医尼玛成才之路 ［J］．中华民族医药杂志，2014，20（8）：32-34.

甘露月晶丸 （国医大师尼玛方）

【药物组成】 寒水石（制）、天竺黄、红花、渣驯膏、铁粉、川木香、獐牙菜、马钱子（制）、欧曲（制）、熊胆、牛黄、麝香等。

【功效主治】 提升胃火，健胃消食。用于治疗久泄病。

【参考文献】 多杰拉旦．名藏医尼玛成才之路 ［J］．中华民族医药杂志，2014，20（8）：32-34.

十五味止泻木散 （国医大师尼玛方）

【药物组成】 止泻木子、榜嘎、力嘎都、木香、马兜铃、牛黄、天竺黄、红花、铁棒锤（嫩枝）、渣驯膏、黑冰片、麝香、安息香、波棱瓜子、荜茇、京墨。

【功效主治】 止泻止痛。用于治疗久泄病。

【参考文献】 多杰拉旦．名藏医尼玛成才之路 ［J］．中华民族医药杂志，2014，20（8）：32-34.

十味消食散 （国医大师尼玛方）

【药物组成】 诃子、石榴子、肉桂、豆蔻、荜茇、胡椒、光明盐、干姜、寒

国医大师名方验方选

102

水石、渣驯膏。

【功效主治】 止泻止痛。用于治疗脾胃病。

【参考文献】 多杰拉旦.名藏医尼玛成才之路 [J].中华民族医药杂志，2014，20（8）：32-34.

榆菖煎 （国医大师徐景藩方）

【药物组成】 石菖蒲 10g，木香（后下）10g，白及 15g，黄榆 30g。

【使用方法】 煎汤保留灌肠，每日 1 次。

【功效主治】 止泻止痢。主要用于腹泻、腹痛，肛门重坠，大便有不净感。

【方剂分析】 方中石菖蒲芳香化湿，木香行气止痛，白及、地榆收敛止血，为徐老治顽固泻痢之有效经验方。

【参考文献】 陈敏.徐景藩教授从肝脾肾论治久泻经验 [J].中医学报，2016，31（212）：47-49，53.

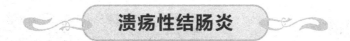

溃疡性结肠炎

溃疡性结肠炎方 （国医大师李佃贵方）

【药物组成】 黄连 15g，白头翁 15g，地榆 15g，白花蛇舌草 15g，败酱草 12g，白豆蔻（后下）12g，砂仁（后下）15g，炒扁豆 15g，广木香（后下）9g，当归 9g，川芎 9g，诃子肉 15g，白芍 30g。

【使用方法】 每日 1 剂，水煎服。

【功效主治】 化浊解毒。适用于溃疡性结肠炎。症见腹痛，脓血便，每日 10 余次；伴里急后重，口干、口苦，周身乏力；纳呆，寐差，小便黄；舌质红，苔黄厚腻，脉弦滑。

【方剂分析】 白花蛇舌草、白头翁、败酱草清热解毒。木香、砂仁、白豆蔻等芳香化浊，悦脾醒脾，内消湿浊；黄连清热解毒，当归、川芎、白芍、地榆等活血化瘀通络。白扁豆健脾祛湿；诃子肉涩肠止泻，与木香、砂仁相伍则无"闭门留寇"之弊。

【加减运用】 便脓血黏液者，加地榆、槐花；出血多者，加三七粉、血余炭。

【注意事项】 配合耳穴贴压大肠、脾、内分泌、皮质下等穴位。

【参考文献】 杜艳茹，张纨，王延峰，等.李佃贵从浊毒论治溃疡性结肠炎 [J].上海中医药杂志，2009，43（2）：7-8.

化浊解毒消痈方

【药物组成】 白头翁、藿香（后下）、佩兰（后下）、茵陈、黄连、黄柏、当归、芍药、白花蛇舌草、半枝莲、半边莲、秦皮、苦参、木香（后下）、茯苓。

【使用方法】 每日1剂，水煎服。

【功效主治】 化浊解毒，清热利湿。适用于溃疡性结肠炎发作期。

【方剂分析】 白头翁归大肠与肝，味苦性寒，能入血分，清热解毒，凉血止痢。黄连之苦寒，清热解毒，燥湿厚肠；黄柏泻下焦湿热，两药共助君药以清热解毒，尤能燥湿止痢。秦皮归大肠经，苦寒性涩，主热痢下重。四药相合，清热解毒、凉血止痢作用较强，为热毒血痢之良方。藿香配佩兰化浊醒脾，清热利湿，当归、白芍补血活血，半边莲、半枝莲合用清热解毒化浊，茯苓、苦参健脾燥湿，木香顺气。

【参考文献】 娄莹莹，霍永利，赵亚萍，等．李佃贵治疗溃疡性结肠炎经验[J]．中国中医药杂志，2016，31（4）：1290-1292.

温肾固涩方

【药物组成】 党参、炒苍术、炒白术、炮姜、补骨脂、吴茱萸、肉豆蔻、石榴皮、半枝莲、半边莲。

【使用方法】 每日1剂，水煎服。

【功效主治】 温肾固涩，化浊解毒。适用于非特异性溃疡性结肠炎。症见久泻不愈，便下脓血及黏液，形寒肢冷，腹痛肠鸣，常于晨间作泻，泻后痛减，舌质淡，苔白，脉沉细。

【方剂分析】 党参健脾补气，苍术、白术健脾祛湿，炮姜、吴茱萸温补脾肾，补骨脂、肉豆蔻涩肠止泻，石榴皮涩肠止泻、止血、杀虫，半边莲、半枝莲化浊解毒。

【参考文献】 冯金萍．李佃贵教授治疗慢性非特异性溃疡性结肠炎的经验[J]．河北中医，2009，31（10）：1447-1448.

益气健脾方

【药物组成】 党参、生黄芪、炙黄芪、茯苓、炒苍术、炒白术、百合、乌药、山药、升麻、石榴皮、绞股蓝、板蓝根。

【使用方法】 每日1剂，水煎服。

【功效主治】 益气健脾，化浊解毒。适用于非特异性溃疡性结肠炎。症见腹痛绵绵，面色少华，纳食不香，黏液便及脓血便夹杂，舌质淡，苔薄白及脉细弱。

【方剂分析】 党参、生黄芪、炙黄芪、茯苓健脾益气；苍术、白术健脾燥湿；百合、乌药润胃养阴，疏通气机；山药健脾益气；升麻升阳、发表、解毒；石榴皮涩肠止泻、止血、杀虫；绞股蓝、板蓝根化浊解毒。

【参考文献】 冯金萍．李佃贵教授治疗慢性非特异性溃疡性结肠炎的经验[J]．河北中医，2009，31（10）：1447-1448.

行气活血方 （国医大师李佃贵方）

【药物组成】 百合、乌药、炒枳壳、香附、当归、赤芍、白芍、广木香（后下）、桃仁、红花、牡丹皮、丹参、三七粉（分冲）、白花蛇舌草、葛根。

【使用方法】 每日1剂，水煎服。

【功效主治】 行气活血，化浊解毒。适用于非特异性溃疡性结肠炎。症见肠鸣腹胀，腹痛固定，泻下不爽，嗳气少食，面色晦暗，舌质紫，脉涩或弦细。

【方剂分析】 百合甘寒，润胃养阴；乌药疏通气机，顺气畅中止痛；白芍柔肝解郁，酸甘化阴；当归、川芎、赤芍活血通络化瘀止痛；木香、香附行气活血，桃仁、红花、牡丹皮破血化瘀，丹参、三七活血止血，白花蛇舌草、葛根清热化浊解毒。

【参考文献】 冯金萍．李佃贵教授治疗慢性非特异性溃疡性结肠炎的经验[J]．河北中医，2009，31（10）：1447-1448.

通腑泻浊方 （国医大师李佃贵方）

【药物组成】 生大黄、牡丹皮、黄芩、黄连、砂仁、肉豆蔻、桃仁、薏苡仁、蒲公英、败酱草。

【使用方法】 每日1剂，水煎服。

【功效主治】 通腑泻浊，解毒。适用于非特异性溃疡性结肠炎。症见腹胀坚满，腹痛拒按，大便不爽，兼夹脓血，口苦，不思饮食，舌质红，苔黄或腻，脉滑数。

【方剂分析】 大黄泻火逐瘀，通便解毒；牡丹皮凉血清热，活血散瘀，黄连、黄芩凉血除热，桃仁性善破血，以通瘀滞，砂仁、肉豆蔻、薏苡仁健脾理气除湿，蒲公英、败酱草清热解毒。

【参考文献】 冯金萍．李佃贵教授治疗慢性非特异性溃疡性结肠炎的经验．[J]．河北中医，2009，31（10）：1447-1448.

清热利湿方

【药物组成】 藿香（后下）、佩兰（后下）、荷叶、白头翁、黄芩、黄连、秦皮、白芍药、薏苡仁、板蓝根、蒲公英。

【使用方法】 每日 1 剂，水煎服。

【功效主治】 清热利湿，化浊解毒。适用于非特异性溃疡性结肠炎。症见腹痛、腹泻反复发作，便中夹脓血，里急后重，肛门灼热，口苦，口臭，脘痞呕恶，小便短赤，舌质红，苔黄腻，脉数或滑。

【方剂分析】 藿香配佩兰、荷叶散表邪、化里湿、醒脾开胃、和中止呕；白头翁归大肠与肝，味苦性寒，能入血分，清热解毒，凉血止痢；黄连之苦寒，清热解毒，燥湿厚肠；黄柏泻下焦湿热，清热解毒，尤能燥湿止痢；秦皮归大肠经，苦寒性涩，主热痢下重；白芍调和气血；薏苡仁清热利湿；板蓝根、蒲公英清热解毒。

【参考文献】 冯金萍．李佃贵教授治疗慢性非特异性溃疡性结肠炎的经验[J]．河北中医，2009，31（10）：1447-1448.

清化肠饮

【药物组成】 仙鹤草 20g，地榆炭 10g，茵陈 12g，黄连 3g，白豆蔻（后下）4.5g，佩兰（后下）9g，薏苡仁 20g，厚朴 9g，白扁豆 12g，赤芍 15g。

【使用方法】 水煎服，每日 1 剂。

【功效主治】 清热祛湿，调气舒络。适用于湿热蕴肠型溃疡型结肠炎。症见腹泻黏液脓血便，里急后重，舌苔黄腻，脉滑数或濡数。或兼肛门灼热，身热，下腹坠痛或灼痛，口苦，口臭，小便短赤。

【加减运用】 偏盛则苔腻少黄，口淡黏，小便淡黄，大便多白黏，去白豆蔻、白扁豆、赤芍，加苍术、草果、泽兰；热偏盛呈苔黄腻而干，口苦，口渴，高热，大便或秘结，去白豆蔻、厚朴，加黄芩、知母、白头翁或大黄。

【参考文献】 王文荣．杨春波主任治疗溃疡性结肠炎学术特点和经验总结[J]．福建中医药，2011，42（2）：20-21.

健脾清化饮

【药物组成】 党参、茯苓、白术、赤芍、茵陈、黄连、厚朴、白豆蔻（后下）、仙鹤草、地榆炭。

【使用方法】 水煎服，每日 1 剂。

【功效主治】 健脾清化，调气舒络。适用于脾虚湿热型结肠炎。症见腹泻时发时止，遇劳则发或加剧，发时有黏液脓血便，食少纳差，食后腹胀，舌苔黄腻，脉细弱或濡缓。或兼腹部隐痛喜按或坠痛，肢体倦怠，神疲懒言，面色萎黄。

【方剂分析】 此方在清化饮的基础上加健脾之党参、白术、茯苓，以达到健脾清化的作用，加解毒疗疮、止血凉血的仙鹤草，共奏调气舒络之功。

【加减运用】 便血色鲜红者加紫珠草、侧柏叶；色暗红者加炒蒲黄、三七；色淡红者加阿胶、炒当归；便下白冻者加浙贝母、桔梗；腹痛甚者，气痛加川楝子、木香，血瘀加延胡索、三七。

【参考文献】 王文荣. 杨春波主任治疗溃疡性结肠炎学术特点和经验总结[J]. 福建中医药，2011，42（2）：20-21.

清肠愈疡汤　　　　　　　　　　　（国医大师周学文方）

【药物组成】 黄芪 10g，黄柏 10g，胡黄连 10g，白芍 10g，地榆 10g，白及 10g，苦参 6g，浙贝母 10g，海螵蛸 10g，三七粉（分冲）2g，甘草 6g。

【使用方法】 水煎服，每日 3 次，疗程 4 周。

【功效主治】 清热祛湿，收敛止血。适用于溃疡性结肠炎，证属湿热蕴结肠道。

【方剂分析】 方中黄芪益气养元，健脾利湿；黄柏、胡黄连清解下焦湿热；苦参清热燥湿，清解胃肠郁热；白及、浙贝母敛疮生肌；三七活血化瘀，止血定痛；海螵蛸收敛止血，收湿敛疮；地榆凉血止血；白芍敛阴和营，缓急止痛；甘草益气缓急，和解诸药。诸药相合，共奏清解肠道湿热、收敛止血止泻之功。

【参考文献】 周天羽，张扬，宫照东，等. 清肠愈疡汤治疗溃疡性结肠炎的临床观察 [J]. 世界中西医结合杂志，2009，4（6）：416-417，419.

清肠化痛汤　　　　　　　　　　　（国医大师李玉奇方）

【药物组成】 威灵仙 20g，苦参 10g，槐花 20g，茯苓 20g，薏苡仁 15g，厚朴 15g，炒扁豆 15g，麦芽 15g，槟榔 20g，秦皮 10g，黄连 10g，白头翁 20g，桑白皮 10g，水红花子 15g。

【使用方法】 水煎服，每日 1 剂。

【功效主治】 清热健脾化湿。主治溃疡性结肠炎湿热郁滞大肠之腹痛，肠鸣腹泻，便中可见黏液，无脓血，1～2 次/日，伴见胃脘胀痛连胁，吞酸嗳气，纳差，四肢不温，小便频色黄，体重下降，面色晦暗，形体消瘦。舌质红，苔白腻，右手脉沉弦，左手脉濡。

【方剂分析】 方中苦参、槐花、黄连、白头翁、秦皮清热燥湿，凉血解毒，化裁于白头翁汤，治疗厥阴热利，热毒深陷厥阴血分，气血与热毒相搏、下迫大肠而见黏液脓血等；茯苓、薏苡仁淡渗利湿，桑白皮利水消肿，使湿邪从小便而出，给邪以出路；扁豆、麦芽健脾化湿扶正而不滋腻；厚朴、槟榔行气利水，二药合用，除痰饮，去结水，破宿血，温胃气，消化水谷而止痛；水红花子消瘀破积，健脾利湿，消中有补，补中带消，通络除瘀，用于虚而有积之人疗效非比寻常；威灵仙性辛温，祛风湿，通经络，佐诸药之寒凉。

【加减运用】 腹痛腹胀、纳差明显者，加莱菔子15g消食除胀、降气化痰，檀香5g温中开胃，姜黄15g破血行气，通经止痛。

【参考文献】 汤立东，王垂杰，王辉，等．李玉奇治疗溃疡性结肠炎经验[J]．辽宁中医杂志，2013，40（2）：224-226.

涧溪汤 （国医大师李玉奇方）

【药物组成】 苦参15g，甘草20g，槐花20g，白头翁20g，秦皮20g，葛根10g，当归20g，厚朴15g，茯苓20g，薏苡仁20g，沉香面（分冲）5g，芡实15g，黄连15g，槟榔片15g。

【使用方法】 水煎服，每日1剂。

【功效主治】 清热利湿，行气通腑。主治溃疡性结肠炎排稀软便，6～7次/日，便中带有少量黏液及脓血，便前腹痛肠鸣，便后不爽，伴乏力，口干不渴，面色灰垢，脐旁轻微压痛。

【方剂分析】 方中苦参、槐花、黄连、白头翁、秦皮清热燥湿，凉血解毒；厚朴、槟榔片、沉香行气利水，除满止痛；茯苓、薏苡仁淡渗利湿，芡实健脾止泻，利小便而实大便；当归补血活血，葛根升阳止泻，补脾土而升脾阳，祛邪而不伤正；甘草缓急止痛，调和诸药。

【加减运用】 郁滞重者加防风，去肠风而止利，木香顺气、行气而化滞。

【参考文献】 汤立东，王垂杰，王辉，等．李玉奇治疗溃疡性结肠炎经验[J]．辽宁中医杂志，2013，40（2）：224-226.

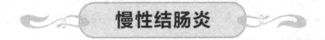

慢性结肠炎

葛枳二仁汤 （国医大师徐经世方）

【药物组成】 葛根30g，桔梗15g，苍术15g，枳壳15g，槟榔9g，桃仁10g，马齿苋15g，五谷虫6g，陈皮15g，薏苡仁30g，扁豆花6g。

【使用方法】 水煎服，每日1剂。

【功效主治】 健脾和胃，利湿止泻。慢性结肠炎属脾虚湿滞，腑气失利的虚实夹杂症。

【方剂分析】 取葛根、桔梗以升提醒脾、启发脾机；配苍术燥湿运脾，和胃培土；方用枳壳、槟榔、桃仁宽肠导滞，推陈出新；马齿苋、五谷虫清热解毒，健脾消积；陈皮、薏苡仁、扁豆花理脾和胃，利湿止泻，全方合力，以收良效。

【参考文献】 杨凯，卓思源，凡巧云，等．徐经世论内科杂病治在理脾［J］．中国中医药现代远程教育，2010，8（8）：15-16.

仙桔汤 （国医大师朱良春方）

【药物组成】 仙鹤草 30g，桔梗 6g，白槿花 9g，炒白术 9g，生白芍 9g，木香（后下）5g，炒槟榔 2g，乌梅炭 4g，甘草 4g。

【使用方法】 水煎服，每日 1 剂。

【功效主治】 健脾敛阴，清化湿热。主治慢性结肠炎，脾虚湿热所致之久泄。症见经常泄泻，时轻时重，或腹胀，便溏夹有黏液或间见少量脓血，反复发作不愈者。

【方剂分析】 方以仙鹤草、桔梗为主药。仙鹤草味辛而涩，有止血、活血、止痢作用，别名脱力草，具强壮作用。此方用之，取其强壮、止泻之功。桔梗一味，《金匮要略》排脓散用之，移治滞下后重，是此药之活用。木槿花擅治痢疾，《冷庐医话》赞其效著，此方取其能泄肠间湿热；久痢脾虚，取白术补脾助运；肠间湿热逗留则气滞，木香、槟榔调之；湿热伤营，白芍和之；久痢则下焦气化不固，少少用乌梅炭以固之；甘草调和诸药。合而观之，桔梗伍槟榔，升清降浊；槟榔伍乌梅炭，通塞互用；木香伍白芍，气营兼调。此方无参、芪之峻补，无芩、连之苦降，无硝、黄之猛攻。盖肠道屈曲盘旋，久痢正虚邪伏，湿热逗留，一时不易廓清。进补则碍邪，攻下则损正，正宜消补兼行，寓通于补方能切合病机。

【加减运用】 慢性结肠炎伴有肝郁脾滞者去槟榔，加柴胡 4g，萆薢 15g，秦艽 9g；泄泻日久体虚气弱而腹胀不著者去槟榔、木香，加党参 12g，炙黄芪 15g，炙升麻 4g；腹痛甚者加重白芍（15～30g）与甘草（9～15g）；湿热明显者加地锦草 30g，白头翁 10g。

【参考文献】 朱良春，蒋熙，朱婉华．仙桔汤［J］．陕西中医，1993（1）：24.

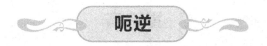

呃逆

顺呃汤 （国医大师张志远方）

【药物组成】 赭石（先煎）30g，丁香 3g，降香（后下）、沉香（后下）各

6g，旋覆花（包煎）9g，桂枝 6g，厚朴 9g，木香（后下）6g，大黄（后下）3g，柿蒂 3 个，刀豆子 6g。

【使用方法】 水煎服，每日 1 付。

【功效主治】 降逆止呃。主治呃逆。

【方剂分析】 方中赭石苦寒沉重，具有降逆之功，与降逆止呕、引气下行的旋覆花相伍增强功效，"四香"温中行气，桂枝与"四香"药相伍，以温运脾阳，温经通络；柿蒂降气止逆，柿蒂与丁香一升一降具有温胃散寒，降气止呃之功，刀豆子化中气之郁结，建运气机，诸药合用温中散寒、调和升降、健运气机；治疗呃逆有良效。

【参考文献】 岳娜，刘桂荣．张志远先生应用大剂量白术经验 [J]．山东中医杂志，2015，34（11）：877-878.

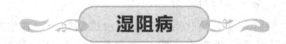

湿阻病

段老除湿汤　　　　　　　　　　　　　　　　　　　（国医大师段亚亭方）

【药物组成】 藿香（后下）10g，佩兰（后下）30g，石菖蒲 10g，苍术 10g，厚朴 10g，薏苡仁 30g，茯苓 15g，猪苓 15g，党参 15g，甘草 10g。

【使用方法】 水煎服，每日 1 剂，分 3 次服。

【功效主治】 健脾除湿。适用于湿邪阻滞脾胃之证。症见胸闷，腹胀，纳差，大便稀，头昏重痛，乏力，口干，口渴，脉濡，苔厚腻。

【方剂分析】 方中藿香、佩兰、石菖蒲芳香化湿，解表和中；苍术、厚朴健脾燥湿，理气化湿；薏苡仁、茯苓、猪苓淡渗利湿，湿从小便排出；党参、甘草益气和中。

【加减运用】 随证加减，寒邪偏重加防风、羌活，热邪偏重加黄芩、黄连，腹胀加木香、大腹皮，胸闷加枳壳、佛手。

【注意事项】 重预防，管好嘴，保护胃，少吃荤，多吃素，吃清淡，节生食，少 饮酒，酒伤胃，甜生湿，辛辣燥，适运动，健康好，才长寿。

【参考文献】 段亚亭，段砚．除湿汤治疗湿阻病 132 例 [J]．重庆市中医药学会学术年会论文集，2011：113-114.

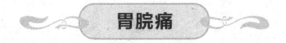

胃脘痛

解郁和胃汤　　　　　　　　　　　　　　　　　　　（国医大师刘祖贻方）

【药物组成】 柴胡 10g，酒白芍 12g，八月札 30g，木香 6g，乌药 10g，酒制川楝子 10g，薏苡仁 30g，炒麦芽 30g，甘草 10g。

【使用方法】 水煎服，每日 1 剂。

【功效主治】 疏肝解郁，理气止痛。肝气犯胃证之胃脘痛。症见胃脘胀痛，或牵引两胁，嗳气后减轻，情志不畅时加重，纳食减少，大便不爽，舌苔薄白，脉弦。

【方剂分析】 方中重用八月札，舒肝理气，除烦止痛；辅以柴胡疏肝解郁；酒白芍柔肝止痛；青木香、乌药行气止痛；酒制川楝子疏肝泄热，行气止痛；薏苡仁健脾止泻；炒麦芽行气消食开胃健脾；甘草补脾兼调和诸药，为佐使之药。

【加减运用】 泛吐酸水者，加海螵蛸或瓦楞子，胃脘灼热者，加蒲公英。

【参考文献】 周慎，刘芳. 刘祖贻和胃五法治疗胃脘痛经验 [J]. 上海中医药杂志，2008，42（6）：4-5.

降逆和胃汤　　　　　　　　　　　　（国医大师刘祖贻方）

【药物组成】 旋覆花（包煎）10g，代赭石（先煎）30g，八月札 30g，法半夏 10g，竹茹 10g，石见穿 15g，鸡内金 10g，炒麦芽 30g，炙甘草 10g。

【使用方法】 水煎服，每日 1 剂。

【功效主治】 降逆和胃。用于肝胃气逆证之胃脘痛。症见胃脘胀痛，恶心、呃逆，嗳气泛酸，纳食减少，大便干结，舌质淡红，苔薄白，脉弦。

【加减运用】 胃痛较甚者，加延胡索、九香虫；痞胀明显者，加大腹皮、乌药；泛吐酸水者，加海螵蛸；胃中灼热者，加蒲公英。

【参考文献】 周慎，刘芳. 刘祖贻和胃五法治疗胃脘痛经验 [J]. 上海中医药杂志，2008，42（6）：4-5.

化痰和胃汤　　　　　　　　　　　　（国医大师刘祖贻方）

【药物组成】 柴胡 10g，酒白芍 12g，炒枳壳 10g，法半夏 10g，陈皮 10g，竹茹 10g，酒制川楝子 10g，炙甘草 6g。

【使用方法】 水煎服，每日 1 剂。

【功效主治】 化痰和胃。用于肝郁痰滞证胃脘痛。症见胃脘痞满胀痛，嗳气频繁，进食后尤甚，时有泛酸，大便不畅，舌质淡红，苔腻，脉弦滑。

【加减运用】 痞胀明显者，加乌药、莱菔子；痰气上逆者，加旋覆花；痰郁化热者，加蒲公英；痛处固定、舌质偏暗者，加丹参、延胡索；纳食减少者，加鸡内金、麦芽；失眠多梦者，加酸枣仁、首乌藤。

【参考文献】 周慎，刘芳. 刘祖贻和胃五法治疗胃脘痛经验 [J]. 上海中医药杂志，2008，42（6）：4-5.

第二章　消化系统病证

养阴和胃汤 （国医大师刘祖贻方）

【药物组成】 生地黄 15g，麦冬 10g，沙参 12g，石斛 10g，蒲公英 15g，酒制川楝子 10g，佛手 10g，炙甘草 3g。

【使用方法】 水煎服，每日 1 剂。

【功效主治】 养阴和胃。用于阴虚气滞证胃脘痛。症见胃脘隐痛或灼痛，口干咽燥，知饥不欲食，大便偏干，舌质红，苔少，脉细数。

【加减运用】 痞胀明显者，加枳壳、大腹皮；纳少者，加砂仁、生谷芽、生麦芽；大便干结者，加玄参、火麻仁；泛酸者，加瓦楞子。

【参考文献】 周慎，刘芳. 刘祖贻和胃五法治疗胃脘痛经验 [J]. 上海中医药杂志，2008，42（6）：4-5.

温中和胃汤 （国医大师刘祖贻方）

【药物组成】 黄芪 30g，党参 10g，八月札 30g，乌药 10g，高良姜 6g，薏苡仁 30g，鸡内金 10g，炒麦芽 30g，甘草 10g。

【使用方法】 水煎服，每日 1 剂。

【功效主治】 温中和胃。用于脾虚寒滞证胃脘痛。症见胃脘隐痛或冷痛，腹胀不适，口干不欲饮，大便偏溏，舌质淡，苔白，脉细弦无力。

【加减运用】 泛吐酸水者，加海螵蛸或瓦楞子；痛处固定者，加延胡索、生蒲黄、五灵脂；腹中冷者，加肉桂。

【参考文献】 周慎，刘芳. 刘祖贻和胃五法治疗胃脘痛经验 [J]. 上海中医药杂志，2008，42（6）：4-5.

强胃汤 （国医大师张学文方）

【药物组成】 香附 10g，砂仁 6g，陈皮 10g，党参 12g，白术 12g，法半夏 8g，白芍 12g，山楂 15g，石斛 10g，丹参 15g，三棱 10g，甘草 5g。

【使用方法】 水煎服，每日 1 剂

【功效主治】 益气健脾，养阴止痛。主治：脾胃气虚阴亏，胃不能纳，脾不能运之脘腹隐痛，腹胀纳差，喜温喜揉，口干少饮，口中乏味，大便时结时溏，舌苔白微腻，脉弦缓或弦细等。

【方剂分析】 此方是在香砂六君子汤基础上加减而成。方中用党参、白术、甘草益气健脾，作为健运中焦的基础；加香附、砂仁、半夏、陈皮，行气消胀，化湿行痰，以祛脾弱湿聚之痰湿气滞；石斛养胃阴；白芍合甘草，酸甘化阴，使阴阳

互济，生化有源；丹参、三棱、生山楂化瘀止痛，健胃消积。全方脾胃兼顾，益气又可养阴，行气化湿，兼除痰湿，扶正又可祛邪，补中有健，阴阳两调，刚柔互济，脾胃薄弱者长服可以健脾强胃，故名"强胃汤"。

【加减运用】 有郁热者加黄芩、川楝子，寒热错杂者加黄连、干姜，肝气犯脾克胃者，加柴胡、郁金，胃痛较重者加延胡索，食积者加焦三仙，泛酸者去山楂加煅瓦楞子，胃阴亏虚、口干少津者可加乌梅。

【参考文献】 张学文．疑难病证治［M］．北京：人民卫生出版社，2013：498-499.

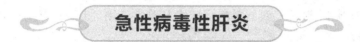

急性病毒性肝炎

利肝实脾饮 （国医大师李玉奇方）

【药物组成】 柴胡 25g，姜黄 15g，郁金 15g，牡丹皮 15g，虎杖 30g，龙胆草 20g，山栀 15g，黄连 15g，卷柏 20g，板蓝根 20g，大青叶 20g，青葙子 15g，谷精草 15g，滑石（先煎）20g，茯苓 20g。

【使用方法】 以茵陈 50g 煮水煎药，连服 1 个月为 1 个疗程。

【功效主治】 疏肝利胆，清热祛湿。治疗急性病毒性肝炎。

【方剂分析】 方中柴胡、姜黄、郁金、牡丹皮为君药；茵陈、虎杖、龙胆草为精兵轻骑直入敌军后方，擒贼擒王；山栀、黄连、卷柏、茯苓、滑石等清利湿热，健运脾气，宛如派兵远交近攻，稳住脾土；板蓝根、大青叶则是趁火打劫，痛打落水狗；青葙子、谷精草作为佐使，引路入肝，所谓"兵无向导不达贼境，药无引使不通病所"。

【加减运用】 皮肤黄染：加浮萍 15g，大黄 5g，萆薢 20g，丹参 20g；腹胀呃逆日甚：加白术 20g，蔻实 15g，莱菔子 15g。

【参考文献】 张会永．临证如迎战 组方如布阵 用药如遣兵——解读中医泰斗李玉奇教授肝病临床经验［J］．中华中医药学刊，2007，（3）：444-446.

第二章 消化系统病证

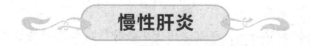

慢性肝炎

犀泽汤 （国医大师颜德馨方）

【药物组成】 犀角粉（分冲）3g，泽兰 9g，大金钱草 30g，土茯苓 30g，平地木 30g，败酱草 15g。

【使用方法】 水煎服，每日 1 剂。

【功效主治】 慢性肝炎，肝硬化患者属湿、热、瘀交结为患者。

【方剂分析】 以广犀角、泽兰入血以清热解毒，活血化瘀；土茯苓、大金钱草、平地木以疏肝清热，利尿化湿；败酱草凉血活血。诸药配伍，共奏清热毒、消瘀血、利湿浊之功效。

【加减运用】 湿重者加苍术、猪苓、赤茯苓、生薏苡仁；气滞甚者加沉香曲、川楝子、大腹皮、枳壳、广木香；瘀血证明显者加丹参、桃仁、郁金、红花、赤芍、延胡索、三棱、莪术；热重加金银花、山栀、夏枯草、蒲公英；热毒甚则选加白花蛇舌草、龙葵、蜀羊泉、蛇莓、半枝莲、七叶一枝花、石打穿等。

【参考文献】 颜新．颜德馨治疗肝病经验方二则［J］．江苏中医，1998，19（10）：12-13.

健脾疏肝饮 （国医大师颜德馨方）

【药物组成】 苍术 9g，白术 9g，桂枝 4.5g，茯苓 9g，厚朴 9g，郁金 9g，木瓜 6g，谷麦芽（各）9g，姜半夏 9g，青陈皮（各）6g，甘草 3g。

【使用方法】 水煎服，每日 1 剂。

【功效主治】 慢性肝炎，早期肝硬化患者属脾虚肝郁、湿浊内蕴者。

【方剂分析】 健脾疏肝饮取平胃散、二陈汤意，以健脾运、化湿浊为主。其中苍术一味，尤为颜氏所擅用，誉为"运脾胜品"，以其燥湿运脾，振奋生化之权，起废振颓；辅以郁金、木瓜、谷麦芽、白术等以疏肝郁、和胃气；加入少量桂枝温阳祛湿，以期"离照当空，阴霾自散"。全方共奏健脾燥湿、疏肝理气之功。

【参考文献】 颜新．颜德馨治疗肝病经验方二则［J］．江苏中医，1998，19（10）：12-13.

慢性丙型肝炎方 （国医大师邓铁涛方）

【药物组成】 党参 15g，茯苓 15g，白术 15g，甘草 5g，萆薢 10g，楮实子 15g。

【使用方法】 水煎服，每日 1 剂。

【功效主治】 健脾补气。本方适用于单纯脾气虚型的慢性病毒性丙型肝炎患者，临床症见面色淡白，少气自汗，倦怠乏力，身重，食欲缺乏，胁部不适感，腹胀便溏，舌淡嫩或胖有齿印，苔白或兼浊，脉虚弱。

【方剂分析】 本方取四君子汤补气健脾，楮实子疏肝解郁、行气化浊，萆薢祛除困郁脾土之湿浊。

【加减运用】 患者同时有其他兼夹证候出现时，则可根据辨证所得，采取适当的兼治法，在上方的基础上加减用药。其加减法为：脾虚较甚，并见气短声低、精神不振者，加黄芪15～25g，兼湿浊上泛，并见胸闷、恶心、呕吐、舌苔厚浊、脉缓滑者，加法半夏10g，砂仁6g以和胃降浊；若湿浊中阻，以身肢困重、腹胀便溏明显者，加薏苡仁15g，白豆蔻6g以通阳除湿；兼肝气郁结，并见胁痛较明显，易急躁、头晕头痛、脉弦者，加柴胡12g，郁金10g以舒肝解郁；兼肝阴不足，并见头目眩晕、失眠多梦、舌边尖红、苔少、脉弦细弱者，加桑寄生30g，女贞子12g，以太子参20g易党参，去草薢，以养肝阴；兼肾阳虚，并见面色青白、精神不振、腰腿酸痛、四肢欠温、脉兼迟或稍沉者，加杜仲15g，巴戟天12g，肉桂2g，以温补肾阳；兼血瘀阻络，并见面色黧黑或唇色紫暗、胁痛明显、肋下癥块、舌质紫暗、或有瘀点、脉弦缓或涩者，加丹参15g，茜草根12g，桃仁10g，以活血祛瘀；兼湿郁化热，并见口苦、小便黄浊，或轻度黄染，或低热，舌质嫩红，苔黄白厚浊，脉虚数者，加金钱草25g，茵陈25g，鸡骨草25g，以清利湿热。

【参考文献】 肖会泉，罗日永．邓铁涛治疗慢性丙型肝炎经验［J］．中医杂志，1999，40（9）：524-525．

茵萆清化饮 （国医大师杨春波方）

【药物组成】 茵陈、萆薢、薏苡仁各15g，白鲜皮、炒扁豆、清半夏、蒺藜、赤芍各10g，厚朴6g，白豆蔻（后下）4.5g。

【使用方法】 水煎服，每日1剂。

【功效主治】 理脾和胃，清化疏肝。适用于脾胃湿热肝郁型肝炎。症见脘胁不舒，知饥纳差，时呕或吐，口苦而黏，喜饮温水，四肢倦怠，小便淡黄或黄少，大便或溏；肝或大、触痛，面肤或鲜黄；舌尖红体淡红，苔黄腻，脉或弦缓。

【方剂分析】 本方选白扁豆、薏苡仁健脾祛湿为君；白鲜皮、萆薢、茵陈清热利湿为臣；佐以白豆蔻温脾燥湿；蒺藜、厚朴疏肝理气；清半夏、赤芍和胃通络，以辛、苦、温、微寒之性，达健脾和胃、清热祛湿、疏肝通络之能。

【加减运用】 ①偏热盛（舌苔黄腻干，口苦渴，小便黄，大便偏干），去厚朴、白豆蔻，加入枳壳10g，知母6g，黄连3g。②偏湿盛（舌淡红齿印、苔白腻根披黄，小便清，大便溏），去白扁豆、白鲜皮，加苍术、佩兰各10g。③若化火入营（舌红绛，苔薄黄干，脉细数；夜热心烦，黄疸加深，或溢齿血），当清营凉血。方易犀角地黄汤：水牛角（代）30g，生地黄、赤芍各15g，牡丹皮12g，黄连、藏红花各3g。

【参考文献】 张海鸥，杨永昇．杨春波主任论治肝炎经验——肝炎之治主在"脾"［J］．福建中医药大学学报，2014，24（6）：43-45．

精萆补化汤 （国医大师杨春波方）

【药物组成】 黄精、萆薢、仙鹤草各 15g，炒扁豆 12g，茯苓、赤芍、蒺藜各 10g，厚朴 6g，砂仁（后下）、炙甘草各 4.5g。

【使用方法】 水煎服，每日一剂。

【功效主治】 补脾清化，疏肝通络。症见脾虚湿热肝瘀型肝炎。脘胁刺痛，知饥纳差，口苦不渴，头晕肢乏，或畏风寒，小便淡黄，大便溏稀；面肤或黄，肝或肿大，舌淡红暗，苔薄白根黄腻，脉细或细弦无力。

【方剂分析】 用黄精、白扁豆、仙鹤草补脾益气为君；萆薢、茯苓、砂仁清热祛湿为臣；佐以蒺藜、厚朴、赤芍舒肝通络；使以炙甘草调和诸药兼顾中，合之具补脾益气、清热祛湿、舒肝理气、活血通络之功。

【参考文献】 张海鸥，杨永昇．杨春波主任论治肝炎经验——肝炎之治主在"脾"[J]．福建中医药大学学报，2014，24（6）：43-45.

黄精滋养汤 （国医大师杨春波方）

【药物组成】 黄精、山药、莲子、仙鹤草、墨旱莲各 15g，女贞子、桑叶、赤芍、茜草各 10g，甘草 3g。

【使用方法】 水煎服，每日 1 剂。

【功效主治】 养脾滋肝，清热通络。适用于脾肝阴亏络瘀型肝炎。症见脘胁刺痛，知饥纳可，口干少饮，头晕肢乏，或低热，小便淡黄，大便溏或夹干结；手足心热，或齿血溢红，肝大、触痛，舌质红或暗红，或有瘀斑，苔少或薄黄干，脉细数，肝掌红或暗红。

【方剂分析】 用黄精、山药、莲子、仙鹤草养脾为君，墨旱莲、女贞子滋肝为臣。佐以桑叶、赤芍、茜草舒肝通络，甘草使之和中，共奏养脾滋肝之阴，舒通气滞血瘀之络。

【参考文献】 张海鸥，杨永昇．杨春波主任论治肝炎经验——肝炎之治主在"脾"[J]．福建中医药大学学报，2014，24（6）：43-45.

沙苑补气汤 （国医大师杨春波方）

【药物组成】 沙苑子、生黄芪各 15g，丹参 12g，白术、菟丝子、泽泻、枳壳、泽兰各 10g，益智仁、炙甘草各 4.5g。

【使用方法】 水煎服，每日 1 剂。

【功效主治】 补脾益肾，化瘀利水。适用于脾肾气虚血瘀型肝炎。症见脘闷纳差，头晕肢乏，腰膝酸楚，气短畏冷，小便清，夜3～4次，大便溏软；消瘦，肝脾或大，或肝掌暗红，或齿血淡暗，面浮跗肿，舌淡暗或瘀斑，苔白，脉细无力。

【方剂分析】 白术、黄芪健脾益气为君，沙苑子、菟丝子、益智仁温补肾气为臣，佐用枳壳理气；丹参、泽兰、泽泻化瘀利水，炙甘草为使，合能补脾益肾，化瘀利水。

【加减运用】 ①不知饥，选加麦芽、谷芽、神曲、山楂、莱菔子、鸡内金等消食醒胃。②黄疸或加深，选用茵陈、白毛藤、金扁柏或虎杖、大黄、赤芍等清热凉血。③乙型病毒性肝炎，酌加苦参片、叶下珠、升降散等清热解毒。④脂肪肝，选加僵蚕、莱菔子、苍术、蒲黄、泽泻等化痰活络。⑤酒精性肝炎，加葛花、荷叶等解酒悦脾或金线莲清肝解酒。⑥絮浊长期不退者，加鹿角胶、炮山甲、卷柏等养肝散瘀。

【参考文献】 张海鸥，杨永昇．杨春波主任论治肝炎经验——肝炎之治主在"脾"[J]．福建中医药大学学报，2014，24（6）：43-45.

舒肝消积丸 （国医大师周信有方）

【药物组成】 柴胡（醋制）15g，茵陈40g，板蓝根30g，当归20g，丹参30g，莪术15g，党参（蜜制）20g，白术（炒）15g，黄芪（蜜制）40g，茯苓20g，沉香10g。

【使用方法】 以上药味如法炮制，粉碎或研细末，过筛、混匀，炼蜜制成大蜜丸（9g），即得。口服，每日早、午、晚饭后各服1丸。

【功效主治】 解毒，补虚，祛瘀。治疗各种慢性病毒性肝炎，早期肝硬化，肝脾大，肝功能异常等。

【方剂分析】 各种慢性病毒性肝炎，其临床表现和病理之共性，不外湿热、虚、瘀为主。湿热夹毒，邪毒留恋，是各种病毒性肝炎致病的主要病因；正气虚损，免疫功能紊乱低下，是发病的重要病机；肝失条达，气滞血瘀，又是本病的基本病理变化，由此构成各种慢性肝炎正虚邪实、虚实夹杂的病理变化特点。因此，本方采取解毒化湿、补虚、祛瘀三法合用的治疗原则，通治各种慢性肝炎。方中重用茵陈，配以柴胡，以清化湿热，调达肝气；板蓝根清热解毒；扶正补虚是以党参、白术、黄芪补脾益气为主；活血祛瘀是轻重药并用，以当归、丹参、莪术等养血益肝，化瘀消积；再辅以沉香、茯苓等醒脾开胃，利水除湿。

【参考文献】 周信有．舒肝消积丸[J]．吉林中医药，1991，（3）：34.

疏肝化积汤 （国医大师周信有方）

【药物组成】 柴胡9g，茵陈20g，板蓝根20g，当归9g，炒白芍20g，丹参

20g，莪术 9g，黄芪 20g，党参 9g，炒白术 9g，女贞子 20g，五味子 20g，茯苓 9g。

【使用方法】 水煎服或研末炼蜜为丸，每服 9g，每日 3 次。

【功效主治】 清热解毒，健脾除湿，活血化瘀。治疗湿热、虚、瘀所致的病毒性乙型肝炎，亦用于其他病毒性肝炎。

【方剂分析】 方中柴胡、白芍调达肝气，舒肝柔肝；茵陈、板蓝根、茯苓清解利湿，抑制病毒；当归、丹参、莪术养血调肝，活血祛瘀，以扩张肝脏血管，改善微循环，有利于肝细胞的营养和氧的供给，防止肝细胞的损害、变性和纤维组织的增生，防止肝病的发展从而促进其恢复；党参、白术、黄芪健脾益气，有利于血浆蛋白的提高，改善肝功能；女贞子、五味子补益肝肾，促进肝细胞功能的恢复，五味子酸收入肝，且有良好的降酶作用。全方配伍共具综合运用、整体调节之功。

【加减运用】 湿热重者茵陈可重用至 40～60g，以利清热利湿退黄，还可加赤芍、栀子以加强祛瘀利胆退黄之功；虚羸严重者，偏阳虚加淫羊藿、仙茅根、仙鹤草等以温阳补肾；偏阴虚加生地黄、枸杞子、何首乌等以滋阴补肾；胁痛甚者可酌加醋延胡索、三七、醋香附之类；对于已有肝硬化代偿失调，血脉瘀滞，阳虚不化出现腹水者，根据"去菀陈莝"、温阳利水的治则，在重用活血祛瘀和补益脾肾之品的基础上，尚需酌加理气行水之类，如大腹皮、茯苓皮、泽泻等，标本兼治。

【注意事项】 据周老长期的临床经验，如果单纯从病原学观点出发，选用对乙肝病毒有抑制作用的苦寒药组方治疗，其效往往不佳，而根据辨证，重用扶正培本，补益肝、脾、肾之品，其证候表现、肝功化验和免疫指标，一般都能得到相应地改善。

【参考文献】 吴全学. 周信有教授辨治病毒性乙型肝炎经验拾零 [J]. 甘肃中医，2005，(8)：13-14.

化肝解毒汤 （国医大师周仲瑛方）

【药物组成】 平地木、虎杖、红藤、土茯苓、贯众、黑料豆、甘草、升麻。

【使用方法】 每日 1 剂，水煎温服。

【功效主治】 清化湿热瘀毒。适用于慢性乙型病毒性肝炎，感受湿热之邪，邪气郁结日久化瘀化毒。

【方剂分析】 方以虎杖、平地木为主，功为清热化湿解毒，兼能凉血活血；辅以土茯苓、垂盆草相互协同，增强其清热解毒，凉血化瘀之效；佐以黑料豆、甘草调养肝脾肾；小量升麻（5g）透毒外出。诸药合用，共奏清化湿热、化解肝毒、凉血化瘀之功。

【参考文献】 苏克雷，郭立中，朱方石，等．周仲瑛辨治慢性乙型肝炎经验[J]．中医杂志，2014，55（3）：192-197.

慢肝复康汤　　　　　　　　　　　　　　　　　　（国医大师张琪方）

【药物组成】 柴胡、白芍、枳实、甘草、茯苓。

【使用方法】 水煎服，每日1剂。

【功效主治】 柔肝疏肝健脾。用于治疗慢性乙型病毒性肝炎。

【方剂分析】 此方为四逆散加茯苓而成，治则肝脾并调，增强建运脾胃之力。补益脾胃，以助气血化生。

【参考文献】 王少华，朱海燕．张琪教授治疗肾系疾病验案四则［J］．上海中医药大学学报，2001，15（3）：31-35.

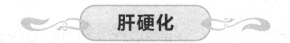

肝硬化

藻朴合剂　　　　　　　　　　　　　　　　　　　（国医大师张琪方）

【药物组成】 海藻35g，牵牛子12g，木香（后下）15g，厚朴30g，生姜25g，槟榔20g，白术20g，人参15g，茯苓30g。

【使用方法】 水煎服，每日1剂。

【功效主治】 行气逐水，益气扶正。适用于肝硬化腹水正虚水盛型。临床以腹部膨大，腹水，口干心烦，身体消瘦，面色黧黑，小便少，大便不爽，舌质紫，苔白，脉弦缓或弦细等为主症。

【方剂分析】 海藻是治疗腹水之有效药物，《本草纲目》记载海藻治"大腹水肿"，有软坚散结之效，但治疗本证用量宜大，一般25～50g为佳。牵牛子、槟榔可以攻逐水饮；人参、白术、茯苓为四君子汤主药，可益气健脾利水；厚朴、木香行气燥湿利水；生姜辛散水气。全方攻补兼施，标本兼治。

【加减运用】 若出现肝阴亏耗、阴虚内热等证候者，可酌加知母20g，天花粉20g。

【参考文献】 潘洋．张琪治疗肝硬化腹水经验［J］．中医杂志，2011，52（5）：380-385.

阻肝硬变饮　　　　　　　　　　　　　　　　　　（国医大师李玉奇方）

【药物组成】 马鞭草20g，连翘20g，蒲公英20g，生侧柏15g，山栀15g，卷柏 20g, 黄连 15g, 龙胆草 15g, 桃仁 10g, 红花 10g, 地龙 10g, 海金沙（包煎）15g, 黄芪 10g, 当归 25g, 白芍 20g, 白术 20g, 石韦 15g, 香橼 15g, 槟榔 15g, 桂枝 10g。

【使用方法】 以赤小豆 50g 煮水煎药，每日 1 剂。

【功效主治】 养肝理脾，化湿解毒，消肿化瘀。适用于肝硬化腹水瘀水互结型。

【方剂分析】 马鞭草、连翘、蒲公英、生侧柏充当"四门卫"，解毒消肿，扫清肝脾之路；山栀、卷柏、黄连、龙胆草乃本方之"四君子"，泻肝清火，降浊阴；桃仁、红花、地龙、海金沙实为"四剑客"，活血化瘀，攻打将军府；黄芪、白芍、当归、白术甘作"四进士"，养肝理脾，坚守后宫院。石韦药性寒凉，滑利膀胱而利水；槟榔行气利水消积；香橼疏肝理气；桂枝既可以湿通经脉，又可以助阳化气利水。

【参考文献】 张会永. 临证如迎战 组方如布阵 用药如遣兵——解读中医泰斗李玉奇教授肝病临床经验 [J]. 中华中医药学刊, 2007,（3）: 444-446.

柔肝软坚饮 （国医大师李玉奇方）

【药物组成】 墨旱莲 20g, 柴胡 20g, 土茯苓 20g, 琥珀粉（分冲）3g, 生蒲黄（包煎）10g, 牡蛎（先煎）40g, 龟甲（先煎）25g, 鳖甲（先煎）25g, 瞿麦 20g, 青皮 10g, 当归 25g, 桃仁 15g, 白茅根 20g, 丝瓜络 15g, 漏芦 15g, 黄芪 15g。

【使用方法】 水煎服，每日 1 剂。

【功效主治】 益气柔肝，软坚化瘀，疏通气机。用于治疗肝硬化。

【方剂分析】 方中墨旱莲、当归、柴胡、黄芪坐镇中央，柔肝益气，休养生息。久病似连年征战，内部杂乱，肝脾脉络受阻，恶血流内，以琥珀、生蒲黄、桃仁等梳理内政，更以土茯苓、瞿麦、青皮疏导气机，仿韩信之"明修栈道"，而此时龟甲、鳖甲、牡蛎借丝瓜络、漏芦之通络暗度陈仓，软肝散结。

【参考文献】 张会永. 临证如迎战 组方如布阵 用药如遣兵——解读中医泰斗李玉奇教授肝病临床经验 [J]. 中华中医药学刊, 2007,（3）: 444-446.

养肝育阴煎 （国医大师李玉奇方）

【药物组成】 土茯苓 20g, 猪苓 20g, 泽泻 20g, 当归 25g, 文蛤（先煎）40g, 浮萍 15g, 全蝎 5g, 阿胶（烊化）20g, 冬瓜仁 20g, 白术 20g, 大腹皮 20g, 桑白皮 20g, 白芍 20g, 姜皮 10g, 石斛 20g, 槐花 40g, 白茅根 25g, 女贞子 20g。

【使用方法】 以黑豆 50g 煮水煎药。

【功效主治】 养肝柔肝，利水育阴。用于治疗肝硬化。

【方剂分析】 方中猪苓、泽泻、阿胶取法猪苓汤，利水育阴；当归、白芍、女贞子、石斛等柔肝养肝；文蛤效法仲景之文蛤散，利水而补阴之不足；槐花清肝降压，降门脉高压；白茅根凉血止血，防出血于未然；地肤子、浮萍化气行水。土茯苓解毒除湿；全蝎通络散结止痛；冬瓜仁清热化痰。

【参考文献】 张会永.临证如迎战 组方如布阵 用药如遣兵——解读中医泰斗李玉奇教授肝病临床经验［J］.中华中医药学刊，2007，（3）：444-446.

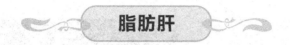

脂肪肝

化浊解毒护肝方　　　　　　　　　　　　　　　（国医大师李佃贵方）

【药物组成】 泽泻 15g，决明子 30g，生薏苡仁 30g，生山楂 30g，苍术 30g，茵陈 15g，虎杖 15g，姜黄 9g，延胡索 9g，柴胡 9g，郁金 9g。

【使用方法】 每日 1 剂，水煎服。

【功效主治】 解毒化浊，通降和络，滋阴养血。适用于脂肪肝。

【加减运用】 腹胀纳差加炒莱菔子、陈皮、大腹皮、槟榔、鸡内金、枳实、神曲、炒谷麦芽等；恶心加法半夏、竹茹等；胁肋疼痛加楝子、白芍、炙甘草等；服药后吐酸水加海螵蛸、煅牡蛎或减少山楂用量；嗳气频作加旋覆花、代赭石、竹茹等；下肢浮肿加猪苓、白术等；胸闷加瓜蒌、郁金、枳实、薤白等；口苦加栀子等；腰膝酸软加续断、桑寄生、杜仲等；失眠多梦加炒酸枣仁、合欢皮等；舌苔白厚腻加藿香、佩兰等；舌边齿痕加党参、白术、茯苓等。

【参考文献】 俞芹.李佃贵治疗脂肪肝经验［J］.辽宁中医杂志，2012，39（11）：2128-2129.

健脾豁痰汤　　　　　　　　　　　　　　　　（国医大师李振华方）

【药物组成】 白术 10g，茯苓 20g，泽泻 18g，玉米须 30g，桂枝 6g，制半夏 10g，厚朴 10g，砂仁（后下）8g，木香（后下）6g，山楂 15g，鸡内金 10g，橘红 10g，郁金 10g，石菖蒲 10g，桃仁 10g，丹参 15g，莪术 12g，甘草 3g。

【使用方法】 水煎服，每日 1 剂。

【功效主治】 健脾化痰，理气活血。用于非酒精性脂肪肝。

【方剂分析】 方中白术、茯苓、泽泻、玉米须健脾利湿；桂枝振奋脾阳，并助膀胱之气化以通阳利湿；半夏、橘红、厚朴、砂仁、木香理气燥湿，祛痰导滞；山楂、鸡内金消肉积，化瘀滞；石菖蒲、郁金豁痰行气；桃仁、丹参、莪术活血化瘀行气。

【注意事项】 忌食生冷肥甘之品，注意调理饮食，适当运动。

【参考文献】 李合国．国医大师李振华教授从脾论治非酒精性脂肪肝经验[J]．中医研究，2011，24（7）：62-63.

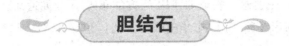

胆结石

化石散 （国医大师李佃贵方）

【药物组成】 陈皮、半夏、茯苓、浙贝母、柴胡、郁金、威灵仙、茵陈、青礞石、丹参。

【使用方法】 水煎服，每日1剂。

【功效主治】 祛瘀化浊，通络化石。适用于胆石症。

【方剂分析】 陈皮、半夏、青礞石、浙贝母祛痰化浊，柴胡、金钱草、茵陈疏肝利胆，茯苓健脾祛湿，丹参、郁金、威灵仙活血通络。诸药合用，使浊痰祛，瘀滞除，结石化。

【参考文献】 赵军艳，白亚萍．李佃贵教授治疗胆石症经验［J］．四川中医，2013，21（2）：1-2.

溶石散 （国医大师李佃贵方）

【药物组成】 金钱草、茵陈、丹参、当归、赤芍、牡蛎、海藻、昆布、海浮石。

【使用方法】 水煎服，每日1剂。

【功效主治】 活血化瘀，软坚散结。适用于胆石症。

【方剂分析】 金钱草、茵陈清肝利胆，丹参、当归、赤芍活血化瘀，牡蛎、海藻、昆布、海浮石软坚散结。诸药组合，可使结石逐渐溶解，以至消散。

【参考文献】 赵军艳，白亚萍．李佃贵教授治疗胆石症经验［J］．四川中医，2013，21（2）：1-2.

排石汤 （国医大师李佃贵方）

【药物组成】 金钱草、茵陈、柴胡、枳实、白芍、延胡索、大黄（后下）、厚朴、芒硝（分冲）、川芎、香附。

【使用方法】 早晨空腹服油煎鸡蛋两个，促进胆汁分泌，中午用排石汤猛攻，患者一般可在晚上引起腹泻，结石每随大便排出。

【功效主治】 疏肝理气，通腑排石。适用于胆石症。

【方剂分析】 金钱草、茵陈、大黄清利肝胆，以柴胡、香附、川芎、枳实疏肝理气，以大黄、芒硝、厚朴通腑排石，以白芍、延胡索柔肝止痛。

【参考文献】 赵军艳，白亚萍.李佃贵教授治疗胆石症经验 [J].四川中医，2013，21（2）：1-2.

胆石症方　　　　　　　　　　　　　　　　　　　（国医大师周信有方）

【药物组成】 柴胡 30g，茵陈 40g，青皮 30g，郁金 30g，槟榔 30g，大黄 9g（后下），延胡索 15g，香附 15g，川楝子 9g，枳实 20g，鸡内金 20g，金钱草 30g，赤芍 20g。

【使用方法】 水煎服，每日 1 剂。

【功效主治】 清热利湿，疏肝理气，利胆排石，通腑泻浊。适用于胆石症。

【方剂分析】 方中茵陈、金钱草、鸡内金清热利湿，利胆排石；柴胡、青皮、香附、川楝子、郁金、赤芍、延胡索疏肝理气止痛，祛瘀利胆排石；枳实、槟榔破气除痞、消积导滞；大黄通腑泻浊。

【注意事项】 对粘连、嵌顿之结石，应慎用理气之品。

【参考文献】 薛盟举.周信有教授治疗胆囊炎、胆结石的临床经验 [J].环球中医药，2010，3（5）：376-377.

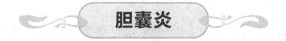

胆囊炎

胆囊炎方　　　　　　　　　　　　　　　　　　　（国医大师周信有方）

【药物组成】 柴胡 9g，黄芩 9g，栀子 9g，茵陈 30g，板蓝根 20g，虎杖 20g，金钱草 30g，败酱草 20g，赤芍 20g，丹参 20g，郁金 15g，枳壳 9g。

【使用方法】 水煎服，每日 1 剂。

【功效主治】 清热利湿，疏肝利胆。适用于湿热蕴结型胆囊炎。

【方剂分析】 方中茵陈、金钱草、虎杖清利肝胆湿热，导湿热从小便而去，其中虎杖兼有泻下通便之功，前后分消；黄芩、栀子清肝泻火；板蓝根、败酱草清热解毒；柴胡、郁金、枳壳疏肝理气和胃；赤芍、丹参化瘀止痛。

【加减运用】 根据病情亦可加生大黄 9g（后下）；呕吐加半夏 9g，竹茹 9g；

腹痛重加延胡索 20g，川楝子 9g；若出现黄疸，茵陈、赤芍均可加至 60g。

【参考文献】 薛盟举．周信有教授治疗胆囊炎、胆结石的临床经验［J］．环球中医药，2010，3（5）：376-377.

消化复宁汤 （国医大师徐经世方）

【药物组成】 竹茹 10g，苍术 15g，柴胡 10g，黄芩 9g，枳壳 12g，郁金 10g，延胡索 12g，白芍 20g，山楂 15g，蒲公英 20g，车前草 15g，谷芽、麦芽各 15g。

【使用方法】 每日 1 剂，水煎 2 次，共取汁 400ml 左右，分 3～4 次服下。

【功效主治】 宽中理气，调和肝胆，健脾和胃，平衡升降。以胆腑气机通降功能失常为主的胆胃病，相当于西医学的胆囊炎、胆石症、胆汁反流性胃炎等疾病。临床症见脘胁痛胀，善太息，口苦，纳呆，嗳气，腹胀，大便干稀不一，小溲偏黄，苔薄，或滑腻，或质红少苔，脉细弦等。

【加减运用】 湿浊不化，阻滞中焦，脘闷纳呆，去白芍、黄芩，加厚朴花 10g，绿梅花 20g，建曲 12g，以化湿健脾，理气和胃；湿邪热化，胃脘饱闷，大便不通，去白芍、山楂，加生大黄 6g，蒲公英 30g，以清热导滞，通腑畅中；肝气犯胃，嗳气吞酸较甚，去车前草、黄芩、山楂，加法半夏 12g，海螵蛸 15g，代赭石 9g，以降逆止酸；胆汁反流而致口泛苦水，去柴胡、黄芩、山楂，加葛根 15g，赭石 12g，黄连 3g，以镇逆和胃，顺气利胆；出现黄疸，加茵陈 15g，以淡渗利湿，利胆退黄；舌红少苔，重用石斛 30g，以益胃养阴，护救化源；症为结石，可加沉香 9g，玄明粉 1g，以利胆排石。

【参考文献】 陶永．徐经世运用消化复宁汤治疗胆胃病的经验［J］．安徽中医临床杂志，2000，（3）：217-218.

急慢性胆囊炎方 （国医大师张志远方）

【药物组成】 柴胡 15g，黄芩 12g，威灵仙 30g，苦参 15g，郁金 18g，白芍 30g，木香（后下）12g，白花蛇舌草 30g，大黄（后下）6g，枳实 15g，法半夏 12g，生甘草 9g。

【使用方法】 水煎服，每日 1 剂，早晚分服。

【功效主治】 利胆排石，软坚散结。主治急慢性胆囊炎、胆结石。

【方剂分析】 风药降气平肝，有助于胆汁的泄降，且风药可疏肝解郁而利胆，故风药可收利胆之功，药如柴胡、威灵仙。

【加减运用】 对胆结石症，可加生牡蛎 30g，炮山甲 12g，鸡内金 30g，金钱草 30g，芒硝 3～15g。伴黄疸加茵陈、栀子、田基黄；湿热盛加茵陈、龙胆草、泽泻；发热加青蒿、大青叶、板蓝根；伤阴加生地黄、沙参、石斛；溶石可用制乳香、制没药、硼砂、乌梅等研末冲服。

【参考文献】 郑国庆，林道友．张志远应用风药治疗肝胆病经验 [J]．辽宁中医杂志，1999，（2）：3 4.

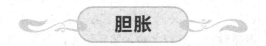
胆胀

| 胆胀经验方 | （国医大师伍炳彩方） |

【药物组成】 法半夏、茯苓、全瓜蒌、枳实各12g，竹茹10g，甘草6g，黄连3g，陈皮6g，龙胆草10g，柴胡10g，生牡蛎30g，天花粉30g。

【使用方法】 水煎服，每日1剂。

【功效主治】 化痰清热。用于治疗胆胀证。

【方剂分析】 方中温胆汤清热化痰；小陷胸汤清胆泄热；柴胡升发肝气；龙胆草大苦大寒，沉阴下降，泻肝胆实火；生牡蛎咸寒软坚，散气火之凝结；天花粉清热生津润燥。诸药合用，共奏清泻肝胆痰热而止痛之功。后又加用地龙、僵蚕祛风通络、化痰散结以消肩胛区之板滞不舒。

【参考文献】 吴松华．伍炳彩运用温胆汤合小陷胸汤化裁异病同治验案举隅 [J]．中医药通报，2012，11（4）：54-58.

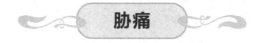
胁痛

| 和肝汤 | （国医大师方和谦方） |

【药物组成】 当归12g，白芍12g，白术9g，柴胡9g，茯苓9g，生姜3g，薄荷（后下）3g，炙甘草6g，党参9g，紫苏梗9g，香附9g，大枣4枚。

【使用方法】 水煎服，日一剂。

【功效主治】 养血柔肝，健脾益气，疏肝解郁。肝郁血虚，脾胃失和，两胁作痛，胸胁满闷、头晕目眩，神疲乏力，腹胀食少，心烦失眠，月经不调，乳房胀痛，脉弦而虚者。

【方剂分析】 "和肝汤"为方和谦教授自创的经验方，来源于《太平惠民和剂局方》的"逍遥散"。逍遥散为疏肝理脾的常用方剂，为肝郁血虚之证而设，它体用兼顾，肝脾同治，立法用意十分周到。方老在此方的基础上加用党参、香附、苏梗、大枣四味，使其和中有补、补而不滞，既保留了逍遥散疏肝解郁、健脾和营之内涵，又加重了培补疏利之特色，从而拓宽了逍遥散的适应证。"和肝汤"的组成

第三章 消化系统病证

有三个特点：其一，本方以当归、白芍药为君药，养血柔肝。肝为刚脏，体阴而用阳，当归、白芍药以阴柔之性涵其本。其二，以柴胡、薄荷、紫苏梗、香附为臣药；柴胡、薄荷疏肝解郁，加入紫苏梗、香附不仅降肝之逆，且能调达上、中、下三焦之气。四药合用有疏肝解郁、行气宽中之功，此所谓："肝欲散，急食辛以散之。"以辛散之剂遂其性。其三，又以党参、茯苓、白术、甘草四君汤为佐药，甘温益气、健脾和胃。既遵仲景"见肝之病，知肝传脾，当先实脾"之旨，又收"肝苦急，急食甘以缓之"之用，达到以甘温缓急杜其变的目的。上述特点使"和肝汤"成为一个调和气血、疏理肝脾、体用结合、补泻适宜的方剂，在临床上广泛应用于肝脾失和的多种病证。

【**加减运用**】 以肝郁脾虚、气血失调为主证，根据兼证的寒热虚实加减用药。

【**参考文献**】 李文泉，权红，高剑虹，等．方和谦创"和肝汤"的组方原则和临床应用 [J]．上海中医药杂志，2008，42（2）：1-3.

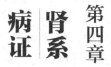

第四章 肾系 病证

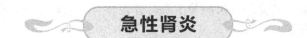

急性肾炎

野菊花坤草方
（国医大师张大宁方）

【药物组成】 野菊花 30g，蒲公英 30g，地丁 20g，车前子（包煎）20g，大、小蓟各 20g，白茅根 30g，益母草 30g，苦参 15g，鸡血藤 30g。

【使用方法】 水煎服，每日 1 剂，每日分两次服用。

【功效主治】 清热解毒活血。适用于急性肾炎。

【方剂分析】 方中方中野菊花、蒲公英、地丁清热解毒，益母草（坤草）重用，辅以大蓟、小蓟以活血清热，车前子、白茅根引药入肾经，同时利尿排浊，给邪以出路，鸡血藤补血活血，苦参清热祛湿，诸药合用，共奏清热活血解毒之用。

【加减运用】 蛋白尿严重者加土茯苓 30g、荠菜花 30g；血尿严重者，去苦参，加三七粉 3g 分冲服；热毒重者，可加板蓝根 30g。

【参考文献】 张大宁. 野菊花坤草汤治疗 96 例急性肾炎临床总结 [J]. 临床荟萃，1988，（5）：200.

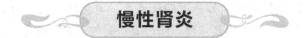

慢性肾炎

蛋白转阴方
（国医大师李济仁方）

【药物组成】 黄芪 50g，党参 20g，炒白术 15g，茯苓 15g，续断 15g，金樱子

15g，诃子 15g，乌梅炭 15g，萆薢 15g，石韦 20g，白茅根 20g，墨旱莲 15g，车前草 15g。

【使用方法】 水煎服，每日 1 剂。

【功效主治】 健脾补肾，收敛固涩。用于慢性肾炎蛋白尿。

【方剂分析】 方中重用黄芪、党参、白术健脾益气为主药治其本；辅以续断、金樱子、诃子、乌梅炭补肾壮腰、收敛固涩，以防蛋白的大量流失；萆薢、车前草、茯苓、石韦利湿清热，分清泌浊；白茅根、墨旱莲凉血止血治其标。

【加减运用】 水湿浸渍型加淡附片、猪苓等；肺肾气虚型加炙麻黄、连翘、炒杏仁、赤小豆等；脾肾阳虚型加土茯苓、金狗脊、淡附子等；风热搏结型加金银花、连翘、生地黄、薄荷、紫草、三七粉（分吞）等。

【注意事项】 应注意以下几点：①加强锻炼，增强体质，避免外邪侵袭。②注意饮食调摄，饮食要清淡易消化，忌食辛辣肥甘之品，若不浮肿，勿需过于忌盐。③保持皮肤清洁，特别是水肿时要避免抓破皮肤，以防感染。④注意休息，避免过劳。调摄情志，树立战胜疾病的信心。⑤慢性肾炎若已治愈，仍应坚持治疗，定期检查，以防病复。

【参考文献】 李艳．国医大师李济仁治疗慢性肾炎蛋白尿经验［J］．中华中医药杂志，2010，25（1）：83-86.

补泄理肾汤 （国医大师裘沛然方）

【药物组成】 黄芪 30～50g，巴戟天 15g，黄柏 15g，黑大豆 15～30g，大枣 5～10 枚，牡蛎（先煎）30～50g，土茯苓 20～30g，泽泻 15～20g。

【使用方法】 水煎服，每日 1 剂。

【功效主治】 益气补肾，行水泄浊。主治慢性肾炎、肾病综合征，或伴有肾功能不全，肾阴阳两虚、浊邪留滞者。

【方剂分析】 方中黄芪为君，有补气、升阳、利尿之功。巴戟天与黄柏配伍，一阳一阴，均为补肾要药。前者温而不热，益元阳，补肾气；后者苦寒而滋肾益阴。黑大豆入脾肾二经，据《本草纲目》记载，其有"治肾病，利水下气，制诸风热，活血解毒"之效。大枣健脾和营；牡蛎有涩精气而利水气作用；土茯苓利湿、清热、解毒、泄浊；泽泻渗湿泄热，养新水，去旧水。

【加减运用】 慢性肾炎因外感引动伏邪者，可加用羌活、白芷、苍耳草、蝉蜕等；如果血压偏高，可加用夏枯草、防己等；另如党参、黄芪、附子等对血压有双向调节作用，血压偏高而见阳虚症状者可用；如伴有湿热内蕴者，可加用漏芦、生大黄、白蔹、猪苓、茯苓等；阳虚明显者，加炮附子、干姜、肉桂、仙茅等。

【参考文献】 施志经，李敏娟．裘沛然治疗肾病的独到经验［J］．上海中医药杂志，1996（7）：2-3.

肾甦方

【药物组成】 黄芪 50～90g，白术 15～20g，防风 15～20g，淮山药 20～30g，水蛭 8～10g，蝉蜕 10～15g，柴胡 10～15g。

【使用方法】 每日 1 剂，水煎 2 次，混匀后分 3 次温服。

【功效主治】 益肺健脾，补肾固精，除湿通络。适用于慢性肾小球肾炎、慢性肾衰竭（早中期）、肾病综合征等所致肾功能不全、蛋白尿，证属肺、脾、肾三脏气虚，湿滞络阻精失者。

【方剂分析】 此方以玉屏风散加淮山药、水蛭、蝉蜕、柴胡而成。方中重用黄芪既可益肺脾之气，又可固表实卫，配防风祛邪防止外邪入侵，还能有效地防止患者因外感而加重病情。白术甘温，合黄芪增加益气健脾之力，合防风祛风除湿，有效地缓解蛋白尿患者小便"风泡沫"的症状。郭老认为尿中泡沫多，不仅是精微物质外泄之征，也与风邪内干有关。山药健脾、除湿、补气、益肺、固肾、益精，一药可兼治三脏，且具固精作用，可有效地防止蛋白丢失，合白术除湿，还可消水湿停滞之虞。慢性肾衰竭病程较长，中医认为"久病入络"，现代医学也认识到肾脏微循环障碍会使蛋白尿持续难消，甚至影响肾功能。因此，当佐活血之品，而内脏之脉络瘀阻，非虫类搜剔难以深入，故用水蛭、蝉蜕虫行搜剔，破血通络；且蝉蜕祛风，还能合防风强化祛散风邪之力以更好地消除尿中泡沫。郭老认为，机体正常代谢功能的恢复，有赖于肝之疏泄有度，升降有常，而柴胡一味，能升能散，擅调枢机，加之使气机通畅，清浊各依其路。

【加减运用】 若症见不任风寒，极易感冒，畏寒怕冷，面白少华，腰痛发凉，四肢不温，口淡不渴，夜尿清长，舌质淡有齿痕，脉沉细，属肺肾阳虚者，郭老自拟"阳济生肾气丸"，即制附片（先煎 60 分钟，以不麻口为度）20g，淫羊藿 30g，生地黄 15g，山茱萸 15g，茯苓 20g，川牛膝 15g，牡丹皮 10g，车前子（包煎）15g，石韦 20g。若见面红唇赤，口苦咽干，心烦易怒，小便短赤，腰膝酸软，手足心热，皮肤干燥，舌质红，脉细数，属肝肾阴虚者，郭老自拟"阴济生肾气丸"，即黄柏 15g，知母 15g，生地黄 20g，山茱萸 15g，茯苓 20g，川牛膝 15g，牡丹皮 15g，石韦 20g，车前子（包煎）15g。

【注意事项】 本方用于肾功能不全者，一般以血肌酐 $300\mu mol/L$ 以下为宜（正常值范围：男性 $44\sim133\mu mol/L$，女性 $70\sim108\mu mol/L$，小儿 $25\sim69\mu mol/L$），当血肌酐在 $400\mu mol/L$ 以上时，一般要配合肠道透析，严重者要配合血液透析。当患者已进行血液透析，西医要求严格控水者，不宜使用。若患者有高血压、高血糖等疾病，运用本方治疗期间，西药按照西医医嘱执行，但与中药间隔 1 小时服用。蛋白尿、肾功能不全控制后，仍需坚持服药，逐渐减量，至完全停药，需1～3 年。

【参考文献】 李秘，李凯，江泳．从"肾甦"方探析国医大师郭子光教授治疗慢性肾功衰临床思路［J］．成都中医药大学学报，2013，36（2）：8-9.

利湿解毒饮 （国医大师张琪方）

【药物组成】 土茯苓 50g，草薢 20g，白花蛇舌草 30g，萹蓄 20g，竹叶 15g，山药 20g，薏苡仁 20g，滑石（先煎）20g，通草 10g，白茅根 25g，益母草 30g，金樱子 15g。

【使用方法】 水煎服，每日 1 剂。

【功效主治】 清热利湿，解毒。用于湿热毒邪蕴结于下焦，精微外泄所致的蛋白尿。

【方剂分析】 本方皆淡渗利湿之品，务使清热不碍脾，利湿不伤阴，以轻灵淡渗取效。金樱子为固涩之品，加入清热利湿药中有通中寓涩之意。有些患者蛋白尿长期不消，用健脾补肾法难以取效，而由于反复感染，出现一派湿热证候，用此方后蛋白大多可以消失。

【加减运用】 辨别湿热首先应区别湿邪与热邪二者孰轻孰重，本方对于湿重于热效果较好，如果热重于湿可用加味八正散治疗。

【参考文献】 孙元莹，张玉梅，姜德友．张琪教授治疗慢性肾小球肾炎经验［J］．四川中医，2006，24（2）：1-6.

黑豆薏仁饮 （国医大师路志正方）

【药物组成】 黑大豆 30g，生薏苡仁 20g，炒薏苡仁 20g，赤小豆 15g，荷叶 6g。

【使用方法】 以水 1000ml，煮极熟，任意食豆饮汁。

【功效主治】 补肾健脾，化湿散瘀。慢性肾炎后期，多见脾肾双亏，湿阻血瘀，以致蛋白尿长期不愈。

【方剂分析】 黑大豆味甘寒，性平无毒，能补肾、消肿、止痛；薏苡仁甘淡微寒，益肾渗湿、健脾胜水、微寒胜热；赤小豆味甘酸，性平无毒，性下行，通小肠、利小便、行水消肿；荷叶轻宣，味苦平，能升发阳气、散瘀血而不伤好血。诸药相配可以补肾健脾、行水散瘀。

【参考文献】 路志正．黑豆薏仁饮治疗慢性肾炎蛋白尿［J］．中医杂志，1988，（6）：63.

益肾化瘀利水汤 （国医大师张学文方）

【药物组成】 茯苓 15g，猪苓 10g，泽泻 10g，白术 12g，桂枝 10g，丹参

15g，川牛膝 12g，桑寄生 15g，山楂 12g，益母草 30g，白茅根 30g，通草 10g。

【使用方法】 水煎服，每日 1 剂。

【功效主治】 益肾化瘀，利水消肿。主治肾虚血瘀水肿。如肾小球肾炎、肾病综合征、慢性肾盂肾炎之水肿，小便不利，腰膝酸软，困倦乏力，脸色发暗，脘腹闷胀，舌瘀暗，脉沉涩。

【方剂分析】 方中以五苓散为基础，化气健脾利水，加川牛膝、桑寄生益肝肾，丹参、山楂、益母草活血化瘀利水，白茅根清热利水而不伤阴。

【加减运用】 阴虚者加阿胶、女贞子；气虚者加生黄芪；气滞腹胀者加大腹皮、槟榔等。

【参考文献】 张学文. 疑难病证治 [M]. 北京：人民卫生出版社，2013：495.

海马健肾丸 　　　　　　　　　　　　　（国医大师朱良春方）

【药物组成】 海马 30g，党参 30g，山萸肉 30g，砂仁 30g，熟地黄 90g，淫羊藿 90g，丹参 60g，山药 60g，茯苓 60g，薄荷 15g。

【使用方法】 共研细末，蜜丸如绿豆大，6g，2 次/日。

【功效主治】 补肾固涩。用于慢性肾炎，时肿时消，肾功能损害，蛋白尿持续不消，日久不愈。

【加减运用】 补气以黄芪为主药，以其能充养大气，调整肺、脾、肾三脏之功能，促进全身血液循环，提高机体免疫机能，同时兼有利尿作用；化瘀以地龙为要品，能走窜通络，利尿降压，两药相伍，具有益气化瘀，利尿消肿，降低血压等多种作用。玉米须除利尿降压外，尚能促进血液凝固，增加血小板，对于慢性肾炎，朱师常用玉米须煎剂（干品 100g，加水 1200ml，煮 30 分钟约得 500ml，过滤后分 4 次服完）坚持服用 3～6 个月可使浮肿逐渐消退，蛋白尿减少，因此可作慢性肾炎的常备饮料。慢性肾炎水肿甚者，朱师用蝼蛄（必须去头、足、翼）文火焙干。研细，2g，2 次/日送服。或用蟋蟀、蝼蛄（去头、足、翼）各 30 只，共研细末，分作 30 包，每日 1 包，分 3 次服，并以黄芪 30g 煎汤送服。阳虚甚者，加熟附片、淫羊藿各 12g 同煎。寓攻于补，相辅相成，收效满意。

【参考文献】 董汉良，陈雷. 朱良春治疗肾系疾病经验用药 [J]. 云南中医杂志，1993，（4）：17-19.

健脾益肾方 　　　　　　　　　　　　　（国医大师邹燕勤方）

【药物组成】 续断 15g，桑寄生 15g，太子参 30g，生黄芪 30g，炒白术 10g，茯苓 30g，生薏苡仁 20g。

【使用方法】 水煎服，每日 1 剂。

【功效主治】 补气健脾益肾。主治脾肾虚损之慢性肾炎。

【方剂分析】 肾气包括肾阴肾阳，所以补气健脾亦可助肾阴肾阳。无论肾阴虚，还是肾阳虚，邹师每于平补肾阴、平补肾阳之药中参入补气健脾的药物，以补益肾气，维护先天。续断味苦辛，性微温，桑寄生味苦、甘、性平，均为平补肾气之品，生黄芪味甘，微温，归脾、肺经，具补气健脾，利水消肿之功。太子参味甘，微苦，性略偏寒凉，补气健脾，兼能养阴生津，与黄芪相伍，可制约其甘温益气之温燥之性，又可防利湿之品苦燥伤阴。白术益气健脾、燥湿利水，薏苡仁、茯苓甘淡渗湿、健脾利水，三者既可扶正，又能祛邪。

【加减运用】 腰酸较甚，加入杜仲等补肾强腰；对于肿势明显者，邹师采用"轻药重投"法，即作用轻缓之淡渗药物投以重剂，常可获肿退水消之效，且不伤正气。如茯苓皮，为茯苓的皮部，渗湿利水作用强于茯苓，常用至 50g；生薏苡仁用至 30g，猪苓常用 30～40g，泽泻 20g，车前子 30g。茯苓、薏苡仁等又有健脾的作用，并伍以太子参、生黄芪、炒白术等补气健脾之品，利水而不伤正。湿热壅结上焦，咽喉不利者，选用玄参、桔梗、生甘草、射干、牛蒡子、制僵蚕、蝉蜕、金银花、炒黄芩等清利咽喉。湿热蕴结中焦者，运化转输失司，常用制苍白术、黄连、马齿苋、凤尾草、车前草、荠菜花等清利湿热。湿热流注下焦，膀胱气化不利者，尿沫增多，尿液混浊者，加石韦、黄蜀葵花、白花蛇舌草、车前草、猫须草、萹蓄、瞿麦、蒲公英、紫花地丁、荔枝草等清利解毒；湿热损伤络脉，血溢于外，出现肉眼血尿或镜下血尿者，视血尿情况选用小槐花、荠菜花、仙鹤草、白茅根、生地黄榆、紫珠草、水牛角片、大蓟、小蓟等清利凉血，配合参三七等止血而不留瘀。湿热浸淫肌肤，皮肤疮疖肿痛，每遣蒲公英、金银花、蚤休、土茯苓、地肤子、白鲜皮等清利解毒，消肿祛风。湿热流注肝经，肝胆湿热，则用马鞭草、垂盆草、田基黄、金钱草、茵陈、黄芩。临床治疗肾病提倡"久病必和络"，根据瘀血的轻中重不同分别用药。病轻者用轻药活血和络，如牡丹皮、丹参、赤芍、当归、泽兰、鸡血藤之类，适用于瘀血证较轻或不明显者。病程日久，有瘀血症状者，用活血化瘀药，如桃仁、红花、三棱、莪术、川芎、三七、益母草、茺蔚子、怀牛膝、川牛膝、乳香、没药等。三七既能化瘀，又可止血，邹师习用三七粉嘱患者常服，治疗慢性肾炎血尿经久不愈者。顽固性肾炎蛋白尿、水肿者，则用虫类药，如祛风利咽的制僵蚕、蝉蜕，祛风通络的蜈蚣、全蝎，破血逐瘀的水蛭、全蝎等，亦用成药大黄䗪虫丸等，用于病久又瘀血证较明显，而一般草药不易见效者。

【参考文献】 易岚．邹燕勤治疗慢性肾小球肾炎的经验［J］．江苏中医药，2015，47（12）：11-13.

二苓金栀汤

（国医大师吕仁和方）

【药物组成】 茯苓 30g，猪苓 30g，郁金 10g，栀子 10g。

【使用方法】 水煎服，每日 1 剂。

【功效主治】 利湿清热。常用于治疗慢性肾炎证属湿邪内停、气郁化火者，症见胸闷脘痞，肢体沉重麻木，头重如裹，性情急躁易怒，舌质红，苔黄腻，脉滑数。

【方剂分析】 茯苓甘淡而平，甘能补脾，淡能渗泄；猪苓偏走肾经，渗利之功较强；郁金芳香宣达善解郁，性寒清热入肝经血分而凉血降气；栀子善解三焦之郁火而清热利湿除烦。

【参考文献】 高菁，李靖．小方治大病——吕仁和教授治肾病小验方撷英 [M]．北京：中国盲文出版社，2015：231-237.

自拟萆薢分清饮

（国医大师刘尚义方）

【药物组成】 萆薢 20g，六月雪 20g，丹参 10g，川芎 10g，黄芪 30g，泽兰 10g，薏苡仁 20g，生熟大黄（后下）各 5g。

【使用方法】 水煎服，每日 1 剂。

【功效主治】 清热解毒，化浊通下。用以治疗慢性肾炎、慢性肾功能不全、尿毒症所致的水肿、少尿或多尿、身倦乏力、少气懒言、腰膝酸软、恶心、呕吐、纳差，或大便干结者。

【方剂分析】 萆薢、六月雪清热利湿解毒，清除体内蓄积的热毒，使之从小便而出，二者合为君药；生熟大黄清热泄浊通下，助君药之力，一方面加强六月雪、萆薢清热解毒之力，另一方面使所清之毒邪有出路，从肠道而走，导邪外出；同时薏苡仁、泽兰加强君药利水之功，与生熟大黄共为臣药。黄芪益气扶正，同时兼顾君药、臣药清泻伤正，为佐助、佐制之品。丹参、川芎行气活血以利行水之功，而为使药。

【加减运用】 湿热交阻加小陷胸汤；湿浊阻滞加车前草 20g，田基黄 20g；湿毒浸淫肌肤，皮肤发疹色红或痛者加三丁汤（紫花地丁 20g，蒲公英 20g，皂角刺 20g）；脾肾阳虚，畏寒者，加熟附片（久煎）10g，白术 10g，茯苓 20g；肾阳虚兼见腰膝酸痛者，加巴戟天 20g，续断 20g；肾阴虚者，加女贞子 20g，旱莲草 20g，玉竹 20g；或加苓消汤（茯苓 15g，泽泻 12g，阿胶 10g，金樱子 12g）；阴虚火旺者，加知母 10g，黄柏 10g，龟甲 20g 或鳖甲 20g；气阴两虚者，加生脉散；血虚者，加当归 10g，白芍 10g；瘀血阻滞，见舌质紫暗，或有瘀斑，尿血为主，加莪术 10g，益母草 20g，茜草 20g。

第四章 肾系病证

【参考文献】 唐挺，贺爱娟，霍文耀，等. 刘尚义教授补肾泄浊治疗慢性肾小球肾炎推广应用方案 [J]. 内蒙古中医药，2014，33（25）：31-32.

补肾活血泄浊基本方　　　　　　　　　　（国医大师刘尚义方）

【药物组成】 墨旱莲 20g，女贞子 20g，萆薢 20g，六月雪 20g，莪术 10g，川芎 10g，刘寄奴 20g。

【使用方法】 水煎服，每日 1 剂。

【功效主治】 养阴活血泄浊，清上补下。用于慢性肾炎，临床表现多种多样而以水肿、血尿、蛋白尿、高血压等为主，病程长，难以治愈者。

【方剂分析】 方中墨旱莲、女贞子为君药，味甘、酸，性寒，凉血止血，补益肝肾，来源于《医方集解》中二至丸功能补腰膝，壮筋骨，强肾阴；萆薢、六月雪味淡、微辛，凉，作为臣药以清热利湿，疏肝活血。莪术味苦、辛，性温，入肝脾经，性峻善削，能破气中之；川芎辛香善升，能上行头目巅顶，祛风止痛；刘寄奴，味苦，温，入心、脾经，可破血化积，三味活血药联用，共为使药，全方共奏养阴活血泄浊、清上补下之功。

【加减运用】 慢性肾病后期水肿多漫及眼睑、四肢，且多腰痛隐隐，缠绵难愈，治疗后期患者阴液亏损，阴虚阳亢多见，舌质红干，少苔甚至无苔，脉沉迟无力，间或四末不温，舌质淡，有瘀斑，苔薄，辨为阴阳俱虚，治疗上加用温补肾阳，强筋填髓的巴戟天、续断、补骨脂，重用木瓜、北沙参酸甘化阴，也可使用玉竹、石斛清养胃阴，或清除虚热的青蒿、地骨皮、玄参。湿邪为重，如油裹面，缠绵难除，而瘀血亦为阴邪，其性沉痼，固定不移。在祛湿方面，可选用辛温之品，如羌活、独活连用补肾温经散寒；干姜、细辛合用温化寒饮。对于瘀血阻滞，活用血肉有情之品的虫类药，攻坚破积以鳖甲为首，活血化瘀以水蛭为主，息风定惊选用全蝎，宣风清热选用白僵蚕，搜风解毒选用乌梢蛇，引气活血选用蜣螂，壮阳益肾选用花蜘蛛，消痈散肿选用地龙。

【参考文献】 刘华蓉，杨柱，卫蓉. 刘尚义教授治疗慢性肾病经验介绍 [J]. 贵州中医学院学报，2015，37（6）：60-62.

健脾益肾方　　　　　　　　　　　　　　（国医大师颜正华方）

【药物组成】 黄芪 20g，茯苓 25g，白术 15g，鹿角胶（烊化）10g，阿胶（烊化）10g，茺蔚子（包煎）15g，柴胡 12g，党参 12g，半夏 15g，车前子（包煎）20g，泽泻 15g，大腹皮 15g，益母草 20g，干姜 6g，大黄 3g，炙甘草 10g，生姜 10片，大枣 3 枚。

【使用方法】 水煎服，每日 1 剂。

【功效主治】 健脾益肾，和解少阳。主治慢性肾炎、尿毒症之水肿，胸腹胀满，甚者腹部胀大如水囊，伴恶心，时有呕吐，纳呆头晕，口苦咽干，不欲饮水，腰酸乏力，尿少，大便溏而不爽。面色苍白虚浮，舌质淡红，舌体胖，有齿痕，苔白滑，脉沉弦细。

【方剂分析】 方以黄芪、茯苓、白术、鹿角胶、阿胶健脾益肾；小柴胡汤和解少阳，疏利三焦；车前子（包煎）、泽泻、益母草、茺蔚子、大黄、干姜等药，降浊利湿，使水湿从二便而出。全方攻补兼施，权衡达变，故收良效。

【参考文献】 高社光，高莉.颜正华教授调补脾肾法治疗慢性肾病心悟［J］.中国中西医肿瘤杂志，2011，1（1）：70-73.

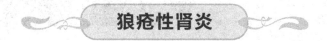

狼疮性肾炎

周老狼疮肝肾方
（国医大师周仲瑛方）

【药物组成】 功劳叶 10～15g，白薇 10g，生地黄 12～15g，制黄精 10g，制首乌 10g，枸杞子 10g，石斛 12g，漏芦 10g，紫草 6g，凌霄花 10g，炙僵蚕 10g，乌梢蛇 10g，秦艽 10g。

【使用方法】 水煎服，每日 1 剂，早晚各 1 次。

【功效主治】 培补肝肾，凉血祛风解毒。用于系统性红斑狼疮的缓解期（肝肾阴虚）。

【加减运用】 阴虚重，加炙鳖甲、玄参、知母等；阴虚阳亢，加怀牛膝、代赭石、龙骨、牡蛎、白芍等；风毒外袭，加秦艽、乌梢蛇、炙僵蚕、凌霄花、菝葜等；营血伏毒，加水牛角片、赤芍、川芎等；下焦湿热，加黄柏、墓头回、萆薢等。

【参考文献】 苏克雷，皇玲玲，万秀贤，等.周仲瑛教授治疗狼疮性肾炎的经验［J］.时珍国医国药，2010，21（7）：1784-1789.

周老狼疮脾肾方
（国医大师周仲瑛方）

【药物组成】 太子参 15g，生黄芪 20g，淫羊藿 10g，制附子（久煎）5g，生地黄 12g，制黄精 10g，汉防己 10g，天仙藤 12g，泽兰 10g，泽泻 10g，雷公藤 15g，商陆 9g，露蜂房 10g。

【使用方法】 水煎服，每日 1 剂，早晚各 1 次。

【功效主治】 补肾健脾，活血行水。用于系统性红斑狼疮的激素撤减期、晚期或慢性期患者（脾肾阳虚）。

【加减运用】 热势难退，低热绵绵，加银柴胡、炙鳖甲、葎草等；风湿遏表，皮疹瘙痒，加苍耳草、苦参、地肤子、浮萍等；咽喉疼痛，加玄参、桔梗、生甘草等；肝胃不和，加紫苏叶、黄连、法半夏、吴茱萸等；中虚湿热，加山药、苍术、地锦草等。

【参考文献】 苏克雷，皇玲玲，万秀贤，等．周仲瑛教授治疗狼疮性肾炎的经验［J］．时珍国医国药，2010，21（7）：1784-1789.

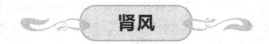

肾风

鲤鱼汤 （国医大师任继学方）

【药物组成】 活鲤鱼1尾（约250g，去头、鳞片、内脏），大蒜头1个，胡椒5g，茶叶、桂枝、生白术、泽泻、陈皮、大腹皮、砂仁各15g，生姜皮10g，土茯苓50～100g。

【使用方法】 共煎后，吃鱼喝汤。

【功效主治】 补精益脾，理气利水。用于肾风水湿肿满证。症见颜面虚浮，目下如卧蚕状，下肢浮肿，按之凹陷，甚则腹大如鼓，按之如囊裹水，尿少，大便多溏，或喘息咳唾，胸胁痛，重者喘急不能平卧。舌体多胖大，舌质淡，苔白润滑，脉多沉缓或沉迟。

【加减运用】 若阳虚明显，畏寒甚者加炮附子、干姜，桂枝易为肉桂；喘促甚者加炒葶苈子（包煎）、大枣、白芥子。若尿蛋白呈阳性者，须重用土茯苓，并加爵床50g。

【参考文献】 李蔚，孙伟．国医大师任继学治疗肾风及肾劳经验撷萃［J］．中国中医急症，2012，21（2）：203，234.

渗浊汤 （国医大师任继学方）

【药物组成】 炮附子（久煎）5～15g，肉桂10g，烫水蛭3～5g，土茯苓100～200g，沉香曲10～15g，生白术、葫芦巴、马鞭草、九香虫、姜厚朴各15g。

【使用方法】 水煎服，每日1剂。

【功效主治】 温阳透络，理脾益肾。用于肾风阳虚瘀浊证。症见全身畏寒，脊背尤甚，腰酸冷，四肢欠温，口淡纳呆，脘腹不舒，按之腹软而满，眼睑黑暗，面色黄而少华。舌质红，两侧有少许瘀斑，苔白，脉沉弦迟有力，或沉紧。

【加减运用】 若尿蛋白呈阳性者，须重用土茯苓，并加爵床50g。

【参考文献】 李蔚，孙伟．国医大师任继学治疗肾风及肾劳经验撷萃［J］．中国中医急症，2012，21（2）：203，234.

泄浊解毒汤 （国医大师任继学方）

【药物组成】 土茯苓100～200g，佩兰（后下）、丝瓜络、地肤子、地龙、丹参、清半夏、白蔻仁、草果仁、建曲各15g，干姜10g。

【使用方法】 水煎服，每日1剂。

【功效主治】 泄浊解毒，益肾通络。用于肾风浊毒瘀结证。症见面色灰白或灰黄，内罩青色，肉轮暗滞，皮肤瘙痒，纳谷不馨，恶心欲呕，腰酸痛，小便少。舌质淡而隐青，或有瘀斑，苔白腻浊，脉沉缓无力或沉弦。

【加减运用】 若阳虚明显，加炮附子、肉桂、巴戟天、淫羊藿；湿郁化热，加姜汁炒黄连、清炙枇杷叶、芦根；兼有风眩，加羚羊角、玳瑁、生杜仲、莱菔子。若尿蛋白呈阳性者，须重用土茯苓，并加爵床50g。

【参考文献】 李蔚，孙伟. 国医大师任继学治疗肾风及肾劳经验撷萃［J］. 中国中医急症，2012，21（2）：203，234.

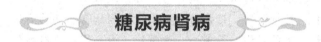

糖尿病肾病

加减参芪地黄汤 （国医大师郑新方）

【药物组成】 党参30g，黄芪60g，白术15g，熟地黄30g，山药30g，茯苓30g，补骨脂20g，炮山甲10g，制水蛭3g，蚤休10g，熟大黄（后下）10g，黄蜀葵花3g。

【使用方法】 水煎服，每日1剂。

【功效主治】 益脾之气，养肾之阴，活血通络，清热化浊。用于糖尿病肾病的治疗。

【方剂分析】 李东垣曾指出"肾元气之充足，皆由脾胃之气充盈，而后滋养元气"，故郑老还认为，脾肾同病，重在健脾以培育元气。方中重用黄芪，《本草求真》有云："黄芪为补气诸药之最"；气行则水行，脾健则湿去，故予党参、黄芪、白术、山药、茯苓等健脾行气，渗湿利水；气为血之帅，一则气虚则推动无力则血瘀，且血本为阴津，阴虚则血液黏稠，瘀阻肾络，二则水湿内停，久炼成痰，痰湿致瘀，故见气虚及痰湿致肾络瘀阻，故予炮山甲、水蛭、蚤休破血逐瘀通络；痰湿、瘀血日久均可热化，故予黄蜀葵花、蚤休清热解毒，清利湿热，使热从小便而去；阴阳互根互用，孤阴不生，独阳不长，郑老指出，本病气阴虚日久均可致阳虚，使脏腑功能减退，又以脾肾阳虚为著，故用补骨脂温肾暖脾，使阴阳平衡协

第四章 肾系病证

调；大黄为"大苦大寒性禀直遂长于下通"之品，《神农本草经》谓其："荡涤肠胃，推陈致新，同利水谷，调和化食，安和脏腑"，方中使用熟大黄避免因泻下无度而使脾胃受损，以达通腑泄浊之功。

【加减运用】 阴虚有热像，故生地黄易熟地黄，太子参易党参；湿浊致瘀则予猪苓、川牛膝、车前子（包煎）、半枝莲、益母草等；气虚致瘀予黄芪、生晒参等；阳虚致瘀予淫羊藿、附片等；阴虚致瘀予知母、黄柏、生地黄、牡丹皮、丹参等；血虚致瘀予阿胶、大枣、当归等。

【参考文献】 刘洪，熊维建，郑新. 国医大师郑新论治糖尿病肾病的学术思想和临证经验 [J]. 中华中医药杂志，2016，31（11）：4547-4549.

糖尿病肾病方 （国医大师张大宁方）

【药物组成】 生黄芪炭 10g，五灵脂（包煎）10g，蒲黄炭（包煎）10g，海藻炭 10g，大黄（后下）10g，大黄炭 10g，车前草、车前子各 10g，黄连 10g，竹茹 3g，赤芍 10g，白术 10g，冬虫夏草 3g，黄精 10g，茵陈 6g，半枝莲 10g。

【使用方法】 水煎服，每日 1 剂，每日分两次服用。

【功效主治】 补肾活血，祛毒排浊。用于糖尿病肾病期的治疗。

【方剂分析】 生黄芪炭、蒲黄炭、大黄炭、海藻炭，既有益气、活血、祛浊、软坚之功效，又有很好的吸附毒素作用。以白术、生黄芪炭补中益气。虽无明显瘀血症状，根据张教授"肾虚血瘀论"必有瘀血阻络，用五灵脂、蒲黄炭活血化瘀；肾虚用冬虫夏草，黄精以补肾肾主气化，肾虚则蒸腾气化无权，致湿邪内生，日久蕴成浊毒，阻于中焦，用大黄、大黄炭降逆祛湿排毒、海藻炭软坚排毒、生黄芪炭吸附肠道毒素并使之排出体外；诸药合用，使糖尿病晚期关格患者的各种症状得到改善，相应之生化检查也有所好转。湿邪日久化热，故用车前子、车前草、黄连、竹茹、赤芍、茵陈、半枝莲清利湿热。

【参考文献】 赵怡蕊，陈曦，牛肖媛，张大宁. 国医大师张大宁教授巧用炭剂治肾病 [J]. 世界中医药，2015，10（12）：1906-1908.

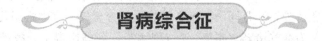

肾病综合征

芪蛭汤 （国医大师郑新方）

【药物组成】 黄芪、水蛭粉、白术、防风、党参、茯苓、薏苡仁、木香（后下）、白豆蔻（后下）、熟地黄、山药、山茱萸、泽泻、淫羊藿、当归、丹参、莪术。

【使用方法】 水煎服，每日1剂。

【功效主治】 运脾化湿，益气固表，滋阴温阳，活血化瘀。用于肾病综合征的治疗。

【方剂分析】 方中党参、茯苓、白术、薏苡仁可促进脾归正运，运化水谷精微健旺，消化、吸收、合成更多的蛋白质，使血浆白蛋白水平得以提高；另重用黄芪提升脾气恢复升清之功，使精微泄泻得以塞流，减少蛋白质在胃肠道的丢失；脾气亏虚，水湿内生，碍脾运化，加之长期服用激素和免疫抑制剂攻伐之品，使胃气衰败，又予木香、白豆蔻理气醒脾除湿以复脾升清、胃降浊之功。黄芪、白术、防风即玉屏风散是中医扶正固表祛邪的经典名方，熟地黄、淮山药、山茱萸、泽泻着眼于培补真阴，兼有养肝、益脾、降虚火之浊扰动精室之功，减少蛋白尿。方中淫羊藿直接补肾壮阳，且与熟地黄、淮山药、山茱萸、泽泻填精益水，阴中求阳之品合用，使阳得阴助而生化无穷，从而达到温阳化气行水的目的。郑老临证中常言道"血不利则为水"，瘀血的存在是肾病综合征水肿难以消除、病情缠绵难愈的重要因素，郑老的芪蛭汤中水蛭粉、当归、丹参、川芎、莪术具有活血化瘀功效。现代研究认为，水蛭具有降低血液黏度、改善微循环、抗纤维化等功效。

【参考文献】 刘洪，郑新. 郑新肾病专家阐述芪蛭汤治疗肾病综合征的心得体会 [J]. 中国中西医结合肾病杂志，2010，11（12）：1100-1101.

蛭锦胶囊 （国医大师朱良春方）

【药物组成】 水蛭100g，生大黄50g。

【使用方法】 共研细末，装0号胶囊，每服5～8粒，每日2次。

【功效主治】 活血散瘀，涤痰泄浊。主要用于肾病综合征之明显水肿，大量蛋白尿，常伴低蛋白血症、高脂血症等。

【方剂分析】 水蛭破血通经，逐瘀消癥，《神农本草经》云其"主逐恶血、瘀血、月闭，破血瘕积聚，无子，利水道"，张锡纯赞其"破瘀血而不伤新血，纯系水之精华生成，于气分丝毫无损，而瘀血默消于无形"。大黄泻下攻积，清热泻火，凉血解毒，逐瘀通经。现代研究表明，大黄可抑制蛋白质分解，改善氨基酸代谢，减少肾组织耗氧量，防止血小板聚集，从而防止肾衰的进展。水蛭主要为蛋白质，其唾液中含水蛭素，为目前最强的凝血酶特效抑制剂，能有效地防止血液凝固，防止血栓形成及弥散性血管内凝血，使组织细胞微循环得以改善，有利于免疫沉淀物的吸收，促进炎症损害的修复。两药合用，可抑制肾小球系膜细胞、系膜基质增殖，减轻肾小球硬化，改善肾功能，减少尿蛋白，减少淋巴细胞浸润，从而减轻肾脏损害。

【参考文献】 朱泓，孙伟. 朱良春治疗肾病常用药对拾贝 [J]. 江苏中医药，2015，47（6）：9-12.

清养利肾方 （国医大师吕仁和方）

【药物组成】 金银花20g，连翘20g，黄芩10g，玄参15g，生地黄20g，赤芍30g，白芍20g，炙甘草10g，丹参30g，石韦30g。

【使用方法】 水煎服，每日1剂。

【功效主治】 清热解毒，凉血散瘀。主要用于肾病综合征患者大量使用激素后出现食欲亢进，口臭，怕热，多汗，血压升高，反复感冒或感染，舌质红，脉数。

【方剂分析】 方用金银花、连翘疏散风热，黄芩燥湿泻火，玄参、生地黄、赤芍清热凉血，白芍、炙甘草养阴生津，丹参活血祛瘀，石韦利尿使热从小便出。

【加减运用】 若见气耗者，加太子参、黄芪等；若见阴虚内热者，加牡丹皮、地骨皮等；若见热、毒、水、瘀阻于肾络者，以桑叶、菊花、辛夷、白芷、白花蛇舌草清热解毒，猪苓、茯苓、泽兰活血利水。

【参考文献】 黄苗，王世东，肖永华，闫璞. 国医名师吕仁和应用中医药联合激素治疗原发性肾病综合征经验初探 [J]. 环球中医药，2016，9（10）：1265-1267.

补血二丹汤 （国医大师吕仁和方）

【药物组成】 黄芪30～60g，当归10～15g，丹参10～60g，牡丹皮10～30g，赤芍10～30g。

【使用方法】 水煎服，每日1剂。

【功效主治】 益气活血，健脾补肾。主要用于肾病综合征患者激素减量时易出现的便溏，食欲减退，腰酸软或有刺痛，少气乏力，面色暗淡，口唇紫暗，舌淡暗，有瘀斑等脾肾气虚、血脉不通之象。

【方剂分析】 方中黄芪益气固表，当归补血活血，两药相伍共奏益气生血、阳生阴长之效；丹参善于活血祛瘀，性微寒而缓，且丹参又具养血之功；牡丹皮凉血活血，通经消癥；赤芍清热凉血，散血热瘀滞。

【参考文献】 黄苗，王世东，肖永华，闫璞. 国医名师吕仁和应用中医药联合激素治疗原发性肾病综合征经验初探 [J]. 环球中医药，2016，9（10）：1265-1267.

祛风解毒汤 （国医大师吕仁和方）

【药物组成】 羌活20g，益智仁10g，丹参30g，川芎15g，牡丹皮20g，赤芍

20g，荆芥炭 10g，防风 10g，炒栀子 10g，蝉蜕 10g，紫花地丁 15g，蒺藜 20g。

【使用方法】 水煎服，每日 1 剂。

【功效主治】 活血凉血，祛风解毒。主要用于肾病综合征患者使用激素后期出现的全身皮疹，瘙痒，平躺腰酸，舌淡苔黄腻，脉滑数等血瘀血热，风毒伤肾之象。

【方剂分析】 方中羌活属于风药范畴，归膀胱、肾经，符合肾病"从风论治"的治疗思路；益智仁归脾、肾经，具有暖肾固精温脾之功，可以补肾气、填肾精。配丹参、川芎、牡丹皮、赤芍、紫花地丁活血凉血、清热解毒。荆芥、防风、栀子、蝉蜕为吕教授常用"药串"，合蒺藜，共奏疏风、祛风、搜风、灭风之效。

【加减运用】 若有乏力、腰酸软、抵抗力差、易感冒等肺肾亏虚之象，加用灵芝、红景天补益正气，提高抵抗力，减少感染的发生。

【参考文献】 黄苗，王世东，肖永华，闫璞．国医名师吕仁和应用中医药联合激素治疗原发性肾病综合征经验初探［J］．环球中医药，2016，9（10）：1265-1267．

健脾补肾汤 （国医大师吕仁和方）

【药物组成】 生黄芪 30g，当归 5g，山药 10g，山茱萸 10g，芡实 6g，金樱子 6g，旱莲草 10g，淫羊藿 10g，猪苓 15g，茯苓 15g，石韦 10g，萹蓄 10g，栀子 6g。

【使用方法】 水煎服，每日 1 剂。

【功效主治】 补益脾肾，益气活血。主要用于肾病综合征之倦怠乏力，纳差，反复感冒导致病情反跳，舌体胖，舌质暗，舌苔黄白相间，脉沉细无力。

【方剂分析】 方用黄芪、当归、山药、淫羊藿、墨旱莲补益脾肾，金樱子、山茱萸、芡实益肾固精，猪苓、茯苓健脾祛湿，配伍石韦、萹蓄利水从小便出，栀子清三焦之热。

【参考文献】 周国民，李靖，杨杰，张海啸．吕仁和教授"六对论治"法治小儿肾病综合征经验［J］．世界中医药，2015，10（8）：1207-1210．

调补气血阴阳方 （国医大师吕仁和方）

【药物组成】 羌活 10g，益智仁 10g，太子参 10g，红景天 15g，灵芝 10g，茯苓 20g，猪苓 20g，淫羊藿 15g，菟丝子 10g。

【使用方法】 水煎服，每日 1 剂。

【功效主治】 温肾健脾，扶正补虚。主要用于肾病综合征久病后易于疲乏，略有劳累则易出现腰酸腿软，舌体偏胖，脉较弱。

【方剂分析】 方用羌活"从风治肾"，益智仁、淫羊藿、菟丝子补肾填精，太

第四章 肾系病证

141

子参、红景天、灵芝补气扶正，茯苓、猪苓健脾利湿。全方调补气血，阴阳并补，扶正补虚。

【参考文献】 周国民，李靖，杨杰，等．吕仁和教授"六对论治"法治小儿肾病综合征经验［J］．世界中医药，2015，10（8）：1207-1210.

苓消汤 （国医大师刘尚义方）

【药物组成】 茯苓 15g，泽泻 12g，阿胶（烊化）10g，金樱子 12g。

【使用方法】 水煎至 200ml，每日 1 剂，分 3 次口服。

【功效主治】 补益脾肾，养阴利水。主治肾病综合征脾气虚弱，肾阳亏损。

【方剂分析】 方中茯苓为君药，具有淡渗利湿、健脾利水的功效，泽泻、阿胶共为臣药，泽泻具有利水渗湿、泻热的功效，阿胶能滋阴养血，金樱子为佐药，既能佐助诸药补肾，又能佐制诸药利尿太过。

【参考文献】 顾尽晖．刘尚义教授经验方苓消汤辅助治疗肾病综合征的临床观察［J］．中国中西医结合杂志，2008，28（3）：275-276.

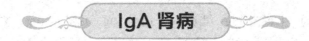

IgA 肾病

加减银翘散 （国医大师郑新方）

【药物组成】 金银花、连翘、薄荷（后下）、蝉蜕、牛蒡子、蒲公英、黄芩、板蓝根、鱼腥草（后下）。

【使用方法】 水煎服，每日 1 剂。

【功效主治】 疏风解表，清热解毒。用于 IgA 肾病证属风热犯肺的治疗。

【方剂分析】 方中金银花、连翘、薄荷、牛蒡子四味药出自银翘散，有疏散风热，清热解毒，利咽消肿的功效；蒲公英有清热解毒，消痈散结的作用，与板蓝根和黄芩合用对于肺热咽痛明显，扁桃体肿大的患者有很好的治疗作用；鱼腥草具有清热解毒，消痈排脓之功，又有利尿通淋之用。

【参考文献】 杨敬，陈园，等．郑新主任医师治疗 IgA 肾病血尿的临证经验［J］．中国中西医结合肾病杂志，2006，7（12）：687-688.

加减葛根芩连汤 （国医大师郑新方）

【药物组成】 黄芩、黄连、苍术、茯苓、薏苡仁、白豆蔻（后下）、厚朴、白茅根、石韦、小蓟、牛耳大黄等。

【使用方法】 水煎服，每日 1 剂。

【功效主治】 清热燥湿，利尿通淋，凉血止血。用于 IgA 肾病证属胃肠湿热的治疗。

【方剂分析】 方中黄芩、黄连清中焦之湿热，苍术、茯苓、薏苡仁、白豆蔻及厚朴化中焦之湿浊，白茅根、石韦、小蓟利尿通淋，凉血止血，牛耳大黄也加强了清热凉血的作用。全方共奏清热燥湿、利尿通淋、凉血止血之功。

【参考文献】 杨敬，陈园，等．郑新主任医师治疗 IgA 肾病血尿的临证经验[J]．中国中西医结合肾病杂志，2006，7（12）：687-688.

益气养阴摄血合剂 （国医大师张琪方）

【药物组成】 侧柏炭 20g，大黄炭 10g，阿胶（烊化）15g，蒲黄炭 15g，生地黄 25g，熟地黄 25g，黄芪 30g，党参 20g，血余炭 15g，地榆炭 20g，小蓟 30g。

【使用方法】 每日 1 剂，水煎温服。

【功效主治】 益气养阴摄血。用于治疗 IgA 肾病患者反复出现血尿，迁延不愈，周身乏力，气短心悸，腰酸膝软，咽干口燥，手足心热，舌质淡，脉沉细或细数无力，证属气阴两虚。

【方剂分析】 方中用黄芪以补气，生地黄、熟地黄、阿胶滋阴益气以固摄，诸炭止血标本兼顾。此时见血止血则难使血止，必以补气滋阴从本论治，方能达到固摄止血之效。当然，诸炭类止血相辅相成亦不可忽视，中药方剂之配伍，有主有辅，君臣佐使，非单味药可以解决。张老认为以此方治疗 IgA 肾病日久不愈常可获良效。

【参考文献】 林启展，马育鹏，潘碧琦，等．张琪教授辨治 IgA 肾病尿血证经验 [J]．广州中医药大学学报，2006，23（3）：234-239.

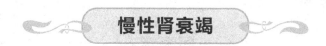

慢性肾衰竭

补肾活血方 （国医大师张大宁方）

【药物组成】 黄芪、冬虫夏草、芡实、杜仲、白术、丹参、川芎、三棱、莪术、大黄、大黄炭。具体药味、用量需要根据患者实际情况调整。

【使用方法】 水煎服，每日 1 剂，分两次服用。

【功效主治】 补肾活血，化瘀排浊。用于肾功能衰竭的治疗。

【方剂分析】 方中冬虫夏草为君药，补肾益气，黄芪、芡实一补脾气，一补

第四章 肾系病证

肺气，杜仲强腰膝，白术壮脾胃，四药共为臣药，分别从健脾补土，培土生金，以金生水之意，又能以土制水，防止肾虚水泛，共同辅助虫草补肾益气，利水消肿，川芎、三棱、莪术破血化瘀，行水止痛，大黄消瘀排浊，除故纳新，大黄炭引药物直达病所，诸药合用，随证加减，共奏补肾活血、化瘀排浊之功。

【参考文献】 张勉之，张大宁．补肾活血法结合西药治疗肾功能衰竭临床观察［J］．上海中医药杂志，2004，38（5）：28-30.

健脾温肾方 （国医大师颜正华方）

【药物组成】 制附子（久煎）15g，生大黄（后下）15g，黄芪20g，红参10g，白术15g，茯苓20g，淫羊藿20g，巴戟天10g，泽泻15g，益母草20g，鹿角片10g，生姜10片，赤芍15g。

【使用方法】 每剂两煎取汁约250ml，分5～6次服。

【功效主治】 温肾健脾，通腑泻浊。主治慢性肾功能不全而经结肠透析等治疗效果不明显，症见头晕，神疲乏力，腰腿酸软，或有阳痿，畏寒肢冷，恶心欲吐，脘闷纳呆，口干不欲饮，小便短少，大便略干。面色萎黄虚浮，双下肢指凹性水肿，舌质淡，舌体胖有齿印，苔白腻，脉沉弦细。

【方剂分析】 方以附子、黄芪、红参、白术、茯苓、淫羊藿、鹿角胶、巴戟天等温肾健脾，以大黄、泽泻、益母草、车前子（包煎）等通府降浊，使水湿浊毒之邪从二便而出，益母草有化瘀之用，使瘀去水行。

【加减运用】 服药1个月后，诸症好转，可加车前子20g，肉苁蓉15g，生地黄15g，丹参15g，紫河车10g，共为细末，炼蜜为丸，每次10g，每日两次，饭后服，长期服用。

【参考文献】 高社光，高莉．颜正华教授调补脾肾法治疗慢性肾病心悟［J］．中国中西医肿瘤杂志，2011，1（1）：70-73.

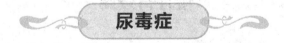

尿毒症

参芪四物汤 （国医大师郑新方）

【药物组成】 党参30g，黄芪60～120g，熟地黄30g，当归12g，白芍15g，川芎12g，炙甘草9g。

【使用方法】 水煎服，每日1剂。

【功效主治】 补肾健脾，益气补血。用于针对尿毒症崩漏的治疗。

【方剂分析】 四物汤出自《太平惠民和剂局方》，方中熟地黄甘温味厚，而质柔润，长于滋阴养血，为君药；当归补血养肝，和血调经，为臣药；佐以白芍养血柔肝和营，川芎活血行气、调畅气血。其熟地黄、白芍阴柔之品与辛温之当归、川芎相配，则补血而不滞血、和血而不伤血，此配伍为本方特点。四药配合，功能养血和血，血虚者可以补血，血瘀者可以行血。加入人参大补元气，黄芪补气升阳，则共奏补气摄血之功。《成方便读》曰："此时阳气已去里越表，恐一时固里不及，不得不从卫外而挽留之；有形之血不能速生，无形之气当急固"；《血证论》云："崩中虽是血病，而实则因气虚也""宜服补气之药，以升其水，水升则血升矣，补中益气治之"。

【加减运用】 随证选加阿胶补血止血、艾叶温经止血等，以加重止血力量。

【参考文献】 杨敬，张玲．郑新老中医治疗尿毒症崩漏经验［J］．中国中医急症，2004，13（11）：754.

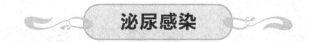

泌尿感染

清淋合剂 （国医大师朱良春方）

【药物组成】 生地榆、生槐角、大青叶、半枝莲、白花蛇舌草、白槿花、飞滑石、甘草。

【使用方法】 水煎服，每日 1 剂。

【功效主治】 清热泻火，凉血止血，渗利湿毒。用于治疗急性泌尿感染或慢性泌尿感染急性发作。

【方剂分析】 朱师十分推崇生地榆、生槐角，视为治淋之要品。地榆生用凉血清热力专，直入下焦凉血泄热而除疾；生槐角能入肝经血分，泄血分湿热为其特长。淋乃前阴之疾，足厥阴肝经循阴器，绕腹里，肝经湿热循经下行导致小便滴沥涩痛。槐角泻肝凉血而利湿，每建奇功。二药配伍治淋，除了有明显的解毒抗菌消炎作用外，还能迅速改善和消除尿频、急、痛等尿路刺激症状。大青叶、半枝莲、白花蛇舌草、白槿花清热解毒；滑石祛湿利尿，使湿热之邪从小便而去。

【参考文献】 蒋熙，朱琬华．朱良春老中医治疗淋证拾粹［J］．吉林中医药，1992，（1）：7-8.

清热利水方 （国医大师颜正华方）

【药物组成】 生地黄 15g，熟地黄 15g，山药 15g，山茱萸 10g，牡丹皮 10g，茯苓皮 30g，赤小豆 30g，泽泻 12g，白茅根 30g，益母草 30g，鱼腥草（后下）30g，土茯苓 30g，炒黄柏 6g。

【使用方法】 水煎服，每日 1 剂。

【功效主治】 清热祛湿，补肾利水。主治因劳累反复发作尿频、尿急、尿时灼热疼痛、尿道坠胀、腰部酸痛、下肢浮肿等症，舌暗红，苔白薄腻，脉弦细。

【方剂分析】 方中茯苓皮、赤小豆、泽泻、白茅根、益母草、鱼腥草、土茯苓、炒黄柏等均为清热利湿或利水消肿药。考虑到清热利湿之品多为苦寒之品，易耗气伤津而使已亏津液更亏，故酌情加入生地黄、熟地黄、山药、山茱萸、牡丹皮等调补气阴之品，以防"邪去而正亏"。全方祛邪不伤正，扶正不留邪。

【加减运用】 伴左侧腹胀、抽搐、牵及腰部、心烦、心悸、易急躁、全身乏力，喜汗出，去山茱萸，改炒黄柏 10g，加丹参 15g，盐知母 10g，麦冬 6g，黄芪 15g。

【参考文献】 吴嘉瑞，张冰. 颜正华诊疗淋证经验介绍［J］. 中国中医药信息杂志，2013，20（1）：85-86.

清热通淋方 （国医大师颜正华方）

【药物组成】 炒黄柏 10g，车前子（包煎）15g，车前草 30g，鱼腥草（后下）30g，白茅根 30g，瞿麦 12g，萆薢 15g，滑石 15g，甘草 6g，王不留行 12g，蒲公英 12g，赤芍 15g，牡丹皮 10g，丹参 15g，泽泻 15g，海金沙（包煎）15g。

【使用方法】 水煎服，每日 1 剂。

【功效主治】 清热利湿通淋。主治尿频、灼痛、尿不尽、有分叉，口干，遇凉则欲排便，但排不出，舌质红，苔黄腻，脉沉滑。

【方剂分析】 方中集炒黄柏、车前子（包煎）、车前草、鱼腥草、白茅根、瞿麦、萆薢、滑石、蒲公英、王不留行、泽泻、海金沙诸清热利湿通淋之品，配以赤芍、牡丹皮、丹参凉血活血，促进血液循环，以助利尿；再辅以甘草和药缓急。

【加减运用】 如遇外感，出现头闷痛，颈项痛，夜间干咳，加白蒺藜、白菊花、葛根散风平肝止痛，解除项紧，全瓜蒌清热化痰止咳，另加当归治夜咳效佳。

【参考文献】 吴嘉瑞，张冰. 颜正华诊疗淋证经验介绍［J］. 中国中医药信息杂志，2013，20（1）：85-86.

慢性肾盂肾炎

慢性肾盂肾炎方 （国医大师张志远方）

【药物组成】 柴胡 12g，黄芩 12g，蒲公英 30g，女贞子 20g，旱莲草 20g，木通 6g，白花蛇舌草 50g，穿心莲 30g，瞿麦 9g，萹蓄 9g，金钱草 50g，生姜 5 片，肥大枣（去核）5 枚。

【使用方法】 水煎服，每日 1 剂，早晚分服。

【功效主治】 解毒利湿，补肾通淋。主治慢性肾盂肾炎。

【方剂分析】 方中穿心莲配白花蛇舌草、蒲公英等解毒消炎，抗感染，大剂金钱草配木通等利水消积、化瘀以通滞为主药，亦是治疗"慢性肾盂肾炎"的有效良方。女贞子、旱莲草滋补肾阴；瞿麦、萹蓄利湿通淋；柴胡、黄芩为仿小柴胡之意。

【加减运用】 如腰酸痛明显，可加杜仲 15g，续断 20g，寒热往来明显，酌加柴胡、黄芩、牡丹皮；乏力明显，加黄芪、白术。临证可据《周易》"变动不居"的思想，灵活运用，病以千变，药亦千变，始能收良效。

【注意事项】 治疗本病时，应坚持彻底的原则，即使症状消失复查尿细菌培养阴性，亦应服药至症状消失 2 周为宜，否则极易复发。

【参考文献】 郑国庆．张志远教授应用草药经验举隅［J］．吉林中医药，1996，（1）：7-8.

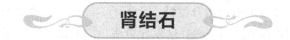

肾结石

消坚排石汤 （国医大师张琪方）

【药物组成】 金钱草 50g，三棱 15g，莪术 15g，鸡内金 15g，桃仁 15g，红花 15g，赤芍 15g，瞿麦 20g，萹蓄 20g，滑石（先煎）20g，车前子（包煎）15g。

【使用方法】 水煎服，每日 1 剂。

【功效主治】 活血行气，化积利水。主治由肾结石所致血尿、腰痛。

【方剂分析】 此方立方原则在于调气血之本。金钱草清热解毒，利尿排石，活血化瘀是治疗结石的要药。方中三棱、莪术、鸡内金破积软坚行气；赤芍、牡丹皮、丹参、桃仁、红花活血祛瘀，和以瞿麦、萹蓄、滑石、车前子（包煎）共奏清热利湿、溶石排石之效。

【加减运用】 若结石体积较大难以排出者，张老常加以穿山甲、皂角刺以助其散结消坚获效。如疼痛重加郁金、乌药，热伤津亏加麦冬、天花粉，合并有尿路感染加蒲公英、白花蛇舌草；血尿加小蓟、藕节，肾虚者酌加补肾药。

【参考文献】 王子良．消坚排石汤治疗肾结石的体会［J］．辽宁中医杂志，1991，（11）：18-19.

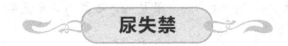

尿失禁

补肾固摄方 （国医大师邹燕勤方）

【药物组成】 生地黄 10g，枸杞子 15g，制黄精 15g，山茱萸 10g，生黄芪 30g，炒白术 10g，淮山药 15g，净芡实 15g，菟丝子 15g，金樱子 15g，覆盆子 15g，五味子 6g，益智仁 10g，桑螵蛸 10g，乌药 6g，煅牡蛎（先煎）30g。

【使用方法】 水煎服，每日 1 剂。

【功效主治】 补肾益气，固摄下元。主治肾气不足、固摄无权之压力性尿失禁。

【方剂分析】 方中生地黄、枸杞子、制黄精、山茱萸滋阴补肾涩精，其中制黄精乃气阴双补之品，山茱萸能滋补肾阴，收敛精气。生黄芪、炒白术、淮山药、芡实补气健脾益肾，固涩精气。生黄芪乃补气之最，健脾而补益肾元；淮山药健脾补肾，固涩精气；芡实健脾而有固摄之功。菟丝子、金樱子、益智仁、覆盆子温补肾阳，益肾固摄，缩尿止遗。其中菟丝子既能温补肾阳，又可补益肾阴，且能补脾以资化源；覆盆子补肾助阳，固肾涩精。金樱子、五味子、桑螵蛸俱能补肾固摄缩尿。乌药调气散寒，温肾固摄。煅牡蛎配合诸药，加强收敛固涩之功。全方阴阳并补，脾肾兼顾，补中有摄，肾元得补，精气充盛，则尿液得固。

【加减运用】 腰酸甚者，加续断 15g、寄生 15g 益肾强腰；乏力明显者，加党参 20g 或西洋参 5g 以加强补气健脾益肾之力；气虚明显者，加党参，气虚兼有阴分不足者，加西洋参以清补；口干舌燥者，加麦冬 15g，石斛 15g 以养阴生津；胃纳欠佳者，加谷芽、麦芽各 20g，莲子 15g，山楂 10g 健脾开胃以助运；小腹下坠者，可加升提之品，如人参 5g，炙升麻 6g，柴胡 3g 等。

【参考文献】 易岚. 邹燕勤补肾固摄法治疗压力性尿失禁的经验 [J]. 江苏中医药，2015，47（6）：12-14.

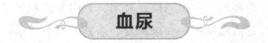

血尿

桃黄止血汤 （国医大师张琪方）

【药物组成】 大黄（后下）7.5g，桃仁 20g，小蓟 30g，白茅根 30g，生地黄 20g，侧柏叶 20g，栀子 10g，蒲黄（包煎）15g，桂枝 10g。

【使用方法】 水煎服，每日 1 剂。

【功效主治】 活血祛瘀，清热止血。临床用于治疗各种肾病引起的顽固血尿。症见尿血色紫，或尿如酱油色，或镜下血尿，排尿涩痛不畅，小腹胀，便秘，手足心热，或兼咽痛，扁桃体红肿，舌质暗红或舌尖红少津，苔白燥，脉滑数有力。

【方剂分析】 以大黄、桃仁为药对，生大黄泻下攻积，清热泻火解毒，活血祛瘀，又能通利小便，清热止血；桃仁活血化瘀，润肠通便，擅治血结、血燥、血秘，善破蓄血；大黄与桃仁配伍即取法《伤寒论》桃仁承气汤之意，治疗下焦蓄血；桂枝温通以防寒凝；小蓟、白茅根、生地黄、侧柏叶、栀子、蒲黄凉血清热止血。

【参考文献】 孙元莹，吴深涛，王暴魁. 张琪教授治疗过敏性紫癜经验介绍[J]. 中医药导报，2006，12（11）：17-22.

加减猪苓汤 （国医大师王琦方）

【药物组成】 猪苓15g，茯苓10g，泽泻12g，阿胶（烊化）15g，炒蒲黄（包煎）10g，滑石（先煎）15g，茜草10g，三七粉（分冲）3g，琥珀粉（分冲）1.5g。

【使用方法】 水煎服，日1次。

【功效主治】 滋阴清热，凉血止血。适用于肾阴亏虚、热伤血络引起的尿血。

【方剂分析】 该方乃仲景治疗水热互结而阴虚之方。对临床常见之肾盂肾炎、膀胱炎以及尿路结石之尿痛、尿急、尿血等湿热侵及下焦、阴亏水热互结者，可以此方加减治疗。

【注意事项】 血尿可分为实热、虚热和瘀血三个证型，临床辨治即以此三型为主论治时强调不能一味清热利湿、大剂苦寒药堆砌，应辨证、辨体与辨病相结合，应注意止血而不留瘀。

【参考文献】 吴少刚，骆斌. 王琦教授运用经方辨治疑难杂病验案举隅[J]. 北京中医药大学学报，1998，（6）：40-41.

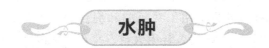

水肿

利水益肾方 （国医大师颜正华方）

【药物组成】 炒白术15g，生黄芪15g，生山药15g，生薏苡仁30g，山茱萸10g，茯苓30g，泽泻10g，益母草15g，车前子（包煎）15g，怀牛膝12g，桑寄生30g。

【使用方法】 玉米须60g煎汤代水煎服，两日一剂。

【功效主治】 健脾益肾，利水消肿。主治颜面下肢浮肿，伴腰酸乏力，纳呆，便溏不爽，日二三行，尿频量少，或有女性月经错后、血色紫黑有块、经行腹痛、舌暗红，苔薄白，脉弦细。

【方剂分析】 方中用白术、黄芪、山茱萸、山药、薏苡仁、茯苓、怀牛膝、桑寄生以健脾益肾；泽泻、车前子（包煎）等以利水渗湿，益母草活血化瘀又兼利水消肿。

【参考文献】 高社光，高莉.颜正华教授调补脾肾法治疗慢性肾病心悟［J］.中国中西医肿瘤杂志，2011，1（1）：70-73.

肾病水肿方　　　　　　　　　　　　　（国医大师邹燕勤方）

【药物组成】 太子参15～30g，生黄芪30～50g，淮山药20g，炒白术10g，生薏苡仁30g，茯苓皮30～50g，猪苓15～30g，泽泻15～20g，续断15g，桑寄生15g，杜仲20g，怀牛膝15g，车前子（包煎）20～30g。

【使用方法】 水煎服，每日1剂。

【功效主治】 健脾益肾，补气养阴，淡渗利水。主治脾肾气虚为，水湿潴留的肾病水肿。

【方剂分析】 肾病水肿的治疗当以利水消肿为第一要务。利水之法有淡渗利水、攻下逐水之不同，邹师喜用淡渗利水之法。淡渗利水的药物取自《伤寒论》五苓散，习用茯苓皮、生薏苡仁、猪苓、泽泻、车前子（包煎）等。此类药物性平味淡，渗湿利水的作用平缓，但作用持久，能起缓消其水的作用。对于肿势明显者，邹师采用"轻药重投"法，即作用轻缓之淡渗药物投以重剂，常可获肿退水消之效。如茯苓皮，为茯苓的皮部，渗湿利水作用强于茯苓，常用至50g；生薏苡仁用至30g，猪苓常用30～40g，泽泻20g，车前子30g。茯苓、薏苡仁等又有健脾的作用，并伍以太子参、生黄芪、炒白术等补气健脾之品，利水而不伤正。太子参的补气之力虽不及党参，但可兼顾阴分，防利水而伤阴。孟河名医费伯雄曾说："不足者补之，以复其正，有余者去之，以归于平，是即和法也，缓治也。"邹师在此处也运用了费氏的和缓法，认为肾病水肿者脏腑虚损，正气衰弱，病程长久，肿势缠绵，若用大戟、芫花、黑白丑等攻下逐水之药，或可取一时之效，但戕伐正气，水肿必复卷土重来，故只可缓图，不得骤取，方可获持久之效。

【加减运用】 脾肾气阴两虚、水湿逗留证，以五苓散合参芪地黄汤加减，常遣太子参15～30g，生黄芪30～50g，生地黄10g，山茱萸10g，枸杞子20g，南沙参15～20g，北沙参15～20g，天冬15～20g，麦冬15～20g等益气养阴之品，加淡渗利湿之生薏苡仁、薏苡根、茯苓皮、猪苓、车前子等品；脾肾阳虚、水湿泛滥证，取济生肾气丸合附子理苓汤之意，喜用菟丝子10～15g，淫羊藿10～15g，肉苁蓉 10～15g，炒巴戟天 10～15g 等平补肾阳之属，参入常用的淡渗之品。各证候中常佐以当归 10～20g，红花 10g，桃仁 10g，丹参 20g 等活血和络的药物。脾虚湿困，舌苔白腻者，加苍术 10g，藿香 12g，佩兰 12g 以健脾化湿；脾虚便溏者，加炒扁豆 15g，炒芡实 15g，法半夏 6g，陈皮 10g 健脾助运；腹胀、水肿明显者，加大腹皮 15g，玉米须 30g 以行气利水。

【参考文献】 易岚，周恩超，李华伟，等．邹燕勤运用健脾益肾淡渗法治疗肾病水肿经验［J］．辽宁中医杂志，2012，39（1）：38-39.

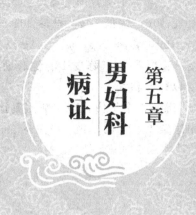

第五章
男妇科
病证

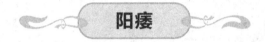

阳痿

加减宣志汤 （国医大师王琦方）

【药物组成】 茯苓 15g，石菖蒲 3g，甘草 3g，白术 10g，炒酸枣仁 15g，远志 3g，柴胡 3g，当归 10g，人参 3g，山药 15g，巴戟天 10g，柏子仁 10g，五味子 9g。

【使用方法】 水煎服，每日 1 次。

【功效主治】 宁心神，舒肝气，补肾精。适用于心神不宁、肝气失畅、肾精不足引起的阳痿。

【方剂分析】 男性性功能障碍，从表面上看是局部病变，实际上与人体脏腑经络气血的盛衰有着密切关系。心肝肾在阳痿的发病中，常相互影响，共同致病。《辨证录·阴痿门》指出："人有年少之时，因事体未遂，抑郁忧闷，遂至阳痿不振，举而不刚，人以为命门火衰，谁知是心包之闭塞乎。夫肾为作强之官，技巧出焉，藏精与志者也。志意不遂，则阳气不舒……宜宣通其心中之抑郁，使志意舒泄，阳气开而阴痿立起也。"因此，提出阳痿的心、肝、肾同治重在调节心之功能，纠正大脑皮层的功能紊乱，激发正常性欲。用茯苓、五味子、炒酸枣仁、远志、柏子仁以养心安神。心神安宁，则肝气条达，柴胡疏理肝气，当归活血则血流畅通，阳事乃兴。性功能的发挥以肾精充盈为基础，对于阴茎寂然不动伴有性欲减退或阴茎能勃起但历时短暂、举而不坚、形软而疲、不能进行正常性交者，又当以巴戟天、山药补益肾精。人参、白术、甘草健脾益气以资先天。

【加减运用】 可选磁石、生龙骨、牡蛎、琥珀等重镇安神，茯苓、酸枣仁、五味子等养心安神。醒神之品常选用丁香、石菖蒲、远志等振奋性神经。茯苓益肾利湿，阳痿兼心神不安、阴囊潮湿常用之；远志强志起痿，《医心方》云："欲坚，倍远志"，合茯苓治心神不安所致阳痿。

【参考文献】 吴宏东．王琦教授"阳痿从心肝肾同治"的思路与经验［J］．北京中医药大学学报，2007，30（10）：717-718.

阳痿除湿汤　　　　　　　　　　　　　　　（国医大师段亚亭）

【药物组成】 苍术 15g，茯苓 15g，薏苡仁 30g，砂仁（后下）10g，泽泻 15g，车前子（包煎）15g，藿香（后下）15g，佩兰（后下）15g，厚朴 15g，法半夏 15g，甘草 3g。

【使用方法】 水煎服，每日 1 剂，煎 2 次，分 3 次服，1 个月为 1 个疗程。

【功效主治】 健脾除湿，芳香化浊。适用于阳痿湿热下注，宗筋失润之证。症见阳痿不举，同房不能，头昏闷重，胸闷纳差，口干而苦，口臭而黏，身困肢重，便稀尿赤，苔黄厚腻，脉缓。

【方剂分析】 方中藿香、佩兰芳香化湿，苍术、厚朴、砂仁健脾行气祛湿，半夏、茯苓燥湿止呕，薏苡仁、泽泻、车前子清热利湿，甘草调和诸药，诸药合用，共奏健脾除湿、芳香化浊。

【加减运用】 随其兼症而加减。

【参考文献】 段力．段亚亭主任医师治疗阳痿 208 例［J］．成都中医学院学报，1995，18（1）：24-26.

补肾汤　　　　　　　　　　　　　　　　　（国医大师段亚亭方）

【药物组成】 熟地黄 15g，当归 15g，山茱萸 15g，枸杞子 15g，淫羊藿 30g，杜仲 15g，仙茅 15g，巴戟天 15g，龟胶（烊化）15g，鹿角胶（烊化）15g，甘草 3g。

【使用方法】 水煎服，每日 1 剂，煎 2 次，分 3 次服，1 个月为 1 个疗程。

【功效主治】 滋肾阴，壮肾阳。适用于肾虚阳痿。症见时有遗精，头昏目眩，耳鸣腰酸，神疲乏力，食少自汗。脉沉细，双尺脉沉细弱，舌质淡，苔薄白。

【方剂分析】 方中熟地黄、山茱萸、枸杞子、龟胶滋阴补肾，当归补益肝血，肝肾同源，肝血足则肾阴易补，淫羊藿、杜仲、仙茅、巴戟天、鹿角胶补肾助阳，甘草调和诸药，诸药合用，共奏滋肾阴、壮肾阳之效。

【加减运用】 随其兼症而加减。

【参考文献】 段力．段亚亭主任医师治疗阳痿 208 例［J］．成都中医学院学

第五章　男妇科病证

报，1995，18（1）：24-26.

双补汤 （国医大师段亚亭方）

【药物组成】 党参 30g，白术 15g，茯苓 15g，怀山药 15g，山茱萸 15g，枸杞子 15g，巴戟天 15g，淫羊藿 30g，仙茅 15g，龟胶（烊化）15g，鹿角胶（烊化）15g，甘草 3g。

【使用方法】 水煎服，每日 1 剂，煎 2 次，分 3 次服，1 个月为 1 个疗程。

【功效主治】 补肾壮阳，补脾益气。适用于治疗阳痿。

【方剂分析】 方中巴戟天、淫羊藿、仙茅、鹿胶补肾助阳，山药、山茱萸、枸杞子滋补肾阴，使阴中求阳，党参、白术、茯苓、甘草补气健脾，共奏补肾壮阳、补脾益气之效。

【加减运用】 随其兼症而加减。

【参考文献】 段力. 段亚亭主任医师治疗阳痿 208 例 [J]. 成都中医学院学报，1995，18（1）：24-26.

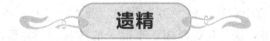

遗精

遗精方 （国医大师张灿玾方）

【药物组成】 五倍子 30g，茯苓 60g。

【使用方法】 上药共研细末为丸或为散。每日空腹服 6g，早晚各 1 次，温水送服。

【功效主治】 遗精梦泄，或滑精不止。

【方剂分析】 此方源于《医学纲目》，方虽简，然其理甚妙，用茯苓之开泄，且入心宁神，加五倍子之固涩闭阖，且入肾经敛浮火，正可以应肾脏动静开阖之机、心肾交通之制。此方妙在茯苓之用，不单取其宁神之效，且有补肾之功。补肾不独地黄、鹿茸之类，茯苓利水渗湿，有助肾司水液之功，亦为补也。

【加减运用】 相火旺者，可加知母、黄柏，虚甚者，酌加补品。

【注意事项】 此方服时忌辛辣之物。

【参考文献】 张灿玾. 遗精方 [J]. 中医杂志，1989，4（24）：41.

心肾交感汤 （国医大师张志远方）

【药物组成】 金樱子、泽泻、萹蓄各 30g，石菖蒲、远志各 18g，枸杞子、补

国医大师名方验方选

骨脂各 20g，炒知母、黄柏各 15g，黄连、肉桂各 9g，砂仁（后下）12g。

【使用方法】 水煎服，每日 1 剂，早晚分服。

【功效主治】 交通心肾。主治遗精。

【方剂分析】 金樱子《本草求真》谓："用当用其将熟之际，得微酸甘涩之妙，取其涩可止脱，甘可补中，酸可收阴"，不但功专固涩闭合，而且敛肾经浮游之火；复以泽泻、萹蓄甘淡利水渗湿，性寒能泄肾及膀胱之热，引热下行，给火邪以出路，俾火降热去则阴自复；故此二药相配一开一合，动静之机，正合心肾交通之制。补骨脂、枸杞子益肾气；石菖蒲、远志使心气开通，肾气升；黄连、肉桂清心火，引火归原；知母、黄柏、砂仁苦泄厥阴，俱是交通心肾之意。此方实火可清，湿热可祛，虚火可降，且能固精补肾，不论火旺、劳伤、色欲等原因引起的遗精，俱可获佳效。

【加减运用】 若肾阴虚加女贞子、熟地黄；肾阳虚加仙茅、淫羊藿、巴戟天。

【参考文献】 郑国庆．张志远应用心肾交感法治遗精经验 [J]．辽宁中医杂志，1996，（2）：54-55．

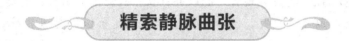

精索静脉曲张

精索静脉曲张方 （国医大师郭子光方）

【药物组成】 牡丹皮 15g，黄柏 20g，柴胡 15g，甘草 6g，枳壳 15g，白芍 20g，荔枝核 15g，炒川楝子 10g，赤芍 20g，延胡索 20g，白花蛇舌草 30g，香附 15g，苏木 15g。

【使用方法】 水煎服，每日 1 剂，分 3 次温服。

【功效主治】 疏肝活血，行气止痛。适用于精索静脉曲张属肝郁血瘀夹湿热者。症见阴囊坠胀感伴疼痛，痛连少腹，久站或劳累后加重，平卧时稍缓解。喜长叹息，表情痛苦，神情忧虑，口干口苦，二便正常，舌质红，苔薄黄而干，脉弦细。

【方剂分析】 此方为丹柏四逆散加减。方中柴胡疏肝解郁，白芍敛阴养血柔肝、配甘草缓急止痛，枳壳、香附、川楝子、荔枝核理气止痛，延胡索、赤芍、牡丹皮行气活血，黄柏、白花蛇舌草清下焦湿热。六气皆从火化，且瘀血亦可生热，故在处方中加入大队清热药取得较好效果，这也是郭老在长期临证中总结出来的辨证规律。

【注意事项】 减少剧烈运动，多休息。

【参考文献】 张明飞，曾欢，李夏，等．郭子光治疗精索静脉曲张验案 [J]．实用中医药杂志，2014，30（3）：232．

第五章 男妇科病证

前列腺增生

前列腺增生方（一）

【药物组成】 丹参 20g，赤芍 20g，泽兰 15g，泽泻 15g，桃仁 9g，红花 9g，王不留行 20g，青皮 15g，香附 9g，川楝子 9g，白芷 9g，三棱 9g，莪术 9g，败酱草 20g，蒲公英 20g，石韦 20g，车前子（包煎）15g。

【使用方法】 水煎服，每日 1 剂。

【功效主治】 活血化瘀，理气疏肝，消癥利水。适用于前列腺增生气滞血瘀型，尿频、排尿困难的症状突出，而肾虚症状不甚明显者。

【方剂分析】 方中丹参、赤芍、桃仁、红花、泽兰、泽泻、王不留行活血利水；三棱、莪术活血消癥；青皮、香附、白芷、川楝子疏肝理气，行气止痛；石韦、车前子（包煎）利尿通淋；败酱草、蒲公英清热通络。

【加减运用】 有肾虚表现者，配以补肾扶正药，如淫羊藿、女贞子等；兼湿热下注者，酌加萹蓄、竹叶、冬葵子等清利之品，再伍以行气止痛、清热解毒等药。

【参考文献】 李永勤．周信有教授治疗前列腺增生的经验［J］．甘肃中医，2008，21（8）：6-7.

前列腺增生方（二）

【药物组成】 淫羊藿 20g，女贞子 20g，金毛狗脊 15g，怀牛膝 15g，香附 9g，川楝子 9g，肉桂 6g，王不留行 15g，制鳖甲（先煎）30g，桃仁 9g，赤芍 20g，冬葵子 15g，车前子（包煎）15g，泽泻 15g。

【使用方法】 水煎服，每日 1 剂。

【功效主治】 益肾疏肝理气，活血散结利水。适用于前列腺增生肾气亏虚型，排尿困难不著，而肾虚症状明显者。

【方剂分析】 方中淫羊藿、女贞子、金毛狗脊益肾；香附、川楝子疏肝理气；制鳖甲软坚散结；桃仁、赤芍、王不留行、怀牛膝、冬葵子、车前子（包煎）、泽泻活血散结利水；肉桂温经通脉，以助肾之气化。

【加减运用】 如腺体硬韧肿大较重，酌加三棱、莪术、皂角刺、炒穿山甲、苏木、制乳香、制没药等破血化瘀之品；肾气不足，腺体硬缩或萎平，再酌加益气温肾之品，如黄芪、制附子（久煎）、巴戟天等；腰痛甚者加续断、桑寄生；会阴、下腹、阴囊痛甚者，重用香附、川楝子、肉桂，并选加小茴香、橘核、荔枝核、延胡索等；尿频、尿痛之因湿热所致者酌加滑石、萹蓄、瞿麦、竹叶等。

【参考文献】 李永勤.周信有教授治疗前列腺增生的经验［J］.甘肃中医，2008，21（8）：6-7.

前列腺增生方（三） （国医大师周信有方）

【药物组成】 萹蓄 9g，瞿麦 9g，木通 9g，车前子（包煎）9g，滑石（先煎）15g，竹叶 9g，石韦 20g，王不留行 20g，赤芍 20g，丹参 20g，败酱草 20g，蒲公英 20g，苦参 20g，黄柏 9g，通草 4g。

【使用方法】 水煎服，每日 1 剂。

【功效主治】 清热利湿通淋，活血祛瘀。适用于前列腺增生湿热下注型，病程不长，以膀胱及后尿道刺激症状为主者。

【方剂分析】 方用萹蓄、瞿麦、木通、车前子、滑石、竹叶、石韦、通草清热利湿通淋；王不留行、赤芍、丹参活血化瘀，王不留行兼有利尿通淋之功；败酱草、蒲公英、苦参、黄柏清利下焦湿热。

【加减运用】 若镜检脓细胞多者，可酌加紫花地丁、金银花、连翘、鱼腥草、生薏苡仁等；红细胞多者，酌加大蓟、小蓟、生地榆、槐花、牡丹皮等。

【参考文献】 李永勤.周信有教授治疗前列腺增生的经验［J］.甘肃中医，2008，21（8）：6-7.

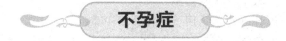

不孕症

补益冲任汤 （国医大师何任方）

【药物组成】 小茴香 3g，炒当归 9g，鹿角霜（先煎）6g，党参 15g，阿胶（烊化）10g，沙苑子 9g，肉苁蓉 9g，紫石英（先煎）12g，枸杞子 9g，炙龟甲（先煎）15g，女贞子 12g，墨旱莲 9g，补骨脂 12g，淡竹茹 15g。

【使用方法】 水煎服，每日 1 剂。

【功效主治】 补益冲任。凡月经失调、崩漏、带下、不孕等症属虚者，每以本方加减治之，多获显效。

【方剂分析】 党参、当归补益气血；阿胶养血止血；肉苁蓉、紫石英、枸杞子、炙龟甲等诸药补益冲任，补骨脂、鹿角霜、温肾助阳，沙苑子、女贞子、墨旱莲，滋补肾阴，紫石英暖子宫，调节肾之阴阳。小茴香散寒止痛；淡竹茹清热化痰。

【加减运用】 根据何老经验，运用本方治疗辨证属于冲任虚明显之崩漏、月

第五章 男妇科病证

经失调、不孕等，一般不宜作大的加减，多能获效。

【参考文献】 徐光星. 何任教授学术成就研究 [J]. 浙江中医药大学学报，2006，30（6）：601-603.

促卵助孕汤 （国医大师朱南孙方）

【药物组成】 党参 30g，生黄芪 30g，全当归 20g，熟地黄 12g，巴戟天 12g，肉苁蓉 12g，女贞子 12g，桑椹 12g，淫羊藿 12g，石楠叶 12g，石菖蒲 12g。

【使用方法】 水煎服，每日 1 剂。

【功效主治】 益气养血，补肾助情，促卵助孕。用于治疗卵巢功能障碍性不孕。

【方剂分析】 本方以参芪四物加补肾药为主，对于卵巢功能障碍性不孕症，朱老临床强调肝肾同治，故在参芪四物汤益气养血的同时加入巴戟天、肉苁蓉、女贞子、桑椹、淫羊藿等滋补肝肾之品以促卵助孕。辅以石楠叶、石菖蒲醒脑怡神。

【参考文献】 张静，郭慧宁，张蔚苓. 朱南孙促卵助孕汤治疗卵巢功能障碍性不孕症经验 [J]. 辽宁中医杂志，2014，41（4）：639-640.

温肾补肝方 （国医大师许润三方）

【药物组成】 鹿角霜（先煎）10g，当归 10g，白芍 10g，熟地黄 10g，川芎 10g，山茱萸 10g，紫河车 10g，菟丝子 30g，女贞子 25g，丹参 30g。

【使用方法】 每日 1 剂，水煎服。

【功效主治】 温补肝肾。适用于不排卵型不孕症。

【方剂分析】 鹿角霜补肾阳，益精血，熟地黄、山茱萸、紫河车均可温补肾精，方用四物汤补血养血，合菟丝子、女贞子共奏补肾益精之用，肾为先天之本，为藏精之所，主人体的生殖机能，肾对天癸的成熟和冲任二脉的通盛以及胞宫的生理功能，有极其重要的作用。

【加减运用】 治疗不排卵之不孕症，肾是关键，故温补肾阳、滋补肾阴是促进排卵的重要措施。药如紫河车、山茱萸、鹿角霜、淫羊藿是补肾的常用药物，尤其是鹿角霜，许教授更为喜用，它既能补肾阳，又能益精血，并有温通作用。根据"阴阳互根""阴中求阳"的理论，补肾阳药多与补肾阴药并用，因此女贞子、墨旱莲、菟丝子、沙苑子等均可随证加减应用。

【参考文献】 张宗芳. 许润三教授治疗不孕症的经验 [J]. 北京中医杂志，1987（2）：5.

促卵泡发育方 （国医大师周信有方）

【药物组成】 熟地黄 9g，当归 9g，淫羊藿 20g，补骨脂 20g，巴戟天 20g，桂枝 9g，黄芪 30g，小茴香 9g，怀牛膝 9g，何首乌 20g，菟丝子 20g，炙甘草 6g。

【使用方法】 水煎服，每日 1 剂。

【功效主治】 调补脾肾，填补精血。为促卵泡发育剂，一般在月经来潮第五天服用，以促进卵泡发育成熟，直服至月经中期卵泡成熟之日。

【方剂分析】 方中熟地黄、何首乌、当归补肝肾、益精血；黄芪益气健脾，配当归益气生血；淫羊藿、补骨脂、巴戟天、菟丝子温补肾阳；桂枝、小茴香温经散寒；怀牛膝益肝肾、活血调经；炙甘草补中、调和诸药。

【参考文献】 宋华平 . 周信有教授治疗不孕症经验浅析 [J]. 甘肃科技纵横，2007，36（1）：204.

促排卵方 　　　　　　　　　　　　　　（国医大师周信有方）

【药物组成】 当归 9g，丹参 20g，赤芍 20g，泽兰 20g，红花 9g，益母草 20g，香附 9g，淫羊藿 20g，仙茅 20g，补骨脂 20g，桂枝 9g，黄芪 20g，炙甘草 6g。

【使用方法】 水煎服，每日 1 剂。

【功效主治】 温肾化瘀。为促排卵剂，用于妇女月经中期卵泡发育成熟的排卵之日，既可单用活血化瘀药，亦可活血化瘀药加补肾药（即本方所用），以促进增大成熟的卵泡发生破裂而排出。补肾药或补肾药加祛瘀药，每有利于促黄体形成。

【方剂分析】 方中淫羊藿、仙茅、补骨脂补肾阳；桂枝温经；当归、丹参、赤芍、泽兰、红花、益母草活血化瘀以促阴阳转化；香附疏肝理气调经；炙甘草补中、调和诸药。

【参考文献】 宋华平 . 周信有教授治疗不孕症经验浅析 [J]. 甘肃科技纵横，2007，36（1）：204.

清通不孕方 　　　　　　　　　　　　　（国医大师周信有方）

【药物组成】 金银花 20g，连翘 20g，败酱草 20g，当归 9g，赤芍 9g，牡丹皮 9g，桃仁 9g，延胡索 9g，车前草 15g，生薏苡仁 20g，土茯苓 20g，椿根皮 15g，生地榆 15g，苦参 9g。

【使用方法】 水煎服，每日 1 剂。

【功效主治】 清热解毒，祛瘀调经，渗湿止带。用于急性盆腔炎所致的不孕。

【方剂分析】 本方采用清热解毒利湿法，佐以凉血活血调气之品，以利病灶局部血脉通畅，促进炎症吸收，避免组织形成瘀滞（粘连或包块）。方中以金银花、连翘、败酱草清热解毒；当归、赤芍、牡丹皮、桃仁、延胡索祛瘀调经；车前草、生薏仁、土茯苓、椿根皮、生地榆、苦参渗湿止带。

【加减运用】 热重加大青叶、板蓝根、紫花地丁各 20g；痛重延胡索加量至 40g，并加川楝子 20g，乳香、没药各 9g（食欲差或有恶心、呕吐时不宜用）；体虚加太子参、黄芪等。

【参考文献】 宋华平. 周信有教授治疗不孕症经验浅析［J］. 甘肃科技纵横，2007，36（1）：204.

内异止痛汤 （国医大师夏桂成方）

【药物组成】 肉桂 5g，五灵脂（包煎）、三棱、莪术、白芥子、续断、杜仲各 10g，延胡索 15g，牡丹皮 10g，益母草 30g。

【使用方法】 经前 3 日服至经期结束，水煎服，每日 1 付。

【功效主治】 活血化瘀，温阳止痛。用于子宫内膜异位症导致的不孕症，表现血瘀症状，病变部位固定性疼痛、经血中有血块、舌质紫暗或有瘀斑瘀点、脉涩滞。

【加减运用】 小腹冷痛明显者，加艾叶 10g，吴茱萸 3g，甚者加（制）附子 6g；小腹胀痛明显者，加（醋制）香附 10g，沉香粉 3g（冲服）；小腹坠胀明显者，加黄芪 15g，（炙）升麻 6g；小腹刺痛，经前黄带多者，加败酱草、薏苡仁、红藤各 15g；出血量多者，加血竭 3g（分冲服），（炒）蒲黄 10g 或 三七粉 3g（分冲服）；痛甚者，加全蝎粉、蜈蚣粉各 1.5g（分冲服）。

【参考文献】 ①景彦林. 夏桂成辨治子宫内膜异位证不孕经验［J］. 中医杂志，2011，52（21）：1822-1823.②夏桂成. 辨治子宫内膜异位证的体会［J］. 天津中医学院学报，1995，（4）：1-2.

助孕汤 （国医大师夏桂成方）

【药物组成】 党参 10g，白术 10g，白芍 10g，山药 10g，淫羊藿 10g，茯苓 10g，续断 15g，鹿角霜（先煎）10g，覆盆子 10g。

【使用方法】 水煎服，一日两次，早晚各服用一次，饭后温服。

【功效主治】 补肾调周。用于不孕症、卵巢低反应，对促排卵药物不敏感者，症见获卵数少，卵泡质量差，妊娠率低。经期方（行经期方）滋阴养血，兼顾肾气；卵泡期方（经后期方）滋阴养血，兼顾肾气；排卵期方（经间期方）滋阴补阳，兼调气血；黄体期方（经前期方）补肾助阳疏肝。

【方剂分析】 补肾调周中药分为四期，行经期方中丹参、牡丹皮、山楂、赤芍、益母草活血化瘀排出经血，乌药、制香附、五灵脂行气止痛，茯苓健脾宁心，达到活血化瘀，行气排浊，重阳必阴；经后期方中熟地黄、当归、白芍、淮山药、山茱萸滋阴养血，续断、菟丝子补肾助阳，阳中求阴，促进阴长、促进精卵发育成

国医大师名方验方选

熟，阴长阳消；排卵期方中丹参、赤芍、牡丹皮、红花、川芎活血通络，茯苓、薏苡仁健脾利湿，续断补肾助阳以助转化；活血通络，排出精卵，重阴必阳；经前期方中淫羊藿、续断、鹿角霜、覆盆子补肾助阳、党参、白术、茯苓健脾宁心，白芍、山药阴中求阳，阳长阴消，进入下个周期，四个周期循环往复。

【加减运用】 根据主次证型的不同可以增加或减少2～3味药（限制具体药物范围）随证加减。

【注意事项】 在进入促排卵周期前一周期开始服用。

【参考文献】 ①左文婷，谈勇，殷燕云，等. 补肾调周法与生长激素对卵巢低反应患者体外受精结局的影响［J］. 中国计划生育学杂志，2017，25（2）：120-122.②吕春英，夏桂成. 补肾调周法治疗不孕症78例［J］. 新中医，1995，3（11）：34-35.

通管散 （国医大师夏桂成方）

【药物组成】 穿山甲10g，天仙藤15g，苏木9g，炒当归、赤白芍各12g，路路通、丝瓜络各6g，鸡血藤15g，续断12g，干地龙10g。

【使用方法】 上药浓煎取两汁，混合后约得药汁300ml，于每晚临睡前排空二便，把温药汁过滤后倒入一次性肠道冲洗袋中，缓慢经直肠滴入。一般每月灌肠20天左右，3个月为1个疗程，须视患者具体情况治疗1～4个疗程。

【功效主治】 活血化瘀，通畅脉络。主要用于输卵管阻塞性不孕症。患者为育龄期妇女，多为继发性不孕症患者，多有盆腔炎病史，或有腹部手术史；妇科检查一侧或双侧附件区呈炎症性改变，彩色多普勒超声检查提示或有输卵管增粗或有输卵管积水，或有盆腔积液，或有盆腔炎性包块；子宫输卵管碘油造影证实两侧输卵管不通，或通而不畅，有管腔狭窄、僵直、迂曲上举或局部粘连、盆腔内粘连征象。

【方剂分析】 方中穿山甲、天仙藤相配为主药，功能活血通络；苏木、当归、赤白芍、鸡血藤活血化瘀通络；路路通、丝瓜络擅长入络通络；干地龙通络舒筋兼能利湿化浊；川续断既能化瘀和络，又能补肾。因"胞脉者，系于肾而络于胞中"，适当加入补肾药有助于胞脉畅通。全方诸药配合，功能活血化瘀，通畅脉络，促进湿瘀利化。

【加减运用】 若患者兼有胸肋、乳房及少腹胀痛，精神抑郁或烦躁，经行欠畅或小血块，脉弦等肝郁气滞表现者，酌加柴胡9g，郁金10g，橘核10g，荔枝核10g以疏肝理气畅络；若兼见腰膝酸软，目眶暗黑，带下清稀，脉象沉弱等肾气亏损见症者，酌加菟丝子20g，杜仲15g，紫石英10g以补益肾气；若兼见小腹灼痛，带下量多色黄或有异味，或伴见低热缠绵，舌质红，舌苔黄或腻、脉滑数等湿热壅滞表现者，可加红藤20g，败酱草20g，首乌藤20g，薏苡仁30g，桔梗10g以清热除湿通络；若患者兼见小腹刺痛或痛处固定，经行每夹较多血块，色紫暗，或有盆腔炎性包块，舌质紫暗或有瘀点瘀斑或有紫气，脉呈涩象等瘀血内阻征象，且病程较久者，可加三棱10g，莪术10g，丹参10g，皂角刺6g，牡蛎20g以加强活血消瘀通络之力。

【注意事项】 经期暂停；感冒、发热或腹泻时暂停；有严重肛门直肠疾患或严重全身性疾病禁用；精神病患者禁用；患者应能在医师指导下正确使用保留灌肠的方法，且为自愿选用中药保守治疗者。

【参考文献】 武敏. 通管汤保留灌肠治疗输卵管阻塞性不孕症48例 [J]. 中国民族民间医药，2010，19（19）：98.

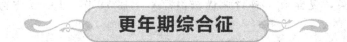

更年期综合征

滋肾平肝煎 （国医大师李辅仁方）

【药物组成】 当归15g，川芎10g，生地黄15g，白芍15g，炒远志10g，女贞子15g，旱莲草15g，石菖蒲10g，香附10g，珍珠母（先煎）30g，茯苓20g，首乌藤15g。

【使用方法】 水煎服，每日1剂。

【功效主治】 滋肾养心，平肝健脾。用于妇女更年期综合征，也可运用于眩晕、耳鸣、失眠或妇女性功能减退等症。

【方剂分析】 "滋肾平肝煎"是李老治疗妇女更年期综合征的验方，屡治显效。其主要是此方调理心、肝、脾、肾，四经同治。"冲任不能独行经"虽然冲、任二脉不与脏腑直接相联，但是与肝、脾、肾三脏所属之经脉相联，因此冲任二脉的生理功能是肝、脾、肾三脏的功能体现。"滋肾平肝煎"妙在滋肾养阴、平肝健脾、宁心安神，使冲任督带调，诸病自愈。

【加减运用】 肾虚甚者加仙茅、淫羊藿；气虚者加黄芪、党参；浮肿者加猪苓、泽泻；虚汗出者加浮小麦；手颤者加钩藤、生龙齿；头晕、心烦其者加白蒺藜、白薇；耳鸣者加磁石、龙胆草；心阴虚者加天冬、麦冬、沙参、石斛；体胖痰湿者加温胆汤。

【参考文献】 刘毅. 李辅仁先生治疗妇女更年期综合征经验 [J]. 中国农村医学，1996，24（1）：48.

怡情更年汤 （国医大师朱南孙方）

【药物组成】 女贞子、墨旱莲、桑椹、巴戟天、肉苁蓉各12g，紫草30g，玄参 12g，首乌藤 15g，合欢皮 12g，淮小麦 30g，炙甘草 6g。

【使用方法】 水煎服，每日 1 剂。

【功效主治】 滋补肾阴，调肝舒肝，佐以健脾清心安神。用于治疗更年期综合征。

【方剂分析】 方中墨旱莲、女贞子调补肾阴，巴戟天、肉苁蓉、桑椹子滋养肝肾，紫草、玄参、清肝降火，淮小麦、炙甘草健脾清心除烦，首乌藤、合欢皮解郁怡神。

【加减运用】 经前乳胀加夏枯草 12g，生牡蛎 30g；汗出加瘪桃干、稻根各15g，麻黄根 10g；高血压、头晕目眩加潼白蒺藜、钩藤各 12g，天麻 9g。

【参考文献】 朱晓宏，胡国华，王采文.朱南孙"怡情更年汤"治疗更年期综合征［J］.实用中医内科杂志，2013，27（7）：4-5.

滋肾清心汤 （国医大师夏桂成方）

【药物组成】 钩藤（后下）15g，干地黄、淮山药、山茱萸、牡丹皮、紫贝齿（先煎）、合欢皮、茯神、浮小麦各 10g，莲子芯 5g。

【使用方法】 水煎服，每日 1 剂。

【功效主治】 滋肾清心，安定神魂，燮理阴阳。用于妇女更年期综合征，见在自然绝经前后，因肾气渐衰，天癸渐竭，阴精不足，心肝失养而出现的月经紊乱，烘热出汗，头昏腰酸，烦躁不安，心情抑郁，失眠心悸，神疲乏力，浮肿便溏等证候群者。

【方剂分析】 方中干地黄、淮山药、山茱萸滋养肾阴为君药；钩藤、牡丹皮、紫贝齿能清肝火，茯神、莲子芯能清心火，共为臣药；佐以合欢皮养心安神，浮小麦养阴清热，定惊除烦，固表止汗。全方共奏滋阴降火，清肝宁神之功。

【加减运用】 若心火旺者加黄连；肝火旺者加山栀、苦丁茶；气郁者加服越鞠丸；脾胃不和者加服香砂六君丸；浮肿便溏者加入淫羊藿、黄芪、防己等；兼血瘀者合血府逐瘀汤加减；兼痰浊者合半夏白术天麻汤加减。

【参考文献】 汤月萍.夏桂成辨治妇女更年期综合征的经验［J］.湖北中医杂志，1997，19（2）：6-7.

多囊卵巢综合征

多囊卵巢综合征方 （国医大师柴嵩岩方）

【药物组成】 菟丝子 12g，车前子（包煎）10g，淫羊藿 10g，杜仲 10g，当归

10g，桃仁 10g，生薏苡仁 15g，川芎 3g。

【使用方法】 水煎服，每日 1 剂，煎 2 次，每次服 200ml，连续用药 6 个月为 1 个疗程，确定排卵或妊娠后立即停药。

【功效主治】 益肾健脾养血通利。适用于脾肾阳虚型闭经或婚久不孕患者。症见腰酸腿软，性欲淡漠，面浮乏力，舌体胖，舌质淡，苔白，脉沉细滑。

【方剂分析】 方中以菟丝子、车前子为君药，益肾健脾，通利化痰；配以当归、川芎、桃仁养血化瘀散结消滞；佐以薏苡仁、杜仲、淫羊藿补脾温肾化痰利水。全方共奏益肾健脾、养血通利之效。

【参考文献】 华苓，吴育宁，张巨明，柴嵩岩．益肾健脾养血通利法治疗多囊卵巢综合征的临床观察 [J]．实用中医药杂志，2003，11（23）：819-822。

益肾助阳活血化浊汤 （国医大师柴嵩岩方）

【药物组成】 菟丝子 15g，炒杜仲 15g，当归 10g，桃仁 10g，延胡索 10g，蛇床子 5g，生薏苡仁 15g，车前子 10g，川芎 5g，郁金 10g，月季花 6g。

【使用方法】 制成固定中药配方颗粒剂。每次 1 袋，5g/袋，每日 2 次，连服 4 周。若无月经来潮可继续服药；若有月经来潮，则停药 5 日后，按照新的周期继服如前法。若妊娠则停服。3 个月为 1 个疗程，连续治疗两个疗程（6 个月）。

【功效主治】 益肾助阳活血化浊法。适用于脾肾两虚痰湿型多囊卵巢综合征患者。症见月经异常（以月经稀发或闭经为主），婚久不孕，腰膝痛，足跟痛，胸腹胀满，便溏不爽，困倦乏力或身重，肥胖，食少口淡，多毛或黑斑，头晕耳鸣，性欲减退，带下量多，舌质肥胖或舌淡嫩暗，苔白，脉沉细或细滑，尺脉无力。

【方剂分析】 方中以菟丝子、薏苡仁共为君药，补肾健脾利水渗湿，兼顾先后二天生殖之本。配以车前子（包煎）、杜仲，淡渗利湿辅助健脾益肾，蛇床子温肾壮阳、燥湿，当归、川芎、郁金、月季花、桃仁、延胡索行气活血，调养血经。

【加减运用】 痤疮严重者加苦地丁 10g，便秘或大便黏滞不爽者加酒大黄 3～6g，面部黑斑者加泽兰 10g，体虚肥胖者加桂枝 3g，经期延长或淋漓不尽者加蒲黄炭 10g，腰膝疼痛者加续断 20g。

【参考文献】 高征，许昕，梁婧翘．益肾助阳活血化浊法对多囊卵巢综合征患者激素及排卵功能影响 [J]．环球中医药，2015，8（6）：675-678。

补肾活血方 （国医大师朱南孙方）

【药物组成】 巴戟天，淫羊藿，桑寄生，菟丝子，丹参，当归，川芎等。

【使用方法】 水煎服，每日 1 剂。早晚分服。

【功效主治】 补肾填精，滋养冲任。用于治疗肾虚血瘀型多囊卵巢综合征。

【方剂分析】 补肾活血方是全国名老中医朱南孙教授用于治疗本病的经验方，主要由巴戟天、淫羊藿、桑寄生、菟丝子、丹参、当归、川芎等药物组成。方中巴戟天、淫羊藿具有填肾精、壮肾阳的作用，佐以菟丝子、桑寄生补肾填精、滋养冲任。另外，丹参配伍当归，养血活血，一通一补，通补结合，两者均具有抗雄激素作用，同时当归能降低胰岛素，丹参具有温和雌激素效应。

【参考文献】 平瑜佳，董莉，朱南孙. 补肾活血方治疗肾虚血瘀型多囊卵巢综合征临床疗效观察 [J]. 上海中医药杂志，2012，46（11）：53-55.

调经方 （国医大师朱南孙方）

【药物组成】 党参、丹参、当归、黄芪各 20g，熟地黄、巴戟天、淫羊藿、菟丝子、覆盆子各 12g。

【使用方法】 水煎服，每日 1 剂。

【功效主治】 补肾活血。用于治疗多囊卵巢综合征。

【方剂分析】 方中党参、丹参、当归、黄芪四药合用，气血双补，益气活血；熟地黄滋阴养血，巴戟天、淫羊藿温通下焦阳气，柔阳以济阴；菟丝子、覆盆子则用于平补肝肾。全方气血并补，补气益肾兼行血，使肾气盛、冲任通、天癸充，则肾虚之证自除，月事方以时而下。

【参考文献】 张盼盼，董莉，朱南孙. 朱南孙调经方论治多囊卵巢综合征经验介绍 [J]. 新中医，2017，49（5）：154-155.

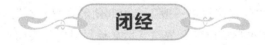

闭经

闭经经验方 （国医大师柴嵩岩方）

【药物组成】 女贞子 15g，杜仲 10g，沙参 20g，柴胡 3g，川芎 5g，山药 15g，瓜蒌 15g，地骨皮 10g，青蒿 6g，山茱萸 10g，淫羊藿 12g。

【使用方法】 水煎服，每日 1 剂。

【功效主治】 滋阴清热，养血调经。适用于肝肾阴亏，有伏热之闭经。

【方剂分析】 方中以女贞子、杜仲补肝肾，强腰膝为君；配以沙参、地骨皮、青蒿清热通便，使热有出路；柴胡疏肝解郁，瓜蒌通络，以川芎引药入血海。同时，注意气血阴阳的平衡，以山药、山茱萸、淫羊藿健脾温肾。

【注意事项】 应注意若服药后血海已足，则以通利活血为法，达到排卵通经的目的；若出现排卵性月经，以"健脾益肾，养血调经"为法巩固治疗。

【参考文献】 华苓，佟庆. 柴嵩岩治疗闭经的学术思想探讨 [J]. 北京中医药，2009，28（6）：413-414＋458.

补益肝肾方 （国医大师许润三方）

【药物组成】 紫河车 10g，菟丝子 30g，女贞子 15g，枸杞子 10g，制首乌 20g，当归 15g，白芍 15g，制香附 10g，益母草 20g。

【使用方法】 每日 1 剂，水煎服。

【功效主治】 补益肝肾，兼以活血调经。适用于肝肾阴虚证之闭经。症见闭经时间较短，形体较瘦，或不胖不瘦，为此证之特征；月经初潮较迟，子宫发育欠佳，常兼见头晕耳鸣，腰酸腿软，神疲乏力，面色晦暗；舌质淡红，少苔，脉沉细。

【方剂分析】 紫河车补肾益精，益气活血，大补肝肾。紫河车、鹿角胶为血肉有情之品，无论阴虚、阳虚均可应用，因其既补肾气又益精血。菟丝子、女贞子、枸杞子，三子共奏补益肝肾、填精益髓之功；当归、白芍、何首乌补血活血；益母草可活血调经、祛瘀止痛、利尿消肿。

【加减运用】 如气虚者常加生黄芪、党参；血虚者加当归、生黄芪；气郁者加制香附、佛手；血瘀者加桃仁、红花、川牛膝、刘寄奴；脾虚者加茯苓、山药等；肠胃不和者加砂仁健胃等等。许老认为，上述兼证往往是发病过程中的一个阶段或一种继发症状，如以其为主治疗虽可使月经一时来潮，但很少能形成月经周期；但运用补肾为主治疗闭经，不仅可使月经来潮，还可以使卵巢功能从根本上得到恢复，从而使月经周期恢复正常。

【注意事项】 单纯气滞血瘀一般不会引起闭经，只有在肾虚前提下，受环境、精神因素等影响，方可形成闭经。故理气活血通经只能作为闭经治疗过程中的一种手段，而调整卵巢功能，促排卵仍需补肾。

【参考文献】 胡秀荣，李鸿芝．许润三教授治疗闭经的经验．医药集悟［J］. 1993，8（6）：55.

温肾补脾方 （国医大师许润三方）

【药物组成】 鹿角霜（先煎）10g，生黄芪 30g，当归 20g，白术 15g，枳壳 10g，香附 10g，清半夏 10g，昆布 10g，益母草 20g。

【使用方法】 每日 1 剂，水煎服。

【功效主治】 温肾补脾，佐以活血化瘀。适用于脾肾阳虚之闭经。此证之特征为闭经时间较长，形体肥胖，常伴有浮肿，胸胁满闷，恶心，痰多，神疲倦怠，畏寒肢冷，头晕目眩，腰背酸痛，性欲淡泊，舌质淡，脉沉弱等症。

【方剂分析】 鹿角胶为血肉有情之品，无论阴虚、阳虚均可应用，因其既补肾气又益精血。黄芪、白术健脾补气；益母草可活血调经、祛瘀止痛、利尿消肿；当归补血养血；清半夏、昆布化痰，当归、香附调冲任之气血等。诸药共奏温肾补脾、活血化瘀之功，使精血得下，瘀血可除。

【参考文献】 胡秀荣，李鸿芝. 许润三教授治疗闭经的经验 [J]. 医药集悟，1993，8（6）：55.

补肾调经方 （国医大师许润三方）

【药物组成】 淫羊藿、仙茅、紫河车、山茱萸、女贞子、当归、白芍、制香附等。

【使用方法】 水煎服，每日 1 剂。

【功效主治】 补肾调经。适用于闭经。

【方剂分析】 淫羊藿、仙茅温补肾阳，山茱萸、女贞子滋补肾阴，紫河车既益肾气又填精血，当归、白芍补血养肝为调经之良药，制香附芳香走窜能疏达肝气，配于大队补肾养血药之中，可使全方补而不滞。处方配伍精当，补阳而不损阴，滋阴而不损阳，阳中求阴，阴中求阳，促使肾气充盛，经血得以来潮。

【加减运用】 偏于肾阳虚者，酌加补肾阳药，如巴戟天、紫石英等，偏于肾阴虚，加枸杞子、熟地黄等。

【参考文献】 刘之椰. 许润三治疗闭经之经验 [J]. 广西中医药，1991，11（3）：110-111.

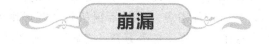

崩漏

健脾止血汤 （国医大师李振华方）

【药物组成】 黄芪 30g，党参 15g，白术 10g，茯苓 15g，当归 10g，醋白芍 15g，远志 10g，炒酸枣仁 15g，醋柴胡 6g，升麻 6g，黑地榆 12g，阿胶（烊化）10g，广木香（后下）6g，炙甘草 6g，米醋 120ml（晚煎）。

【使用方法】 水煎服，每日 1 剂。

【功效主治】 健脾益气，举陷止血。加减治疗崩漏。

【方剂分析】 方中黄芪、党参、白术、茯苓、炙甘草健脾益气；醋柴胡、升麻升阳举陷，固脱止血，与黄芪、四君子汤配合，可增强统血摄血之力；阿胶、远志、炒酸枣仁养血止血，安神宁志；黑地榆配阿胶凉血止血；米醋酸涩收敛，可达迅速止血之目的。诸药合用，共奏健脾益气、举陷固脱、养血止血之功。

【加减运用】 若脾虚日久，土壅木郁，肝郁气滞腹痛者，加醋香附 10g，延

167

胡索 10g，郁金 10g 以疏肝理气；气滞血瘀，出血色暗，夹有血块者，加三七粉 3g（冲服），丹参 15g 以活血化瘀；气郁化火，肝火内盛者，加牡丹皮 10g，栀子 10g，川楝子 12g 以疏肝清热；脾虚湿盛，胸脘满闷，食少便溏者，加薏苡仁 30g，泽泻 10g，砂仁 8g 以健脾祛湿；脾肾阳虚，腹中冷痛，四肢不温者，加炮姜 5g，制附子（久煎）10g 以温补脾肾；出血量多势急者，党参改为人参 10g，加海螵蛸 15g，茜草炭 10g 以益气固脱、收敛止血。

【参考文献】 李郑生. 李振华教授治疗崩漏经验［J］. 河南中医，2006，26（7）：25-26.

崩漏方 （国医大师段富津方）

【药物组成】 黄芪 35g，焦白术 20g，山茱萸 15g，酒白芍 15g，煅龙骨（先煎）30g，煅牡蛎（先煎）30g，棕榈炭 15g，杜仲炭 15g，海螵蛸 15g，当归 15g，炙甘草 15g，白参 15g。

【使用方法】 水煎服，每日 1 剂。

【功效主治】 固冲摄血，益气健脾。主治崩漏。

【方剂分析】 崩漏为病，虽可有虚、实、寒、热四种证型，但本质上还是虚证，或虚中夹实，发病总因冲任损伤，不能制约经血所致。但冲、任二脉需赖脏腑气血的滋养，如叶天士所说："夫奇经，肝肾主司为多，而冲任隶属于阳明，阳明久虚，脉不固摄，有开无阖矣。"故有冲任隶属于肝肾，又隶属阳明之说。因此，肝肾脾胃功能失调，冲任失约，经血失固，乃是崩漏发生的主要机制。患者血下如注，逾期不止，色淡，是因脾肾两虚，冲任亏损所致。肾虚则腰膝酸软，头晕目眩；脾虚则健运不及，故纳少便溏，身倦无力。诸症均与脾肾两虚之病理有关。黄芪、人参、白术、山茱萸、当归、白芍等健脾益肾，补气养血，以固冲任；棕榈炭、杜仲炭、海螵蛸、煅龙骨、煅牡蛎等收涩止血，所谓"散者收之"。其中煅龙骨、煅牡蛎更可安五脏，益心神，有涩血养益之功，无留邪伤正之弊。

【参考文献】 胡晓阳，李冀，王荣. 段富津教授治疗月经病验案举隅［J］. 中医药信息，2008，（3）：25-26.

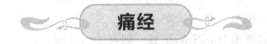

加味没竭汤 （国医大师朱南孙方）

【药物组成】 血竭粉（分冲）3～6g，生蒲黄（包煎）15～30g，五灵脂（包煎）15～30g，三棱 12～15g，莪术 12～15g，炙乳香、没药（各）3g，生山楂 12g，青皮 6g。

【使用方法】 水煎服，每日 1 剂。

【功效主治】 活血化瘀，散膜止痛。用于治疗膜样痛经。

【方剂分析】 加味没竭汤是朱老撷夺命散、失笑散、通瘀煎中诸药化裁而成。朱老仿《医宗金鉴·产后门》夺命散（血竭、没药）治胞衣不下立意，以血竭化瘀散膜定痛为君，失笑散（蒲黄、五灵脂）活血化瘀止痛为臣；乳香、没药皆能活血祛瘀止痛，乳香辛温香窜，偏于调气止痛，没药散瘀活血，偏于活血定痛，两药兼施，相须效增；三棱、莪术皆可破血消积行气，三棱破血力强，莪术破气力宏，两药配伍，散瘀行气效强；生山楂甘酸微温，善消食积，且能化瘀；青皮性烈，功能疏肝破气，消积化滞。全方诸药相配，既能化瘀行滞，又能散膜止痛，用于以气滞血瘀为主症的膜样痛经，膜散经畅，其痛自止，其效颇显。

【加减运用】 月经过多者蒲黄、山楂炒炭，去三棱、莪术，加三七粉、大黄炭、炮姜炭、仙鹤草等，通涩并用，祛瘀生新；偏于寒者，酌加小茴香、艾叶、炮姜；热瘀互结者，加蒲公英、红藤、地丁、败酱草、柴胡等；经前乳胀者，加柴胡、娑罗子、路路通、丝瓜络；乳癖结块者，加炙穿山甲、昆布、王不留行；腰膝酸软者，加金狗脊、续断、杜仲、桑寄生；情志抑郁、胸闷不舒者，加越鞠丸、沉香曲；恶心、呕吐者，加吴茱萸、姜竹茹；经期泄泻者加焦白术、淮山药、芡实；口干便燥者加当归、桃仁、瓜蒌仁、火麻仁。

【参考文献】 张蔚苓，胡国华 . 朱南孙用加味没竭汤治疗膜样痛经经验 [J]. 辽宁中医杂志，2014，41（6）：1107-1108.

养血补肾方 （国医大师许润三方）

【药物组成】 党参 15g，当归 30g，川芎 10g，生蒲黄（包煎）15g，五灵脂（包煎）10g，益母草 20g，枳实 15g，赤芍 15g，三七粉（分冲）3g。

【使用方法】 每日 1 剂，水煎服。

【功效主治】 补肾健脾，养血生精。适用于青春期原发性痛经。

【方剂分析】 党参健脾补气，当归和川芎补血养血，生蒲黄、五灵脂和三七、赤芍、益母草可活血化瘀，生黄芪有益气活血之功，是许师治疗痛经等妇科疾病的常用药，用量可由 30～100g 不等；党参有补气行滞的作用，人参大补元气，用于虚象较明显的患者。枳实理气使补而不滞。

【参考文献】 李仁杰，经燕，李力等 . 许润三教授运用补法治疗痛经经验 [J]. 中国中医急症，2009，18（11）：1830-1831.

滋肾养血方 （国医大师许润三方）

【药物组成】 生黄芪 30g，水蛭 10g，当归 10g，川芎 10g，丹参 30g，何首乌

20g，泽兰 10g，三七粉（分冲）3g。

【使用方法】 每日 1 剂，水煎服。

【功效主治】 益气补肾，活血化瘀。适用于子宫内膜异位症、子宫腺肌病引起的痛经。

【方剂分析】 黄芪益气活血，丹参、当归和川芎补血养血，方中除活血化瘀止痛之水蛭，活血利水之泽兰等，还有补肾养血之何首乌，益气扶正之生黄芪。

【参考文献】 李仁杰，经燕，李力，等. 许润三教授运用补法治疗痛经经验. 中国中医急症 [J]. 2009，18（11）：1830-1831.

芍胡汤 （国医大师张磊方）

【药物组成】 生白芍 30g，醋延胡索 10g，当归 10g，炒小茴香 10g，炮姜 10g，炙甘草 10g。

【使用方法】 水煎服，每日 1 剂，早晚分服。

【功效主治】 活血行气，化瘀止痛。主治气滞寒凝型痛经。

【方剂分析】 张老认为，痛经虽有虚实之分，而今临床却以实证为主；女子以肝为先天，病位在肝，病机为肝脉拘挛失养，不通则痛。故方中重用白芍，柔肝理脾，调和气血，配合甘草，酸甘化阴，缓急止痛，有芍药甘草汤之意；醋制延胡索不仅能引药物至病所，还有利于药物有效成分的煎出；炮姜温中止痛，严西亭之《得配本草》谓炮姜"守而不走，燥脾胃之寒湿，除脐腹之寒癖，暖心气，温肝经，能去恶生新"；当归归肝、心、脾经，补血活血，调经止痛；因实证痛经大都由气滞、寒凝血瘀而致，二者又相互影响，治血亦必治气，故加炒小茴香以行气理血止痛。全方刚柔并用，阴阳同施，以芍药甘草汤缓急止痛为基础，合醋延胡索加强活血止痛之力，以炮姜温中散寒，辅以炒小茴香、当归行气活血和血。该方重在行气活血，使气血得以通畅，冲任得以调和，而痛自止。

【加减运用】 经行小腹胀甚，加制香附 10g；寒重，加乌药 10g；血块多，加山楂炭 15g；痛甚，合失笑散、五灵脂 10g，蒲黄 10g；伴有呕吐，加清半夏 10g，陈皮 10g。

【参考文献】 李宁，崔家康. 张磊教授运用芍胡汤治疗痛经经验 [J]. 中医研究，2013，26（8）：32-34.

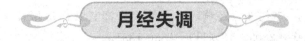

月经失调

养血调经汤 （国医大师班秀文方）

【药物组成】 鸡血藤 20g，丹参 15g，当归身 10g，川芎 6g，白芍 10g，熟地黄 15g，续断 10g，茺蔚子（包煎）10g，首乌藤 20g，炙甘草 6g。

【使用方法】 水煎服，每日 1 剂。

【功效主治】 补肝肾，养血调经。主要用于肝肾不足、血虚所致的月经失调。

【方剂分析】 四物汤为基础调补患者血虚之本，鸡血藤有养血活血之功，"一味丹参饮，功同四物汤"，丹参有活血调经之用，熟地黄、续断补肝肾之不足，针对腰酸而设，茺蔚子具有良好的活血调经之功，由于患者有失眠症状，加入首乌藤有养心安神之效，炙甘草补脾益气兼调和诸药。诸药合用，补而不滞，滋而不腻，使肝肾阴血充足，脾有所统，心有所主，肺有所行，共奏补益肝肾、养血调经之功。

【加减运用】 以肾虚为主者，加杜仲、桑寄生，增强补肾之力；阴虚内热者，去川芎之辛温香燥，改熟地黄为生地黄，加地骨皮、知母，奏滋阴清热之效；阴道出血量多者，去川芎之辛香行散，加仙鹤草、血余炭收敛止血之品，使收敛不留邪。

【参考文献】 李永亮，戴铭，张亚萍．班秀文教授治疗妇科疾病学术思想探析［J］．中华中医药杂志（原中国医药学报），2011，26（4）：730-732．

滋阴奠基汤 （国医大师夏桂成方）

【药物组成】 炙龟甲（先煎）15g，炙鳖甲（先煎）15g，生牡蛎（先煎）15g，淮山药 12g，熟地黄 12g，山茱萸 9g，牡丹皮 10g，茯苓 10g，丹参 10g，赤芍、白芍各 10g，党参 10g，炒白术 10g，续断 10g。

【使用方法】 每日 1 剂，水煎，分早、晚各 1 次口服。连服 3 个周期为 1 个疗程，坚持两个疗程。

【功效主治】 滋补肾阴。用于肾阳虚型黄体功能不健性月经失调经后期。

【方剂分析】 本方是滋阴养血重剂，方中鳖甲、龟甲、牡蛎血肉之品，入补奇经，滋养肝肾，目的在于提高癸水之阴长运动的水平；丹参（当归滋腻，丹参代之）、赤白芍、淮山药、熟地黄、山茱萸、牡丹皮、茯苓是以归芍地黄汤为基础，补肝肾之阴；党参、炒白术健脾益气，从后天充先天，加入续断阳中求阴。

【参考文献】 司晨君．补肾调周法治疗肾阳虚型黄体功能不健性月经失调的临床研究［D］．南京中医药大学，2012．

月经先期方 （国医大师段富津方）

【药物组成】 熟地黄 20g，生地黄 20g，枸杞子 15g，白芍 15g，女贞子 15g，地骨皮 10g，当归 15g，杜仲 10g，阿胶（烊化）10g，丹参 10g。

【使用方法】 水煎服，每日 1 剂。

【功效主治】 益阴养血。阴虚血少之月经先期月经先期。量少、色淡、腰酸、精神疲乏，颧部淡红，舌微红，苔少，脉略细数。

【方剂分析】《医宗金鉴·调经门》云："若下血少，色浅淡而清，则为不足之热也。"辨经水前期，古人多归之于热，热能动血而催经水早期。此为阴虚生热，且素营血不足。治宜益阴养血之法，方用两地汤加减。二地为君，熟地黄滋阴养血，生地黄滋阴凉血；臣以当归、白芍，与熟地黄相伍，乃四物汤之意，重在补血；枸杞子、女贞子旨在养阴；佐以养血止血之阿胶；养血活血，调经之丹参；滋补肝肾之杜仲，合而成方。

【参考文献】 胡晓阳，李冀，王荣. 段富津教授治疗月经病验案举隅 ［J］. 中医药信息，2008，25（3）：25-26.

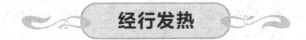

经行发热

经行发热方	（国医大师段富津方）

【药物组成】 柴胡 15g，黄芩 15g，清半夏 15g，生姜 10g，党参 15g，酒白芍 15g，紫苏 10g，牡丹皮 15g，陈皮 15g，川牛膝 15g，炙甘草 15g，郁金 15g。

【使用方法】 水煎服，每日 1 剂。

【功效主治】 疏利肝胆，和解退热。治疗经行发热患者，症见平素乏力、急躁易怒，偶见左胸部疼痛及胸中憋闷，既往有窦性心律不齐，舌略暗，苔白，左脉弦细，右脉弦。

【方剂分析】 方中柴胡入肝、胆经，清解疏散肝胆之郁热。《本草纲目》云："若劳在肝、胆、心及包络有热，或少阳胆经寒热者，则柴胡乃手足厥阴少阳必用之药"。黄芩清胆之火，且《本草经疏》云其能"凉血除热"。柴胡与黄芩配伍，可清解肝胆之热，肝胆热解则寒热自退。《本草纲目》称"柴胡之退热，乃苦以发之，散火之标也。黄芩之退热，乃寒能胜热，折火之本也"。此两则病例均无外邪，故减柴胡之用量，降其外散之力，与等量黄芩配伍，则入肝胆，达血室，疏解清热。以牡丹皮、郁金凉血活血，以牛膝引血下行。虽血瘀较轻，但气滞略显，不仅腹胀、手足不温，且见呕恶、咳痰，故加入紫苏、陈皮理气和胃。用半夏，取其开郁散结，以消胸闷胸痛；且佐以生姜，以助和胃止呕、化痰止咳之力。乏力、舌暗苔白为气血不足之象，故佐以党参、当归或白芍益气养血，与活血化瘀药物并用，使其补益不留瘀，祛瘀不伤正。

【参考文献】 韩其茂，陈璐，朴勇洙，段富津. 国医大师段富津教授治疗经行发热验案举隅 ［J］. 中华中医药杂志，2017，32（4）：1573-1574.

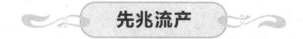

妊娠恶阻

妊娠恶阻方 （国医大师段富津方）

【药物组成】 砂仁 15g，炒白术 15g，陈皮 15g，茯苓 15g，竹茹 15g，枳实 10g，芦根 15g，黄芩 15g，炙甘草 10g，生姜 5 片。

【使用方法】 水煎服，每日 1 剂。

【功效主治】 清热和胃止呕。妊娠恶阻，症见胸中烦闷，寐差，小便深黄，大便秘结，舌尖红苔略黄，脉弦滑略数。

【方剂分析】 方用加味温胆汤化裁，方中以味甘微寒之竹茹清热和胃止呕，为君药。《本草求真》云："竹茹专入肺胃，味甘而淡，气塞而滑……膈噎呕逆，恶阻呕吐，吐血衄血等症者，皆当服此"。以白术补脾益气而安胎，砂仁理气和胃，止呕，安胎，黄芩清热凉血，不仅能助竹茹清胃热而止呕且能清热凉血而安胎。《本草纲目》引朱震亨云："黄芩、白术乃安胎圣药，俗以黄芩为寒而不敢用，盖不知胎孕宜清热凉血，血不妄行乃能养胎"，以上三药为臣。佐以芦根清热和胃止呕，以助竹茹之力；陈皮、枳实行气和胃以助止呕之功；茯苓补脾健胃，治"脾胃不和，泄泻腹胀，胸胁逆气，忧思烦满，胎气少安……"佐以呕家之圣药之生姜。炙甘草益气和中，调和诸药，为使药。

【参考文献】 唐明哲，韩淑丽，刘松江，等．段富津教授治疗妊娠恶阻验案举隅 [J]．生物技术世界，2014，（8）：100．

先兆流产

安胎防漏汤 （国医大师班秀文方）

【药物组成】 菟丝子、覆盆子、杜仲、白芍、熟地黄、党参、白术、棉花根、三七、扶芳藤、炙甘草。

【使用方法】 水煎服，每日 1 剂。

【功效主治】 温养气血，补肾益精，活血通脉，化瘀止血，固胎防漏。用于肾虚血瘀所导致的胎漏、胎动不安、先兆流产。

【方剂分析】 菟丝子辛甘性平，固冲安胎、补益肝肾，覆盆子甘、酸，微温，酸甘化阴而入肝肾，二子同用有补肾生精、强腰固胎之功；杜仲甘温，补而不腻，温而不燥，为肝肾之要药，能补肾安胎；当归、白芍、熟地黄俱是补血养肝之品，肝阴血足，则能促进胎元的发生；党参、白术、棉花根甘温微苦，能健脾益气、升阳除湿，既有利于气血的化生，更能升健安胎；炙甘草不仅能调和诸药，而且能益气和中、缓急止痛。配以壮药三七、扶芳藤既能活血通脉，又能化瘀止血，用于治疗胎漏及胎动不安，可取得良好的疗效。

【参考文献】 林寒梅，庞秋华，班胜．班秀文活血通脉安胎经验［J］．山东中医杂志，2013，32（3）：199-200.

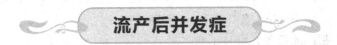
流产后并发症

八珍胶艾汤 （国医大师梅国强方）

【药物组成】 黄芪、茯苓、墨旱莲各 30g，生晒参（另包）6g，炙甘草 6g，焦术 10g，杜仲 10g，当归 10g，续断 10g，川芎 10g，艾叶炭 10g，荆芥炭 10g，血余炭 10g，阿胶（烊化）10g，三七粉（分冲）10g。

【使用方法】 每日 1 剂，水煎分 3 次温服。（生晒参泡服）。

【功效主治】 益气养血，补肾固摄。适用于气血不足、脾肾不固所致人工流产后出血不止。

【方剂分析】 其方主用八珍胶艾汤化裁，甚为合拍；方中黄芪、生晒参、白术、茯苓、甘草益气健脾，固摄止血，当归、川芎、阿胶养血活血止血，又加杜仲、续断补肾强筋骨而止腰痛；墨旱莲兼补阴血；墨旱莲又合三七粉、荆芥炭、血余炭有较强的止血作用，故能应手而效。

【参考文献】 邢颖，刘松林，张仕玉．梅国强治疗人工流产后并发症验案 2则［J］．江苏中医药，2011，43（12）：52.

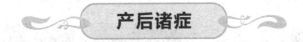
产后诸症

缩宫祛瘀方 （国医大师许润三方）

【药物组成】 当归 10g，川芎 10g，枳壳 10g，生蒲黄（包煎）10g，生五灵脂（包煎）10g，党参 20g，益母草 15g。

【使用方法】 冷水浸泡后文火煎煮两次，共 300ml，分两次服用。

【功效主治】 缩宫逐瘀。适用于产后恶露不绝、不全流产及痛经等病。

【方剂分析】 妇人产后冲任虚损，气血不足，瘀血往往内滞，致新血不得归经，引起产后恶露不绝，正如《胎产心法》所云："恶血不尽，好血难安"。故本方取当归、川芎养血活血，蒲黄、五灵脂逐瘀止血为主；辅以枳壳理气，使气行血畅，瘀血得以排出；复加益母草养阴活血，祛瘀生新。加党参者，意在补气，以增强胞宫收缩功能，它的性能虽与五灵脂相畏，但两药同用，往往能提高逐瘀之效，起到相反相成的作用。故本方具有缩宫逐瘀之效。不全流产乃胞衣不下致出血不止，同是瘀血内阻、血不归经，本方亦恰中其要。此外，经血排泄不畅引起的痛经也宜用本方。

【加减运用】 血虚明显者党参改用 50g；出血量多者，党参改用 100g；腹痛甚者，五灵脂改用 15g；下瘀血块多者，加三七粉（分冲）3g；出血日久者，加桑叶 20g；血气臭者，加黄柏 10g；浮肿者，加生芪 50g；食欲缺乏者，加生山楂 15g。

【参考文献】 全国著名中医妇科专家许润三治恶露不绝方 ［J］. 医学文选，1993（3）：47.

新加五味调经汤 （国医大师夏桂成方）

【药物组成】 丹参 15g，赤芍 15g，五灵脂 15g，艾叶 10g，益母草 30g，茯苓 10g，泽兰 10g，续断 10g，制香附 10g，广郁金 10g。

【使用方法】 水煎服，每日 1 剂，早晚分服，7 日为 1 个疗程。

【功效主治】 活血化瘀，调理月经。主治药物流产后阴道出血。

【方剂分析】 活血化瘀之轻剂，为调经的常用方。方中丹参、赤芍活血化瘀；五灵脂、益母草化瘀止痛，调经排血而不致出血过多；更以香附、郁金疏肝解郁，理气调经；艾叶、茯苓、泽兰温经排浊，加入续断既有补肾的作用，又有一定的活血调经的功效。诸药相配具有活血化瘀、调理月经的作用。

【参考文献】 钮江华，沈建峰 . "新加五味调经汤" 治疗药物流产后阴道出血 80 例临床观察 ［J］. 江苏中医药，2011，43（10）：47-48.

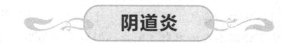

阴道炎

阴道炎外洗方 （国医大师梅国强方）

【药物组成】 白头翁 30g，黄柏 15g，秦皮 15g，生大黄 30g，蛇床子 30g，苦参 30g，明矾 15g。

【使用方法】 煎水外洗，坐浴。每日 2 次，早晚各 1 次，7 日为 1 个疗程，共 3 个疗程。治疗期间禁房事。

【功效主治】 清热燥湿，杀虫止痒。适用于病机属于湿热下注的妇人带下。

【方剂分析】 方药取白头翁汤加减，方中白头翁苦、寒，具有清热解毒、凉血杀虫止痒之功；黄柏苦、寒，清热燥湿，长于清泻下焦湿热，对于湿热下注之妇人带下黄臭尤宜；秦皮苦寒而略有涩性，既可清热、燥湿、解毒，又可收涩止带；大黄生用，苦寒清热解毒，导湿热下行；蛇床子辛苦温，功能杀虫止痒，其性温，又可防方中诸药寒凉太过；苦参苦、寒，具有清热燥湿，杀虫止痒之功；明矾酸、涩、寒，外用能解毒杀虫，收湿止痒。诸药合用，共奏清热燥湿、解毒止痒、杀虫止带之功。

【参考文献】 张智华．加减白头翁汤治疗滴虫性及霉菌性阴道炎 78 例［J］．辽宁中医药大学学报，2009，11（10）：114.

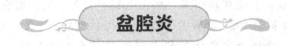

盆腔炎

朱氏盆炎汤 （国医大师朱南孙方）

【药物组成】 蒲公英、鸡血藤、败酱草、紫花地丁、川楝子、刘寄奴、柴胡、延胡索、桑寄生、续断。

【使用方法】 水煎服，每日 1 剂。

【功效主治】 清热利湿，疏利冲任。用于治疗慢性盆腔炎。

【参考文献】 陈瑞银，胡国华，余思云．朱南孙教授治疗慢性盆腔炎［J］．朱南孙教授治疗慢性盆腔炎，2013，33（9）：881-883.

蒲丁藤酱消炎汤 （国医大师朱南孙方）

【药物组成】 蒲公英 15g，地丁 15g，红藤 15g，败酱草 15g，生蒲黄（包煎）12g，柴胡 9g，延胡索 9g，川楝子 9g，刘寄奴 12g，地龙 12g，棱术 12g，莪术 12g。

【使用方法】 水煎服，每日分早、中、晚 3 次服用。

【功效主治】 清热化瘀，理气止痛。用于治疗非淋性慢性盆腔炎。

【方剂分析】 蒲丁藤酱消炎汤出自《朱南孙妇科临床秘验》，为全国名中医朱南孙教授的治疗慢性盆腔炎的经验方，方中蒲公英、地丁、败酱草、红藤清热解毒利湿，蒲黄、刘寄奴、三棱、莪术、地龙化瘀散结止痛，柴胡、延胡索、川楝子理气止痛，共奏清热化瘀、理气止痛作用。

【参考文献】 廖维，朱南孙，陆妙君，等．蒲丁藤酱消炎汤加阿奇霉素治疗非淋性慢性盆腔炎的临床观察［J］．辽宁中医杂志，2010，37（12）：2357-2358.

加减止带方 （国医大师许润三方）

【药物组成】 黄柏 6g，炒栀子 6g，赤芍 12g，牡丹皮 10g，牛膝 10g，泽泻

10g，茯苓 15g，白花蛇舌草 25g，蒲公英 20g，生薏苡仁 30g。

【使用方法】 水煎服，每日 1 剂。

【功效主治】 清热利湿，祛瘀散结。适用于慢性盆腔炎之湿热瘀阻证。症见低热起伏，下腹胀痛或坠痛，痛及腰骶，或腹痛拒按，带下量多、色黄或有臭味，尿短黄，纳差，舌质暗，或有瘀斑、瘀点，苔黄腻，脉弦滑。此型常见于慢性盆腔炎病程较短，或慢性盆腔炎急性发作者。

【方剂分析】 方中黄柏、炒栀子、白花蛇舌草、蒲公英清热解毒，泻火燥湿；赤芍、牡丹皮、牛膝清热凉血，活血化瘀；泽泻、茯苓利尿清热；生薏苡仁清热健脾除湿；全方共奏清热利湿、活血化瘀之功。若有盆腔炎性包块，可加三棱 10g，莪术 10g 以消癥散结。

【参考文献】 辛茜庭.许润三教授辨病辨证相结合治疗慢性盆腔炎的经验 ［J］.中国临床医生，2006，36(1)：55-56.

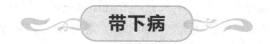

带下病

带下病基本方

【药物组成】 菱荽、茯苓、山药各 15g，炒扁豆、当归、芡实、川芎各 10g。

【使用方法】 水煎服，每日 1 剂。

【功效主治】 健脾化湿止带，养血活血调经。用于治疗脾虚湿盛，冲任失调的带下病。

【方剂分析】 国医大师李今庸先生提出治疗带下病的两大治疗原则：①治带不离调经，往往兼顾为用；②祛湿不离治血，往往同步进行。治带之基本方中有菱荽一味，菱荽者，俗谓铁菱角也，甘酸平无毒，与萆薢、土茯苓相仿，但其利湿解毒之力更胜一筹。《本草纲目》云其主治："腰背寒痛，风痹，益气力，止小便利，治时疾瘟瘴，补肝经风虚。治消渴，血崩，下痢。"国医大师李今庸先生取其祛湿收敛之性而独用于疗带下之疾，亦常获良效。方中茯苓、山药、扁豆及芡实健脾化湿止带，当归及川芎行气活血，养血调经。全方共奏健脾化湿止带、养血活血调经之效。

【加减运用】 如遇脾虚带下，症见白带量多，色白淡黄、质稀、无臭味，面色㿠白或萎黄，四肢不温，精神倦怠，纳少，便溏，舌淡薄苔白，脉缓者，予基本方加党参、焦白术各 10g。如遇肾虚带下，症见白带量多，色白清冷、质稀，小腹不温，腰酸如折，小便频数，夜间尤甚，大便稀溏，舌苔薄白，脉沉迟者，予基本方加熟地黄 15g，山茱萸、补骨脂、菟丝子各 10g，肉桂 5g。如遇湿热带下，症见带下量多，色黄质稠，有臭秽气味，胸闷纳呆，小腹疼痛，小便黄，阴痒，脉弦数者，予基本方加黄柏、栀子各 10g。另外，若带下日久，湿热蕴积于下，激荡相火，虚热与湿浊相搏而下者，多还兼见头昏目眩，五心烦热，腰膝酸软，予基本方去扁豆，加生地黄 15g，山茱萸、知母、黄柏、泽泻各 20g，化裁成知柏地黄汤以治之。

【参考文献】 李杰，代娜.《李今庸临床经验辑要·带下病篇》探幽 ［J］.湖北中医杂志，2002，24（10）：11-12.

温肾止带汤 （国医大师朱良春方）

【药物组成】 蜂房 10g，当归 10g，茯苓 10g，巴戟天 10g，鹿角霜（先煎）12g，杜仲 12g，菟丝子 12g，小茴香 6g，山药 15g。

【使用方法】 水煎服，每日 1 剂。

【功效主治】 通补奇经，固任束带。主治肾阳不足、累及奇经之带下病，症见腰痛如折，带下颇多，质如稀水，面黄形瘦，体倦乏力，脉细、尺弱，苔薄白，舌质淡。

【方剂分析】 方以蜂房、巴戟天、杜仲、菟丝子益肾温阳，茯苓健脾利湿，小茴香温肝肾经，共助湿邪外出；当归补血调经，以充血海；鹿角霜、山药补肾益精，兼有收涩，以固冲任。

【参考文献】 潘峰，郭建文.国医大师朱良春对奇经八脉理论的传承和创新 ［J］.中华中医药杂志（原中国医药学报），2017，32（6）：2522-2524.

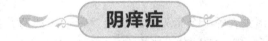

阴痒症

阴痒外洗方 （国医大师刘敏如方）

【药物组成】 忍冬藤 100g，野菊花 100g，蒲公英 100g，大蒜杆 50g，龙胆草 50g，蛇床子 50g，刺黄芩 50g，鱼腥草 100g，土百部 50g，艾叶 50g，紫草 50g，大黄 50g，薄荷 50g，苦参 50g，白花蛇舌草 50g。

【使用方法】 以上数味药，治疗阴痒症时，可从其中选择 2～3 味煎水洗患部。仅作局部应用，不作内服用。

【功效主治】 清热燥湿，除湿止痒。适用于各种妇人阴痒症。

【方剂分析】 以上主要的共同特点为清热、除湿、杀虫、止痒为主治，临床上往往根据道地、季节选用 2～3 种适合的品种进行配伍，以达到清热燥湿，除湿杀虫止痒的功能。

【参考文献】 刘敏如．女阴瘙痒症及其中草药疗法［J］．赤脚医生杂志，1974，（1）：46-47.

高催乳素血症

高催乳素血症方 （国医大师柴嵩岩方）

【药物组成】 菊花 15g，金银花 15g，钩藤 10g，月季花 6g，玉竹 12g，川芎 5g，川贝母 6g，石斛 12g，桑寄生 20g，夏枯草 12g，益母草 10g，泽泻 6g。

【使用方法】 水煎服，每日 1 剂。

【功效主治】 清热解毒，益肾调经。适用于高催乳素血症。

【方剂分析】 方中金银花、菊花、钩藤等清热解毒、平肝，辅以玉竹、石斛养阴，夏枯草清热散结，泽泻泻热，月季花、川芎、益母草行气而理血脉，川贝母理气而调整气机，佐以桑寄生补益肝肾，全方共奏清热解毒，益肾调经之效。

【加减运用】 在气分者理气调整气机升降，即行血理气以调经，用月季花、川芎、玫瑰花、泽兰、益母草等加香附行气；而理血脉用合欢皮、桔梗、枳壳加川贝母理气而调整气机。泌乳时要清肝热、泄脾热，清肝热用菊花、夏枯草、梅花等，泄脾用玉竹、石斛、知母等；对合并垂体微腺瘤者常用桔梗、川贝母、夏枯草、连翘等消肿散结之品。

【注意事项】 ①禁用辛燥发散之品；②禁用鼓动兴阳之品；③禁用峻猛有毒之品。

【参考文献】 濮凌云，吴育宁，佟庆．柴嵩岩论治高催乳素血症的临床经验［J］．北京中医药，2009，12（28）：927-928.

乳腺增生

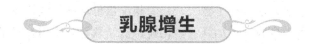

软坚消癖汤 （国医大师李振华方）

【药物组成】 当归 10g，白芍 15g，白术 10g，茯苓 18g，柴胡 6g，香附 10g，木香（后下）6g，郁金 10g，穿山甲 10g，半夏 10g，皂荚 6g，昆布 12g，海藻 12g。

【使用方法】 水煎服，每日 1 剂。

【功效主治】 疏肝健脾，化痰软坚，活血通络，调摄冲任。加减治疗乳癖（乳腺小叶增生、乳房囊性增生、乳房纤维瘤）等疾病。

【方剂分析】 方中当归、白芍补肝体以助肝用；白术、茯苓补中健脾，以防

第五章　男妇科病证

肝木乘土；柴胡、香附、木香解郁止痛、调摄冲任；郁金、穿山甲、半夏、皂荚、昆布、海藻通络止痛、化痰散结。

【加减运用】 疼痛较甚，加蒲公英、延胡索；失眠，加首乌藤、合欢皮；食欲缺乏，加砂仁；大便溏薄，加薏苡仁、山药。

【参考文献】 周军丽. 李振华教授从肝脾论治杂病经验［J］. 中医研究，2009，22（6）：55-56.

乳核疏消汤 （国医大师张震方）

【药物组成】 柴胡、夏枯草、浙贝母、丹参、川芎、郁金、枳壳、茯苓、漏芦、薄荷、生甘草。

【使用方法】 水煎服，每日1剂。

【功效主治】 疏利气机，活血散结。适用于肝郁气滞、痰瘀互结所致的乳腺增生病。

【方剂分析】 柴胡能疏达、宣透、升发、清泄，疏肝解郁，条畅气机。夏枯草可清肝热、散结消肿；浙贝母能清热化痰，散结聚、消肿块；漏芦功能清热解毒、消痈散结、通乳且兼有行血作用。郁金芳香宣透，可行气解郁，凉血破瘀；丹参有活血祛瘀，通络除烦等作用；川芎能活血祛瘀，行气解郁，张景岳谓其"能破瘀蓄、通血脉、解结气"等；枳壳长于破滞气，除积聚，理气宽中，与柴胡配伍，可升清降浊调畅气机；茯苓淡渗祛湿，可除生痰之源，既能益脾扶正，又可祛邪祛湿；薄荷亦有行气开郁之功；甘草补脾益气，通行十二经，调和诸药。以上各药共同配伍，可发挥疏利气机、活血散结等作用。

【加减运用】 肝郁气滞严重者酌加香附、青皮、川楝子等。痰瘀互结明显者，可加软坚散结、破血消癥之品，如三棱、莪术、牡蛎、鳖甲、海藻（去甘草）、昆布等。三棱长于破血，莪术善于破气，二者相配伍可增强行气活血、化积消癥、止痛之效。加配海藻、昆布则可加强清热化痰，散结软坚之作用，对于肝郁化火、炼液成痰，凝结为患者，尤为相宜。夹瘀血者，轻者可加泽兰祛瘀化积且可调畅月经，其性和缓，行气不峻、活血不猛当为首选，若与当归相配，共同加入上方之中则更为适宜。瘀血较重者，可酌加桃仁、红花，则活血通经，消肿散结之作用更强，其中红花可祛全身之瘀滞，桃仁则可逐局部之瘀血，而乳房属足阳明胃经之循行范围，若再配伍白芷，用其引经以"破宿血"则效果更佳。冲任失调者，可加山茱萸、女贞子、淫羊藿、肉苁蓉、墨旱莲、仙茅等；若月经量少者，选加鸡血藤、当归、益母草；腰膝酸软者，加杜仲、桑寄生、怀牛膝等。

【参考文献】 田春洪，王莉，田原，等. 张震研究员关于乳腺增生病及其诊疗方案之解读［J］. 云南中医中药杂志，2014，3512：1-4.

乳乐冲剂 （国医大师郭诚杰方）

【药物组成】 当归、白芍、茯苓各 10g，柴胡、青皮、香附、延胡索、莪术各 9g，昆布、黄芪各 15g，淫羊藿 12g。

【使用方法】 经加工制成冲剂，每日 2 次，每次 10g，温开水冲服。

【功效主治】 疏肝理气，化痰软坚，活血止痛。主治肝气郁结，痰瘀互结的乳腺增生。

【方剂分析】 方以柴胡辛散疏肝解郁为君，即所谓"肝欲散，急食辛以散之"；配以当归、白芍养血柔肝，缓肝之急，共为臣药，君臣相配，合肝体阴用阳之性，补肝体，助肝用以疏达肝气。佐以香附善疏肝解郁，调畅气机；青皮疏肝破气，性较峻烈；延胡索行气又活血，具有良好的止痛功效；淫羊藿补肾壮阳，温阳化湿；昆布消痰软坚，促使乳中结块消散；以行气消积之力较为峻猛，且能止痛的莪术破血祛瘀，行气止痛。诸药合用，行气活血，消痰化湿，软坚散结，促使乳中结块消散；又以茯苓、炙甘草补中健脾益气，使脾土健旺以御肝乘，共为佐药；使以炙甘草甘缓和中，调和诸药。共成疏肝理气、化痰软坚、活血止痛之剂。

【加减运用】 肝郁伴乳房发热者，加赤芍 15g，川芎 9g，金银花、蒲公英各 20g，枳壳 10g；肝郁兼瘀血者，加丹参 20g，桃仁、红花各 10g，三七粉（冲服）3～5g。肝郁乳房结块硬者，加用药物离子导入治疗。

【参考文献】 赵娴，张卫华．郭诚杰教授针药并用治疗乳腺增生病经验介绍[J]．新中医，2011，43（5）：166-170.

清热活血方 （国医大师郭诚杰方）

【药物组成】 蒲公英 30g，金银花 20g，当归 15g，柴胡 10g，乳香、没药各 3g。

【使用方法】 水煎服，每日 1 剂。

【功效主治】 清热活血止痛。主治肝郁化火之乳腺增生。

【方剂分析】 本方以治乳痈之要药蒲公英为君，清热解毒，消痈散结；臣以金银花助君解毒消肿；又以柴胡辛散疏肝解郁；配以当归养血柔肝，缓肝之急，补肝体，助肝用以疏达肝气；佐以乳香、没药相须为用，具活血行气、消肿止痛之功。共成清热消肿止痛之剂。

【加减运用】 肝火更盛者可加夏枯草 15g，龙胆草 10g；热盛伤阴者，加玄参 15g，生地黄 10g。

【参考文献】 赵娴，张卫华．郭诚杰教授针药并用治疗乳腺增生病经验介绍[J]．新中医，2011，43（5）：166-170.

第五章　男妇科病证

离子导入方

【药物组成】 三棱 100g，莪术 100g，丹参 50g，土贝母 50g。

【使用方法】 上药加水 700ml，米醋 100ml，文武火煎至 400ml，滤出药液，再加水 400ml，米醋 50ml，煎至 200ml，滤出药液。将 2 次煎出的药液混合，将 5g 冰片研末后放入药液，凉后装瓶备用。根据肿块大小，将纱布折叠成 6～8 层，用药液浸透，置于肿块上，将离子导入机的电极板放在药垫上，扣紧电极板后启动导入机开关，以患者的耐受度为限调节电流量大小，30 分钟后调小电流，关机。每日或隔日治疗 1 次，8 次为 1 个疗程，休息 4 日后再行第 2 个疗程。

【功效主治】 软坚散结。用于治疗乳房肿块。

【注意事项】 如皮肤出现红疹，宜待红疹消失后再继续治疗。如治疗 1 个疗程后病情不减，可视作无效病例，但应排除癌肿。

【参考文献】 赵娴，张卫华. 郭诚杰教授针药并用治疗乳腺增生病经验介绍 [J]. 新中医，2011，43（5）：166-170.

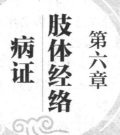

第六章 肢体经络病证

风湿性关节炎

三虫汤

（国医大师郭子光方）

【药物组成】 全蝎8～10g（水洗），地龙15～20g，僵蚕15g。

【使用方法】 每日1剂，水煎2次，混匀后分2次温服。

【功效主治】 通络止痛。可加味治疗头痛、风湿痛、慢性支气管炎等久治不愈之病证。

【方剂分析】 全蝎、地龙、僵蚕，辛咸通络，有搜剔络道止痛之功。是络脉阻滞、不通则痛的基础方。

【加减运用】 顽固性头痛属风邪入络，脉络瘀阻证可参考：全蝎10g（水洗去盐），地龙10g，僵蚕10g，川芎10g，荆芥10g，防风10g，细辛3g，白芷15g，薄荷15g，羌活10g。慢性支气管炎证属风热外感，痰湿阻肺，可参考三虫汤合麻杏石甘汤加味：全蝎10g（洗），僵蚕10g，地龙10g，麻黄10g，生石膏（先煎）30g，炒杏仁10g，生甘草6g，黄芩20g，炙枇杷叶15g，鱼腥草（后下）20g，炙紫菀10g，桃仁10g。

【参考文献】 谢巧珍．运用郭子光"三虫汤"加味治验［J］．四川中医，2006，24（8）：39.

热痹汤

（国医大师张琪方）

【药物组成】 生石膏（先煎）50～200g，金银花50g，薏苡仁30g，黄柏30g，苍术 30g，木通 30g，桂枝 30g，防己 20g，萆薢 20g，秦艽 15g。

【使用方法】 水煎服，每日 1 剂。

【功效主治】 清热化湿，通络止痛。适用于关节红肿焮热疼痛，肢体红斑，小便黄赤，舌赤，苔白腻，脉浮滑或滑数表现的急重热痹。

【方剂分析】 其中石膏、黄柏、苍术、木通、桂枝等药剂量是其常用剂量上限的 3 倍以上。张琪教授认为，只有剂量足够，才能祛除顽疾。方中生石膏、金银花、黄柏清热解毒；薏苡仁、苍术、萆薢健脾利湿；木通、秦艽通络止痛；防己祛风；桂枝有反佐之意，防治苦寒太过。

【参考文献】 黄和，张士福，孙若觉. 张琪教授辨治痹证经验 [J]. 中华中医药杂志，2010，25（9）：1421-1427.

痹一方 （国医大师张琪方）

【药物组成】 独活 15g，秦艽 15g，防风 15g，川芎 15g，当归 20g，熟地黄 20g，白芍 20g，桂枝 15g，党参 20g，生黄芪 30g，牛膝 15g。

【使用方法】 水煎服，每日 1 剂。

【功效主治】 补肝肾，益气血，驱风寒通络。本方适于治疗肝肾两亏、气血不足、外为风寒湿邪侵袭而成之痹证。症见腰膝冷痛，肢节屈伸不利，畏寒喜温，或肢节麻疼痛重着，舌质淡，脉沉弱或沉细者。

【参考文献】 李国平，刘香云. 张琪治疗痹症 10 方 [J]. 中医杂志，1992，33（10）：18-24.

痹二方 （国医大师张琪方）

【药物组成】 秦艽 15g，生石膏（先煎）40g，独活 10g，羌活 10g，黄芩 10g，防风 10g，生地黄 20g，当归 15g，川芎 15g，赤芍 15g，白芷 15g，细辛 3g，苍术 15g。

【使用方法】 水煎服，每日 1 剂。

【功效主治】 疏风清热通络。适用于风寒湿夹有里热者，本证外为风寒湿邪侵袭，内蕴邪热，局部并不红肿，外观与风寒湿痹无异，但见舌质红，苔白干，小便黄，大便干，脉象滑或数等，则为内热的表现。因外风内热，风热相搏，故肢节疼痛甚剧。

【参考文献】 李国平，刘香云. 张琪治疗痹症 10 方 [J]. 中医杂志，1992，33（10）：18-24.

痹三方 （国医大师张琪方）

【药物组成】 川牛膝 15g，地龙 15g，羌活 15g，秦艽 15g，香附 15g，当归

15g，川芎 15g，苍术 15g，黄柏 15g，五灵脂（包煎）15g，红花 15g，黄芪 20g，桃仁 15g。

【使用方法】 水煎服，每日 1 剂。

【功效主治】 祛风寒湿，活血通络。适用于痹证日久，用祛风寒湿诸药而不效者。凡风寒湿邪痹阻，脉络不通，周身肢节疼痛，或手指足趾关节肿胀疼痛，均可用本方。

【参考文献】 李国平，刘香云．张琪治疗痹症 10 方［J］．中医杂志，1992，33（10）：18-24.

痹四方 （国医大师张琪方）

【药物组成】 穿山龙 30g，地龙 30g，雷公藤 20g，薏苡仁 50g，苍术 15g，黄柏 15g，知母 15g，白芍 40g，牛膝 50g，萆薢 20g，茯苓 20g，甘草 10g。

【使用方法】 水煎服，每日 1 剂。

【功效主治】 清热利湿，舒筋活络。适用于治疗湿热伤筋之证，除了肢体酸软痛麻笨重外，多尿黄，舌苔白腻，脉缓，手心热等。

【参考文献】 黄和，张士福，孙若觉．张琪教授辨治痹证经验［J］．中华中医药杂志，2010，25（9）：1421-1427.

痹五方 （国医大师张琪方）

【药物组成】 炙川乌（久煎）、炙麻黄、当归、赤芍、桂枝、黄芪、干姜、白术、茯苓、甘草。

【使用方法】 水煎服，每日 1 剂。

【功效主治】 散寒温阳，祛湿止痛。主治寒湿偏盛痹证。

【方剂分析】 方中川乌散寒温阳止痛，麻黄逐在表之寒邪，二药合用善驱筋骨表里间之寒湿；桂枝温通阳气，除寒湿而祛风；白术、干姜、茯苓健脾温肾散寒化湿，治寒湿弥漫三焦，与炙川乌、麻黄合用，共治表里之寒湿；当归、黄芪益气养血，赤芍活血通络，且凉血解毒，又可制诸药之热燥。

【参考文献】 黄和，张士福，孙若觉．张琪教授辨治痹证经验［J］．中华中医药杂志，2010，25（9）：1421-1427.

益气祛痹方 （国医大师段富津方）

【药物组成】 当归 25g，白芍 15g，熟地黄 15g，鸡血藤 30g，独活 15g，桑寄生 15g，秦艽 15g，细辛 3g，桂枝 15g，牛膝 15g，人参 15g，白术 15g，甘草 10g。

【使用方法】 水煎服，每日 1 剂。

【功效主治】 养血益气以舒筋，温通经络以祛邪。四肢关节疼痛为主，难以屈伸，并见恶风畏寒，心悸气短，舌质淡，脉弦细。证属风湿日久，气血亏虚，血不荣筋。

【方剂分析】 病久则耗伤气血而致筋脉失养，不荣则痛，关节屈伸不利。治疗重用养血之品，当归用至 25g 为君，辅以白芍、熟地黄、鸡血藤以养血荣筋，并取其润性，养血益阴而制独活、秦艽、细辛等风药温燥之性，防其重伤阴血，兼有活血通络之效。伍用人参、白术以益气，使气旺血生。段老认为，痹证虽由风寒湿热等外邪侵袭所致，但人体正气的偏虚，气血不足，腠理肌表不固，是引起痹证的内在因素。因此，治疗不可忽视正虚，体虚感邪，则痹证多表现为本虚标实证，且风湿久羁，消灼正气，损伤肝肾，耗伤气血。治疗当须扶正与祛邪兼顾，视病者的体质情况，或病程的长短，邪正盛衰，恰当组方用药。在痹证的发病期，治疗应以祛邪为主，先攻后补，使邪有出路，然后再施以扶正或攻补兼施之法；若在痹证的缓解期，则治宜以补益为主，或补攻兼施。即以证为纲，分清寒热，辨明虚实，注意兼杂，辨证施治，方能取效。

【参考文献】 段凤丽，段富津．段富津教授扶正祛邪治疗痹证验案 4 例 [J]．中国中医药现代远程教育，2011，9(6)：82-83.

益肾蠲痹丸 （国医大师朱良春方）

【药物组成】 生地黄 150g，熟地黄 150g，全当归 100g，鸡血藤 200g，淫羊藿 100g，鹿衔草 100g，肉苁蓉 100g，炙乌梢蛇 100g，炙全蝎 20g，炙蜈蚣 20g，炙蜂房 100g，地鳖虫 100g。

【使用方法】 研细末，另以老鹳草 120g，徐长卿 120g，苍耳子 120g，寻骨风 120g，虎杖 120g，甘草 30g，煎浓汁泛丸，如绿豆大，每服 6～8g，每日服 2 次，食后服。妇女经期或妊娠忌服。

【功效主治】 益肾壮阳，蠲痹通络。适用于久治不愈之顽痹及类风湿性关节炎。

【加减运用】 风痛轻者宜选独活，阴虚血燥伍以养阴生津之品。游走作痛可用海风藤，重症则用蕲蛇，寒痛以川乌、草乌、附子、细辛温经定痛为要药。湿痛则以生白术、苍术、熟薏苡仁、制附子配合应用为佳。

【参考文献】 朱良春．益肾蠲痹丸 [J]．中国社区医师，1990 (1)：20.

治痹通用方 （国医大师沈宝藩方）

【药物组成】 羌活、独活、桂枝、防风、苍术、当归、络石藤。

【使用方法】 水煎服，每日 1 剂。

【功效主治】 祛风散寒除湿，温经通络。主治风寒湿热诸痹证。

【方剂分析】 羌活、独活疏风散寒胜湿；桂枝祛风寒湿邪，温经通络；苍术辛散温燥，燥湿健脾，除寒湿；当归养血行血祛风；络石藤疏经活络。诸药相伍祛风散寒除湿、温经通络。

【加减运用】 ①行痹加片姜黄、海风藤、秦艽、桑枝等；痛痹选加川乌、草乌、细辛、附子、肉桂等；着痹加炒薏苡仁、木瓜、晚蚕沙、防己等；热痹加忍冬藤、生石膏、知母、炒山栀、赤芍等；热甚伤阴时，减苍术、羌活。②病痛位于上肢者多为风邪所伤，原方减独活加片姜黄、威灵仙、秦艽、桑枝、葛根，取药性走上以加强祛风的功效。③病位在下肢者多为寒湿之邪所伤，原方去羌活加川牛膝、防己、桑寄生、续断、木瓜等，以增强祛寒湿、温经通络的作用。如上下肢病患并见可不去羌活，并注意二者用药兼顾治之。④风湿热痹的病理是热与风邪相搏或湿遏热郁，故治则取清法和温法并用，注意方中必须配用辛散宣通之药甚为重要，取治痹方治疗热痹时加生石膏、忍冬藤而不去桂枝即为此意，热痹证治时还得分清湿与热孰轻孰重，热重于湿，选加水牛角、赤芍、丹参、木通、白茅根、生地黄等清热凉血活血之品；湿重于热者选加生薏苡仁、防己、川牛膝、木瓜、蚕沙、地龙等燥湿健脾，通络之药。⑤顽痹是风寒湿诸邪与痰瘀搏结导致关节胀痛畸形强直，类风湿关节炎属此范畴。病邪已深伏筋骨当注意加用痰瘀同治的药物，临证中还当分清痰湿和瘀阻为患的主次，瘀重者加桃仁、红花、乳香、没药等活血止痛药；痰湿重者加半夏、制天南星、白芥子等化痰祛湿之品。顽痹病延日久，病邪已深伏筋骨，故治疗时还得取用虫类搜风药可选用乌梢蛇、蜈蚣、穿山甲、全蝎等。取用虫类搜风药对活血搜风通络止痛确有效果，但易耗气伤血碍胃。对久痹已伤筋损骨，气血亏虚者，临床取用应注意三点：配益气养血通络药；伍健脾和胃药，告患者汤药不宜空腹服用；中病即止，以免伤正。⑥运用藤类引经药治疗痹证，可增强药效，也得按证型选用。风邪偏胜者加海风藤，湿邪较重取丝瓜络，血虚者加鸡血藤，热痹者用忍冬藤。⑦痹病多为慢性疾病，迁延难愈，病程长，久病入里，耗伤气血，又因患者长期服用治痹的中西药物，易损伤脾胃，导致脾胃虚弱，故沈师强调治痹还要注意扶正固本，当疼痛缓解应按证适当加用益气养血、健脾祛湿、温经通络之品，如黄芪、白术、茯苓、炒薏苡仁、鸡血藤、鹿角胶等。

【参考文献】 刘改玲，吴延明．沈宝藩教授证治痹症的经验［J］．陕西中医，2008，29（8）：1043-1044.

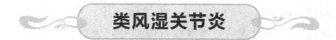

类风湿关节炎

通经宣痹汤 (国医大师李振华方)

【药物组成】 白术、茯苓、泽泻、生薏苡仁、桂枝、知母、防己、香附、丹参、鸡血藤、制马钱子、穿山甲、木香、全蝎、蜈蚣、乌梢蛇等。

【使用方法】 水煎服，每日 1 剂。

【功效主治】 健脾除湿，清热通经活络。加减治疗顽痹（类风湿关节炎）。

【方剂分析】 方中攻补兼施，寒热并用，温中健脾的桂枝、白术、茯苓、薏苡仁等为补，全蝎、蜈蚣、穿山甲等虫类药通经活络为攻。丹参、鸡血藤两味均养血活血，尤以血虚血瘀者首选，风湿病各期均可应用，丹参苦，微寒，归心、肝经，善入血分，能通血脉化瘀滞、祛瘀生新为治痹之要药；制马钱子通络止痛有特效，但味苦性寒，毒性强烈，脾胃虚弱者忌用。

【加减运用】 行痹加用寻骨风、千年健；寒痹加用制川乌、制草乌、制附子、羌活、独活、秦艽、白芷；着痹关节肿胀者用健脾利湿药生薏苡仁、苍术、白术、白蔻仁、砂仁等；血瘀加当归、赤芍、川芎、延胡索；久病气血虚加黄芪、党参；偏阳虚者，须酌以辛温之品以温中助阳，如桂枝、吴茱萸、干姜、制附子、良姜、蜀椒等；顽痹日久不愈加用虫蛇类药，如穿山甲、蜈蚣、全蝎、乌梢蛇等，用量较大，一般蜈蚣 3 条，全蝎 10g。顽痹肾虚者加补肾药制何首乌、黄精、枸杞子、骨碎补、补骨脂；伴下肢无力者加用木瓜、桂枝、独活；上肢无力加用桑枝、白芷；伴多汗者加用麻黄根、龙骨、牡蛎；伴颈部疼痛加葛根、威灵仙，用量常在 15g 以上。

【参考文献】 郭会卿，李沛，李郑生. 李振华教授温中健脾除湿通络治疗顽痹经验［J］. 中医学报，2010，25（1）：42-43.

五藤蠲痹饮 （国医大师刘祖贻方）

【药物组成】 忍冬藤 30g，络石藤 30g，鸡血藤 15g，海风藤 15g，青风藤 15g，威灵仙 30g，秦艽 10g，豨莶草 10g，蜂房 10g，全蝎 10g，桑枝 15g。

【使用方法】 水煎服，每日 1 剂。

【功效主治】 清热解毒，利湿通络。用于类风湿关节炎属于尪痹者。典型症状为持续性关节肿胀、疼痛，伴晨僵，中晚期患者常出现手指"天鹅颈"及"纽扣花"样畸形，甚至关节强直和掌指关节半脱位等表现。

【方剂分析】 方中忍冬藤、络石藤清热解毒、利湿通络除痹，为君药；青风藤、威灵仙解毒利湿、通络止痛效佳，鸡血藤、海风藤养血活血、祛湿通络，共为臣药；秦艽、豨莶草助君、臣药祛风湿、清热毒、利关节，蜂房、全蝎解毒搜剔，可加强通络止痛之力，共为佐药；水桑枝祛湿除痹，引药上行为使药。

【加减运用】 如痛甚者，加乳香、没药；晨僵明显者，加乌梢蛇；关节畸形者，加胆南星、法半夏、土鳖虫。

【参考文献】 刘芳，罗星，向茗，等. 刘祖贻清热解毒利湿法治疗类风湿关节炎经验［J］. 上海中医药杂志，2014，48（4）：1-4.

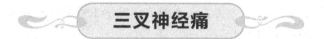

顽固性点头征

顽固性点头征方 （国医大师郭子光方）

【药物组成】 天麻15g，石决明30g，菊花30g，防风15g，白芍40g，炙甘草6g，蜈蚣2条，全蝎（有毒，慎用）12g，地龙15g，僵蚕15g，胆南星15g，炒酸枣仁15g，川牛膝20g。

【使用方法】 每日1剂，水煎，早晚分服。

【功效主治】 平肝息风，祛风痰，通络脉。适用于顽固性点头征患者，证属肝阳上亢，化风内扰，风痰入络。症见不自主、频繁点头，时有眨眼；形体消瘦，口眼㖞斜，行动迟缓，走路摇晃，需由家人扶持；面红，目赤，口角流涎；食欲尚可，大便正常；舌苔黄厚干，脉长。

【方剂分析】 方用天麻、石决明、菊花、防风、芍药、甘草平肝柔肝、息风止痉；蜈蚣、全蝎、地龙、僵蚕、胆南星、川牛膝祛风通络、化痰消瘀；酸枣仁安神。

【注意事项】 在此法的基础上，可适当加强活血。点头、眨眼、口眼㖞斜均风动之象，肝主风，风为阳气、阳主动，顽固性患者，久治未愈，乃风痰瘀久病久络、络脉痹阻之象。因此郭老从肝阳化风痰瘀入络治疗。

【参考文献】 刘渊.国医大师郭子光治疗顽固性点头征验案1则［J］.上海中医药杂志，2013，47（6）：25-26.

三叉神经痛

三叉神经痛方 （国医大师郭子光方）

【药物组成】 全蝎10g（水洗、同煎），地龙、僵蚕、牡丹皮、延胡索各15g，白芍、石膏、忍冬藤各30g，甘草10g。

【使用方法】 每日1剂，水煎2次，混匀后分2次温服。

【功效主治】 清热，通络，止痛。适用于三叉神经痛属络脉瘀滞，郁久化热者。症见侧面部上下颌连及鼻翼、眼、耳呈发作性、烧灼样、针刺样剧痛。深夜睡中痛醒，亦常因言语、吃饭等引起发作。形疲体弱，面色潮红，患侧眼目红赤，舌瘦红干、苔薄黄、脉细数等。

【方剂分析】 此方以通络固定方三虫汤（全蝎8～10g，地龙15～20g，僵蚕

15g）为主加味治疗。舌咽神经痛及三叉神经痛，属寒证者酌加细辛、当归、蜈蚣、延胡索；属热证者酌加忍冬藤、牡丹皮、赤芍；属寒热夹杂者在热证基础上再加蜈蚣、细辛。

【参考文献】 黄学宽．郭子光教授运用"久病入络"学说临证经验［J］．中医教育，2000，19（1）：59-60.

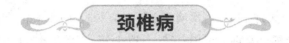

颈椎病

益肾通督饮 （国医大师任继学方）

【药物组成】 鹿角霜、川芎、白芍、骨碎补、蛴螬、甘草、土鳖虫、没药、老鹤筋。

【使用方法】 水煎服，每日1剂。

【功效主治】 益肾通络，舒筋解急。用于颈椎病督神痹阻证，症见颈两侧疼痛，并牵引肩、臂、前臂、手及胸背疼痛，甚则麻木，手指凉冷，手掌肌无力或萎缩。伴有纳呆、腹胀，舌质红，苔白，脉多沉弦而紧。

【方剂分析】 蛴螬、土鳖虫、老鹤筋破血逐瘀、通络止痛。《长沙药解》曰："蛴螬善破癥瘕，能开燥。"《本草通玄》云："土鳖虫破一切血积、跌打重伤、接骨。"《滇南本草》云："老鹤筋治筋骨疼痛，痰火痿软，手足筋挛，麻木。"一般用量10～15g。

【加减运用】 若手麻木者加桑枝、片姜黄；头痛者加蔓荆子、白芷；身畏寒、肢冷者加附子、炮姜。

【参考文献】 景瑛，王中男，任喜尧．任继学治疗颈椎病经验［J］．中医杂志，2008，49（10）：873-874.

骨碎补汤 （国医大师任继学方）

【药物组成】 骨碎补、葛根、川芎、天麻、土鳖虫、生蒲黄（包煎）、山螃蟹、赤芍、蒺藜、清半夏、泽兰等。

【使用方法】 水煎服，每日1剂。

【功效主治】 通脉导滞，化瘀畅络。用于颈椎病上虚下瘀证，症见头目不清，发作性眩晕，甚则晕厥，两耳或一耳堵塞感，重则耳聋，伴恶心、呕吐、步态不稳。舌质红或淡红，苔薄白，脉弦滑。

【方剂分析】 方中天麻、蒺藜、川芎、葛根配伍赤芍、蒲黄等活血化瘀之品以舒筋活络，缓解痹阻，骨碎补填精益髓。山螃蟹散瘀通络、和骨散结，并配以半

国医大师名方验方选

夏、泽兰燥湿化痰、降逆止呕、消痰散结，使气血运行无阻，髓海充盈自如。

【参考文献】 景瑛，王中男，任喜尧．任继学治疗颈椎病经验［J］．中医杂志，2008，49（10）：873-874.

牛蒡子汤 （国医大师石仰山）

【药物组成】 牛蒡子，僵蚕，秦艽，独活，白芷，清半夏，蒺藜，桑枝。

【使用方法】 水煎服，每日1剂。

【功效主治】 宣达气血，逐痰化湿，疏通筋络。主要用于痰湿留注经络之症，如颈椎病、腰椎间盘脱出症、髋关节暂时性滑膜炎、股骨头骨髓炎、退行性膝关节炎等。

【方剂分析】 牛蒡子汤是石氏经典的兼邪主方，牛蒡子性凉味辛苦，可祛痰除风、消肿化毒，通行十二经络。《药品化义》认为牛蒡子"能升能降，主治上部风痰"。僵蚕性平味辛咸，可祛风解痉、化痰散结，为厥阴肝经之药，《本草求真》谓僵蚕为"祛风散寒，燥湿化痰，温利血脉之品"。牛蒡子汤以牛蒡子、僵蚕相合，宣滞破结，善搜筋络顽疾浊邪，是为主药，助以秦艽、独活舒筋和血、通达周身，透阳明之温热，理少阴之伏风；更伍白芷，芳香通窍、活血破瘀、化湿排脓而生新；并以半夏燥湿化痰、消痞散结而和胃；配以蒺藜，疏肝风，引气血且散瘀结；桑枝养筋透络，祛风湿而利关节，全方以辛取胜，宣达气血，开破痰结，疏肝宣肺，导其壅滞；寒温兼用，温而不燥，寒而不凝，泄风逐湿之力尤捷，从而使痰湿去、筋骨健。

【加减运用】 对于兼夹风寒者，石老除用牛蒡子汤豁痰通络外，还主张以辛温之药活血通经除痹，遣方用药时常以牛蒡子汤加麻黄、桂枝；对于症见脾肾亏虚之象者，除豁痰通络外，更需结合健脾补肾同治，以牛蒡子汤加党参、白术、淮山药、山茱萸；对于症痰瘀交阻者，以石氏牛蒡子汤加黄芪、当归、川芎、桃仁、红花。

【参考文献】 郭天旻，李浩钢，邱德华，等．石仰山从痰论治颈椎病经验初探［J］．上海中医药杂志，2012，46（12）：9-10.

清肝舒颈汤 （国医大师刘柏龄方）

【药物组成】 天麻15g，钩藤（后下）20g，石决明（先煎）25g，法半夏10g，茯苓20g，葛根20g，陈皮15g，旋覆花（包煎）15g，竹茹15g，黄芩15g，丹参15g，白僵蚕12g，泽兰15g，全蝎5g，白芍20g，甘草10g。

【使用方法】 水煎服，每日1剂。

【功效主治】 通脉化痰，平肝息风，清眩舒颈。多用于痰凝血瘀，经脉受阻，髓海失充，肝风内动，风火上扰所致椎动脉型颈椎病。

【方剂分析】 方用天麻、钩藤、石决明平肝息风为主，配丹参、泽兰以通经活血，葛根、半夏、茯苓、僵蚕、全蝎化痰解痉，合橘皮、旋覆花、竹茹以和胃降逆止呕，用黄芩以清热，芍药、甘草之滋阴制亢，镇痛。更因其头胀不解，胸闷仍然，是以增加菊花清头消胀，紫苏梗宽胸利膈。所以诸药相互配伍，有增有减，则肝风息，髓海充，阴阳和，晕止，头清，胸宽，胃亦安矣。

【参考文献】 李成刚，尹红兵，朱琦．刘柏龄医案选粹［J］．中医正骨，2007，19（9）：86-87．

肩腰陈伤劳损

调中保元汤 （国医大师石仰山方）

【药物组成】 党参、炙黄芪、白术、熟地黄、淮山药、山茱萸、续断、补骨脂、枸杞子、炙龟甲（先煎）、鹿角胶（烊化）、陈皮、茯苓等。

【使用方法】 水煎服，每日1剂。

【功效主治】 健脾胃，益气血，补肝肾，壮筋骨。主要用于肩项腰背筋骨酸楚，体疲乏力等陈伤劳损之症。

【方剂分析】 石氏组方中以党参、黄芪、白术、茯苓、甘草等药调补脾胃，益气培源；配以陈皮开启中州、健脾和胃、调肝解郁，以助动气血之源，推动气血运行，而生新血，不断地补充先天之精。更用熟地黄、淮山药、山茱萸、续断、补骨脂、枸杞子、炙龟甲、鹿角胶等补益肾本，填精益髓，以固元阴真阳，而滋养温煦五脏六腑、四肢百骸、筋脉经络、肌肉皮毛。全方脾肾同论，津血精气共调，以求解除陈伤劳损之苦。

【加减运用】 若见耳鸣、耳聋可加磁石、五味子；视物不清可投枸杞子、菊花；气虚可添大枣、太子参；血虚可用当归、鸡血藤；阴亏加鳖甲、黄精；阳弱加巴戟天、海螵蛸。

【参考文献】 石仰山．注重先天后天调治陈伤劳损［J］．上海中医药杂志，2001（5）：38-39．

腰椎间盘突出症

理气固腰汤 （国医大师石仰山方）

【药物组成】 香附12g，川楝子9g，青皮6g，陈皮6g，延胡索12g，当归

12g，桃仁 9g，丹参 12g，桑寄生 12g，狗脊 12g，制草乌（有大毒，久煎）9g，白芥子 9g。

【使用方法】 水煎服，每日 1 剂。

【功效主治】 调和气血，祛瘀通脉，益肾固腰。主要用于治疗气滞血瘀型腰椎间盘突出症。

【方剂分析】 石仰山教授认为，腰为肾之府、带督二脉之枢纽。若腰部屈伸动作不协调，用力过猛，或咳嗽喷嚏，猝然进闪，均可能损伤经络，进而使气血运行不畅，经脉困阻，产生腰腿疼痛。据此，创理气固腰汤治之。因足厥阴肝经入于肾，本方从气血的从属关系入手，效法金铃子散调理肝之气血之意。方中香附、川楝子、陈皮均有理气功效，同时陈皮、青皮可行气健脾；延胡索、丹参、桃仁等活血化瘀，其中延胡索止痛之功效显著，配以制草乌祛风散寒而止痛，增强行气活血之效；桑寄生、狗脊强筋骨，补肝肾。因腰椎间盘突出症肾气不利、气滞血瘀，久瘀成湿成痰。白芥子能开结宣滞，通导行气，从而使全方的疗效增强。诸药合用共奏活血化瘀止痛、祛风通络、行气健脾、补肝肾、强筋骨之功效。本方治疗气滞血瘀型腰椎间盘突出症充分体现石氏理伤内治法中的标本同治、气血兼顾的基本原则。针对腰椎间盘突出症的病理特点，将治痰、化瘀、补虚有机结合，标本兼治，是治疗腰椎间盘突出症的良方。

【加减运用】 气虚血瘀者可酌加黄芪、党参、茯苓、白术等，益气以血；痰瘀闭阻日久者，可加用全蝎、蜈蚣搜剔经络之顽痰。

【参考文献】 江建春，邱德华，蔡奇文，等．石氏理气固腰汤治疗气滞血瘀型腰椎间盘突出症的临床研究［J］．上海中医药杂志，2016，50（6）：58-60.

地龙汤 （国医大师石仰山方）

【药物组成】 地龙 9g，当归 9g，杜仲 12g，续断 15g，独活 9g，香附 9g，川芎 9g，桃仁 9g，制大黄 9g（后下），炙甘草 6g。

【使用方法】 水煎服，每日 1 剂。

【功效主治】 活血化瘀，理气止痛，疏通经络。主要用于血瘀型腰椎间盘突出症，多有长期劳累或腰部外伤史，慢性劳损或积久突发，损伤腰部筋络，气血不通，瘀血痹阻经络，表现为腰部僵直、肌肉痉挛等。

【方剂分析】 方中以制大黄、桃仁取其活血化瘀之效；当归、香附、川芎治以活血化瘀，理气止痛；续断、杜仲起补肝肾、强筋骨及通血脉之效；地龙取其咸寒降泄以通络解痉；独活为引经药，起通经活络之用。诸药合用起活血化瘀、理气止痛、疏通经络作用。现代药理研究发现，活血化瘀药物具有扩张血管，减少血小板及红细胞凝聚，降低血液黏稠度，改善血管通透性及循环，消除炎症，改善局部营养状况，促进组织修复和再生，有利于骨关节及周围组织、神经的修复。因此，地龙汤治疗腰椎间盘突出症的机制可能是对于减轻神经根充血、水肿等炎症反应，促进炎症介质的消除有一定作用。

【参考文献】 蔡美煌．钩针结合地龙汤治疗血瘀型腰椎间盘突出症的临床观察［D］．福建中医药大学，2012.

肩关节周围炎

痰瘀阻络汤 （国医大师石仰山方）

【药物组成】 牛蒡子 15g，地鳖虫 6g，炙僵蚕 10g，白蒺藜 15g，独活 15g，丹参 20g，白芷 10g，法半夏 12g，胆南星 10g。

【使用方法】 水煎服，每日 1 剂。

【功效主治】 豁痰逐瘀，祛风通络，宣达气血，通利关节。主要用于痰瘀阻络型增生性关节炎、肩关节周围炎、术后关节粘连症、滑囊炎等病症。

【方剂分析】 石氏从痰瘀相关理论出发，认为"瘀能转化为痰水，痰水亦能转化为瘀。"诚如《素问·调经论》所言："孙络水益，则经有留血"，《灵枢·制节真邪篇》这样论述："津液内溢，乃下流于睾，血道不通，日大不休，俯仰不便，此病荣然有水。"巢氏《诸病源候论·诸痰候》从瘀血化痰的病理过程，阐述"诸痰者，此由血脉壅塞，饮水结聚而不消散，故能痰也。"《血证论》则更明确指出，"瘀血化水，亦为水肿""须知痰水之壅，由瘀血使然"等。因此，石氏运用此方，意在紧扣病机，化其痰瘀。该方药虽九味，但组方严谨简洁。其中牛蒡子祛痰消肿，通舒十二经络，地鳖虫逐瘀破结，通络。《本草经疏》曰："无瘀血停留者不宜用。"两者合用，宣滞破结，善搜经络顽痰宿瘀，为主药。佐以僵蚕化痰散结而和气血，助以丹参之微寒，独活之辛温，和血舒筋，透达阳明，疏利少阴，更伍白芷之辛温，芳香通窍，化瘀排脓而生新。胆南星、半夏之辛温，燥湿化痰，消瘀散肿。复使以白蒺藜之辛温，疏肝风，行气血且散瘀血，全方综合之功效，重在开破痰瘀，导其结滞，宣达气血，通利关节

【参考文献】 于沈敏，邱德华，蔡兵，等．关节镜下清理术联合痰瘀阻络汤治疗膝骨关节炎 76 例［J］．中国中医骨伤科杂志，2015，23（2）：49-50.

重症肌无力

强肌健力饮 （国医大师邓铁涛方）

【药物组成】 黄芪 30g，党参 15g，白术 15g，当归 15g，升麻 6g，柴胡 15g，

陈皮 15g，甘草 6g。

【使用方法】 水煎服，每日 1 剂。

【功效主治】 重补脾胃，益气升陷，兼治五脏。用于重症肌无力。

【方剂分析】 方中重用黄芪，甘温大补脾气；党参、白术同助黄芪加强补气之功；用当归以养血生气；脾虚气陷，故用升麻、柴胡升阳举陷；佐以陈皮以理气消滞；甘草和中，调和诸药。

【加减运用】 在此基础上，根据患者的兼夹症和合并症加减用药，剂量也因人、因地、因病情而异。兼夹症加减，复视、斜视者加枸杞子、何首乌、黄精、鸡血藤以养肝血；腰膝酸软者加巴戟天、菟丝子、紫河车、鹿角胶、锁阳、沙苑子等，轮换使用以补肝肾；手臂酸痛者加桑寄生以养血祛风通络；畏寒肢冷者加巴戟天、淫羊藿以温壮肾阳；口干者加石斛以养胃阴；尿多者加杜仲、桑螵蛸以固肾缩尿；夜寐多梦，心烦失眠者加酸枣仁、首乌藤以养心安神；吞咽困难者以枳壳易陈皮，加桔梗以理气利咽。因重症肌无力多为虚损证，所以临床常合并其他病症。如外感表证，出现鼻塞流涕、咽痒咽痛、咳嗽、咳痰、恶寒发热、头痛等症状，在基本方上加入豨莶草、玄参、紫苑、浙贝母以清热化痰、止咳；胸腺肿瘤或肥大者加山慈姑、玄参、浙贝母以化痰散结；合并高血压者加牛膝以引血下行；慢性肝炎者加山药；肌肉萎缩者加紫河车；月经量少不通者加路路通；月经过多者加阿胶以补血养血，长期服用激素者加薏苡仁、茯苓以利水消肿。

【参考文献】 阳涛，周欣欣，刘小斌．邓铁涛教授函诊治疗重症肌无力用药特点浅析 [J]．湖北民族学院学报，2011，43（4）：134-135.

脊髓神经根神经炎

脊髓神经根神经炎方 （国医大师邓铁涛方）

【药物组成】 黄芪 60g，五爪龙 50g，丹参、当归各 20g，川芎 15g，乳香、没药、生地黄、郁李仁、生姜各 10g，黑枣、火麻仁各 30g。

【使用方法】 每日 1 剂，水煎，分早晚 2 次饭后服。

【功效主治】 补气通络，养血活血兼以祛风。适用于脊髓神经根神经炎。

【方剂分析】 在活络效灵丹的基础上，加用大剂量补气药，黄芪 60g，五爪龙 50g；兼用活血且具有祛风之川芎，生姜、黑枣和胃，防乳香、没药攻瘀伤胃；"盖治风先治血，血行风自灭也"，方中当归补血活血，"生新兼能化瘀，故能治周身麻痹、肢体疼痛、疮疡肿疼"；再加上功同四物的丹参，从而组成简练有效、寓攻于补的养血活血、补气通络祛风法。

【参考文献】 罗川晋，吴伟．邓铁涛教授运用活络效灵丹治疗脑脊髓神经根神经炎 1 例 [J] . 新中医，2012，41（6）：214-215.

肌萎缩侧索硬化症

肌萎缩侧索硬化症方 （国医大师邓铁涛方）

【药物组成】 黄芪 30～180g，五爪龙 30～100g，白术 15g，茯苓 15g，熟地黄 20g，巴戟天 15g，肉苁蓉 15g，陈皮 5g，升麻 10g，柴胡 10g，僵蚕 10g，水蛭 10g。

【使用方法】 水煎服，每日 1 剂。

【功效主治】 补益脾肾。用于肌萎缩侧索硬化症者。

【方剂分析】 黄芪、五爪龙、白术、茯苓等健脾益气，补骨脂，肉苁蓉、熟地黄、巴戟天等补肾益髓，陈皮理气消滞，选用虫药如全蝎、僵蚕、地龙、土鳖虫祛风通络。以健脾益肾为主，熄风，化痰，祛瘀随症配用。

【加减运用】 伴纳差、腹胀、便溏等脾气虚明显者，去熟地黄加砂仁（后下）6g，鸡内金 12g，炒扁豆 15g；伴便干者，白术加至 30g，肉苁蓉加至 20g；伴肢冷、尿清、腰酸痛、舌淡嫩、脉沉细无力等肾阳虚症状者，加用鹿角霜（先煎）30g，狗脊 20g；伴肌束颤动、肢体关节僵硬等肝风症状者，加生龙骨（先煎）、生牡蛎（先煎）各 30g，制龟甲（先煎）15～30g，蜈蚣 1～2 条；伴吞咽不利、呛水、舌謇、言语不利等风痰上扰、痹阻经脉窍道者，加法半夏、僵蚕、石菖蒲各 10g，远志 6～12g；伴舌紫暗或有瘀点、瘀斑或舌下脉络迂曲紫暗、四肢固定疼痛性痉挛等瘀血痹阻经脉者，加赤芍 15g，桃仁 10g；口干、舌苔花剥者，加石斛 10g 以养胃阴；舌苔白厚或白浊，加茯苓 15g，薏苡仁 20g 以化湿；咳嗽多痰者，加紫菀、百部、橘络各 10g 以化痰；咽痛者，加木蝴蝶、桔梗、玄参各 10g 以利咽止痛；夜寐多梦、心烦失眠者，加酸枣仁、首乌藤各 30g 以养心宁神；血压偏高者，加用桑寄生、草决明各 30g，杜仲 12g，同时升麻和柴胡适当减量；吞咽困难者，以枳壳易陈皮，加桔梗一升一降，以调气机。

【参考文献】 汪双双、杨晓军 . 邓铁涛教授治疗肌萎缩侧索硬化症经验整理 [J] . 广州中医药大学学报，2010，27（3）：310-312.

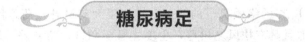

糖尿病足

拂痛外洗方 （国医大师邓铁涛方）

【药物组成】 海桐皮 15g，细辛 5g，荆芥 6g，艾叶 15g，吴茱萸 15g，红花

国医大师名方验方选

6g，独活 10g，续断 10g，当归尾 6g，羌活 10g，防风 10g，生川乌 12g，生葱 4 条（全株）洗净切碎，米酒、米醋各 30g。

【使用方法】 水煎。用煎好的药水（温度大约 45℃）外洗，每日 2 次。

【功效主治】 活络通血生新。治疗糖尿病足。

【方剂分析】 邓老认为，上方热洗或湿敷，使药物从肌表直接作用于病所，既可直达病所，又与内服药配合，相得益彰。此方温行力大但兼有燥性，不宜内服，以免耗伤阴血。生川乌有剧毒，不可擅用。

【参考文献】 贾晓林，蔡文就，刘晨甲，等．邓铁涛教授论治糖尿病足经验 ［J］．广州中医药大学学报，2005，22（3）：228-230．

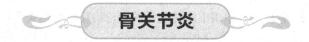

骨关节炎

寒痉汤 （国医大师李士懋方）

【药物组成】 麻黄 8g，桂枝 12g，细辛 6g，炮附子（久煎）15g，生姜 8g，炙甘草 10g，全蝎粉 6g（分冲），蜈蚣 2g（分冲）。

【使用方法】 水煎服，每日 1 剂。

【功效主治】 本方温阳散寒，解痉通络。用于治疗寒凝证型膝骨关节炎。

【方剂分析】 本方是由《金匮要略》桂甘姜枣麻辛附汤加蜈蚣、全蝎组成。其中桂甘姜枣辛附汤发汗散寒解凝，蜈蚣、全蝎乃止痉散，通络、缓急、止痛，解筋肉之痉挛。服本方必须要患者发汗，发汗并达到正汗出，可使肢体关节毛细血管扩张，局部血循环加快，增加血流灌注，改善微循环，加速新陈代谢，降低骨内压，有利于组织修复，促进病理代谢产物吸收，可使关节腔内的渗出减少，炎性反应水肿消失，起到解除肌肉紧张，缓解疼痛，改善关节功能的作用。发汗散寒，祛其寒凝，使筋脉气血通畅，即可缓解肢体关节的疼痛畏寒症状。

【参考文献】 胡志勇，任伟亮，李彦丽，等．李士懋发汗法治疗 45 例寒凝证型膝骨关节炎的临床观察 ［J］．世界中医药，2016，11（7）：1233-1235．

补肾壮骨舒筋汤 （国医大师刘柏龄方）

【药物组成】 鹿角片（先煎 30 分钟）25g，淫羊藿 20g，骨碎补 15g，续断 15g，熟地黄 25g，五加皮 15g，土鳖虫 10g，蜈蚣 2 条，延胡索 15g，白芍 15g，生甘草 10g，广陈皮 10g。

【使用方法】 水煎服，每日 1 剂。

【功效主治】 补肾活血，通经散结，舒筋壮骨。适用于漆骨性关节炎的治疗。

【方剂分析】 以血肉有情之品的动物药鹿角片和植物药淫羊藿为主，以兴肾中之阳，续断、骨碎补入肾充髓健骨；取熟地黄，以补肾中之阴，用土鳖虫之活血逐瘀生新；五加皮、蜈蚣之除痹，解筋脉拘挛，肢体麻木，尤其土鳖虫具有良好的止痛作用。延胡索、白芍、甘草行气活血，调经和血，解痉缓急，止痛。陈皮于此，可调理脾胃，固护中州，以理病机。

【加减运用】 以肝肾亏虚为主的加炙龟甲、黄精，或可减少鹿角片、淫羊藿药量；以脾肾阳虚为主的加巴戟天、补骨脂；以外伤血瘀为主的加炙乳香、炙没药、延胡索；痛甚瘀肿加三棱、莪术；肢体重着，挟湿或瘀肿，加薏苡仁、防己、炮山甲，局部有热加黄柏、虎杖。

【参考文献】 黄丹奇．运用中医肾主骨的理论治疗膝骨性关节炎临床研究［J］.中国临床医生，2011，39(5)：63-64.

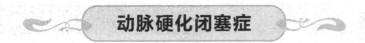

动脉硬化闭塞症

益气化瘀汤 （国医大师唐祖宣方）

【药物组成】 麦冬 20g，五味子 18g，人参 30g，黄芪 45g，玄参 18g，石斛 18g，金银花 15g，当归 12g，丹参 15g，红花 12g。

【使用方法】 上药煎汁，每日 3 次，15 日为 1 个疗程。

【功效主治】 清热养阴，益气活瘀。适用于年老体弱，正气虚衰，津血耗亏，气血运行不畅所致的动脉硬化闭塞症。

【方剂分析】 人参补脾益肺生津；黄芪益气，取其气行则血行之意为主药。麦冬养阴益胃；五味子益气生津，补养肾气为辅药。玄参治脏腑热结，直走血分而通脉，外行经络而散痈肿；石斛养阴益胃生津而清虚火；红花活血祛瘀；丹参活血凉血；当归补血行血；金银花清热解毒；甘草和中解毒。全方共组成养阴清热、益气活血之剂。

【加减运用】 脉迟者，上方去石斛、玄参、金银花，加水蛭、细辛、炮附片、蜈蚣等以温经散寒，活血化瘀；坏死期，若湿性坏疽，伤口腐烂，脓液稠厚，其臭难闻，溲黄便秘，舌苔黄腻，脉弦数或细者，上方去丹参、红花，加蒲公英 18g，大黄 15g，黄柏 12g；若湿热内蕴，苔黄多津不渴者加苍术 15g，薏苡仁 15g；恢复期，由于高龄体弱，气血运行不畅，易于复发，于方中加炮附片（久煎）12g；有瘀者加桃仁 15g，水蛭 10g 等。

【参考文献】 许保华，唐祖宣．益气化瘀汤治疗 55 例动脉硬化闭塞症的临床疗效观察［J］．世界中西医结合杂志，2009，4 (7)：508-510.

补肾活血汤 （国医大师尚德俊方）

【药物组成】 熟地黄 30g，续断、怀牛膝、桑寄生、鸡血藤、山药、淫羊藿、补骨脂、茯苓各 15g，当归、川芎、威灵仙、丹参、赤芍各 12g，白术 10g。

【使用方法】 水煎服，每日 1 剂。

【功效主治】 补肾温脾，益精活血。主要用于脾肾阳虚型闭塞性动脉硬化症，症见肢体发凉、乏力，全身畏寒怕冷，腰膝酸软，胃纳减退，小便不利，舌质淡，脉沉细。

【方剂分析】 熟地黄补血养阴、填精益髓，为补肾之要药，与山药同用，可以起到补肝肾的作用，重用、量大，为君药。续断、怀牛膝苦、辛，微温，归肝、肾经，补肝肾、强腰膝，针对腰膝酸软尤为有效；淫羊藿、威灵仙补肾阳，强筋骨，祛风湿，筋骨痿软，风湿痹痛，白术、茯苓健脾祛湿，使纳差得到改善，共同为臣药；当归、川芎、丹参、赤芍有四物之意，既能补血，又能活血，尤其对于老年人尤为适用，为使药。全方既能补肾益精髓，又能健脾除湿，既能补血，又能活血，使补而不滋腻。

【参考文献】 秦红松，陈柏楠. 尚德俊教授从整体与局部相结合论治闭塞性动脉硬化症经验 [J]. 山东中医药大学学报，2006，30（3）：206-208.

血栓闭塞性脉管炎

加味真武汤 （国医大师唐祖宣方）

【药物组成】 炮附片（久煎）、茯苓、黄芪、党参各 30g，白术、桂枝、白芍、干姜、甘草、川牛膝各 15g。

【使用方法】 水煎服，每日 1 剂。

【功效主治】 温肾阳，燥脾湿，疏肝木。适用于肾阳衰微，脾湿肝郁所致脱疽（血栓闭塞性脉管炎）。

【方剂分析】 仲景真武汤为壮元阳以消阴翳，逐留垢以清水源而设，实能镇伏肾水，挽回阳气。临床运用，不仅限于内科，亦可广泛运用于各科。主要着重于肾阳衰微和水气为患，如症见面色青黄或黧黑，舌质淡，苔白或无苔但多津，腰膝凉痛，四肢欠温，小便清长或不利，或大便溏薄，恶寒发热，但寒多热少，以及阴寒水肿，脉沉弦或浮大而虚等一派阴寒水盛之症，详细辨证，随证加减。脉管炎属现代医学血管炎病变后导致血栓形成，真武汤具有强心通脉，促使循环的功能。

【参考文献】 许保华，唐祖宣. 唐祖宣应用经方治疗周围血管病经验 [J].

四川中医，2009，27（9）：9-11.

加味附子汤 （国医大师唐祖宣方）

【药物组成】 炮附子（久煎）、参附、茯苓、黄芪各 30g，白芍、桂枝各 15g，白术 18g，细辛 4g。

【使用方法】 水煎服，每日 1 剂。本方附子用量较大，需先煎一小时，再纳诸药，三煎兑于一起，浓煎频服，则无中毒之忧。

【功效主治】 温阳益气，活瘀通络。适用于寒凝气滞，经络不通所致外周血管疾病（如血栓闭塞性脉管炎，动脉栓塞，雷诺现象）。

【方剂分析】 附子汤仲景为少阴篇治虚寒之证，《金匮要略》亦用此方治疗肿胀，实际功能远不限于此。此方于真武汤易生姜为人参，仍有温阳利水之功，内含参附汤有益气回阳之效，取理中之大半，能健脾理中，仲景论述虽简，但从药物的协同分析看，治症尤为广泛，从病机分析，对心、肝、肾之证，辨证属阳虚之疾病用之多效，治心阳衰微之证重用参附，酌加干姜、炙甘草，以奏回阳救逆之效，治心阳衰微之证，重用苍术以收健脾利湿之功，若遇肝寒，重用白芍，有温畅条达之效，治肾阳虚之证，乃为本方主要功能，附子需大剂运用。方中附子为温阳峻品，用以为君，审仲景姜附方中，附子多用 1 枚，唯本方用至 2 枚，临床体会，实能破阴回阳，除湿镇痛。心火不足，肾水克伐，附子可建温阳散水之功，土不制水，水气泛滥，附子则可蒸汽化水，温中补土。临床中附子常大剂运用，常用 15～30g，重则 60g，每收卓效。附子虽为辛热有毒之品，久煎后炮附子其毒已去矣。

【加减运用】 在治疗雷诺氏现象时加水蛭、桃仁、红花等通经活血药物，年老、体弱者酌加当归、黄芪；肢寒甚加细辛、桂枝。

【参考文献】 许保华，唐祖宣. 唐祖宣应用经方治疗周围血管病经验［J］.
四川中医，2009，27（9）：9-11.

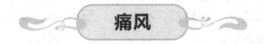

痛风

清热利湿除痹方 （国医大师刘柏龄方）

【药物组成】 忍冬藤 50g，薏苡仁 30g，土茯苓 30g，败酱草 30g，车前子（包煎）30g，蚕沙（包煎）15g，虎杖 15g，延胡索 15g，刘寄奴 15g，苍术 15g，赤芍 15g，黄柏 15g，玄参 15g。

【使用方法】 水煎服，每日服 1 剂，分 2 次服下。

【功效主治】　清热除湿，利关节消肿止痛。适用于急性痛风性关节炎的治疗。

【方剂分析】　土茯苓、车前子（包煎）利湿解毒消肿，忍冬藤、薏苡仁、败酱草清热解毒，黄柏清下湿热，苍术健脾除湿，可减轻局部炎症反应，缓解关节肿痛，蚕沙祛风和中化湿，虎杖、刘寄奴、赤芍、玄参清热凉血化瘀，延胡索活血止痛。诸药合用，共奏清热除湿、利关节消肿止痛之功，使病瘀解除，关节滑利。

【参考文献】　黄丹奇.急性痛风性关节炎的中药治疗［J］.中国临床医生，2009，37（12）：8-59.

痛风方（一）　　　　　　　　　　　　（国医大师段富津方）

【药物组成】　苍术 15g，黄柏 15g，薏苡仁 30g，粉防己、羌活、姜黄各 15g，赤芍 15g，川牛膝 10g，甘草 15g。

【使用方法】　水煎服，每日 1 剂。

【功效主治】　清热除湿，化瘀解毒。用于痛风的治疗。

【方剂分析】　二妙（苍术、黄柏）清热燥湿以除湿热下注之红肿热痛，然湿热虽下注，其本在脾，以苍术燥湿健脾，又合黄柏苦寒沉降，清下焦湿热，解湿热疮毒，两药相合清流洁源，标本兼顾，共为君药。粉防己，《本草求真》言其："辛苦大寒，性险而健，善走下行，长于除湿通窍利道，能泻下焦血分湿热"，可助黄柏清利下焦湿热。薏苡仁甘、淡、微寒，主降泄，既健脾利湿，又长于祛除肌肉筋骨之湿邪，主治筋脉拘急之湿热痹阻筋骨之病，湿浊为病，均当以治阳明为本，苍术、薏苡仁正有此意。姜黄辛、苦、温，具有较强的祛瘀作用，既入血分活血，又入气分散滞气，以破血分湿瘀之滞。赤芍苦微寒，既清血分实热，又散瘀血，以清血分瘀热。四者共为臣药。羌活辛苦温，气雄而散，升发之力强，既能透利关节止痛，又风能胜湿而助苍术、薏苡仁祛湿化浊，且可升发脾胃清阳，升清以助降浊，并可防黄柏、防己苦寒降泄太过而伤脾气，又与姜黄气味相投，盖血为阴津得温则行，湿为阴邪得辛方散，二者辛温之性与行瘀除湿甚合，是为佐药。少加川牛膝既助活血之力，又引诸药直达病所。加甘草既缓和上药辛温燥烈之性，又防其苦寒败胃，共为使药。

【加减运用】　方贵配伍，医贵权变，段老在临证中常有加减变化：热盛者，发病迅速，痛剧，舌红脉数，便干溲赤，去羌活、苍术加知母、生地黄、滑石等；湿盛者，发病缓慢，局部漫肿麻木，苔腻脉滑，重用苍术、薏苡仁，去黄柏加萆薢、泽泻、威灵仙；湿热俱盛者，肿痛甚，舌质红，苔黄厚，脉弦（滑）数，加茵陈蒿、龙胆草；关节僵硬屈伸不利者；加威灵仙、海桐皮、秦艽，重用薏苡仁减黄柏量；因瘀者，加桃仁、红花、川芎、当归；关节恶血剧痛，舌质暗者，加生五灵脂、地龙、乳香、没药；痛风石者为湿瘀成痰，加半夏、制南星、威灵仙、地龙；湿滞中焦，苔腻呕恶者，加木瓜、蚕沙、茯苓去黄柏；身窜痛者，加海桐皮、威灵仙、秦艽祛风活血通络；日久不愈，关节僵直变形剧痛者，为久痛入络，痰瘀凝结，需加虫类搜剔，如全蝎、蜈蚣、䗪虫、地龙；日久不愈，腰酸腿软者，为久病及肾，改川牛膝为怀牛膝，加杜仲、续断；乏力、汗出、便溏、舌淡胖弦缓者，加黄芪、白术。应当指出，段老在辨证的基础上，选用萆薢、秦艽、威灵仙、蚕沙、薏苡仁、地龙、泽泻、黄芪、桃仁、当归等降血尿酸药，可提高疗效。

【参考文献】 赵书锋，龙旭阳，段富津．段富津教授治疗痛风经验［J］．中医药信息，2006，（1）：45-46.

痛风方（二）　　　　　　　　　　　　（国医大师张磊方）

【药物组成】 生薏苡仁 30g，冬瓜仁 30g，桃仁 10g，白茅根 30g，炒苍术 12g，盐黄柏 12g，茯苓 20g，半夏 10g，陈皮 10g，土茯苓 30g，苦参 12g，茵陈 30g，猪苓 15g，泽泻 20g，石膏（先煎）30g，连翘 10g，地龙 10g，山慈菇 15g，延胡索 10g，甘草 10g。

【使用方法】 水煎服，每日 1 剂。

【功效主治】 清热解毒，通络止痛。主治痛风急性期表现为关节皮肤红、肿、热、痛，疼如虎噬，行走困难，昼轻夜重，尿赤，烦渴，汗出，甚则全身发热，舌绛红，苔黄腻甚至黄燥，脉滑。

【方剂分析】 以千金苇茎汤（白茅根代替苇茎）宣肺开流澄源，肺宣降可助脾之运化、肾与膀胱之气化，肺与大肠相表里，气宣降于大肠；大量湿浊之邪得以从下焦二便快速排泄；二陈汤加猪苓、茵陈、苦参、土茯苓等健脾化湿利湿，使湿无可生之源；以四妙散加泽泻、猪苓等泄肾中湿浊之邪，使湿有去处，加石膏、连翘、地龙清热解毒，加山慈菇、延胡索行气活血、通络止痛，能较快缓解肿痛症状。

【参考文献】 周淑娟，罗珊珊，卢海松．张磊教授诊治痛风经验［J］．中医学报，2016，31（11）：1699-1702.

痛风方（三）　　　　　　　　　　　　（国医大师张磊方）

【药物组成】 茯苓 20g，半夏 10g，陈皮 10g，炒苍术 10g，黄柏 12g，生薏苡仁 30g，冬瓜仁 30g，桃仁 10g，茵陈 30g，砂仁（后下）10g，山楂 30g，泽泻 18g，土茯苓 15g，山慈菇 15g，丹参 30g，当归 10g，桂枝 10g，甘草 10g。

【使用方法】 水煎服，每日 1 剂。

【功效主治】 健脾化湿泄浊，补血活血通络。主治痛风，表现为间歇期、慢性期。间歇期、慢性期辨证论治。间歇期表现为关节红肿、疼痛消失，局部皮色暗红或恢复正常，慢性期关节疼痛减轻或骨节肿大变形，甚则溃破，渗出脂膏，期间可急性反复发作关节红肿疼痛。

【方剂分析】 张老认为，间歇期水湿代谢障碍，湿痰浊痹阻经脉；慢性期久病损伤脏腑气血，脾肾亏虚，治疗应缓而图之，以健脾化湿泄浊、补血活血通络为治法，方选二陈汤、四妙散合千金苇茎汤配健脾温肾泄浊活血药物，取二陈汤加砂仁、山楂健脾化湿消滞，桂枝温肾，振脾阳以化湿；四妙散加泽泻、土茯苓利湿清热泄浊；千金苇茎汤去芦根利湿散瘀；丹参、当归补血活血化癖；诸药合用有健脾化湿、温肾泄浊之功（降尿酸、降血脂、降血糖），预防痛风复发，纠正高尿酸血症及代谢紊乱综合征的作用。

【参考文献】 周淑娟，罗珊珊，卢海松．张磊教授诊治痛风经验［J］．中医学报，2016，31（11）：1699-1702.

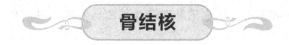

骨结核

四虫片　　（国医大师尚德俊方）

【药物组成】 蜈蚣、全蝎、土鳖虫、地龙。

【使用方法】 将上述四味虫类药物等份研磨成细粉，加入蔗糖糖浆、干淀粉、淀粉泡腾剂等赋形剂制备而成

【功效主治】 解毒镇痉，活血化瘀，通络止痛。治疗周围血管疾病、骨关节炎、淋巴结结核、骨与关节结核、肠粘连，以及各种慢性瘀血炎症、癌症。

【方剂分析】 地龙，性味咸、寒，主要具有清热止痉、平肝息风、平喘、通络、利尿的功效。全蝎，味辛而咸，性平，有毒。有息风止痉、攻毒散结、通络止痛之功效。蜈蚣，性味辛温，有毒。有息风镇痉、攻毒散结、通络止痛之功效。土鳖虫，性寒，味咸，有小毒。有破瘀血、续筋骨、消肿散结之功效。全蝎与蜈蚣两药均有毒，主归肝经，功效相同，故两者多相须为用，成为临床常用的药对之一。综合四虫功效，兼具活血通络、攻毒散结、息风止痉的功效。

【参考文献】 张大伟，陈柏楠．尚德俊之四虫片药理分析［J］．中国中西医结合外科杂志，2017，23（2）：217-219.

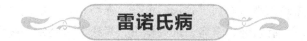

雷诺氏病

活血消肿洗药　　（国医大师尚德俊方）

【药物组成】 刘寄奴20g，海桐皮20g，苏木20g，羌活20g，大黄10g，当归

20g，红花30g，等。

【使用方法】 将上药研为粗末，用布包好，放入盆中，煎汤，趁热熏洗患处，每日1~2次，连用1~2个月。

【功效主治】 活血消肿，软坚散结。适用于治疗多种周围血管疾病、血栓闭塞性脉管炎、闭塞性动脉粥样硬化、下肢深静脉血栓形成、血栓性浅静脉炎、雷诺病、大动脉炎，以及下肢静脉曲张、深静脉瓣膜功能不全所致的瘀血肿胀、瘀积性皮炎、继发感染、丹毒、象皮肿等。

【方剂分析】 刘寄奴破血通经，敛疮消肿；海桐皮祛风湿，舒筋通络；苏木行血，破瘀，消肿，止痛；羌活散风寒湿，止痛；当归、红花活血化瘀。诸药合用，共起活血化瘀消肿的作用。

【注意事项】 注意休息，避免久坐久站。如有过敏，立即停用。

【参考文献】 侯玉芬．活血消肿洗药在周围血管疾病的应用［J］．山东中医杂志，1991，（3）：35-36.

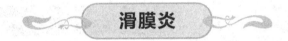

滑膜炎

滑膜炎方

（国医大师刘柏龄方）

【药物组成】 伸筋草15g，苍术20g，泽泻15g，泽兰15g，五加皮20g，赤芍15g，牡丹皮15g，骨碎补20g，豨莶草15g，续断15g，防风10g，陈皮15g，薏苡仁50g，蜈蚣2条，牛膝15g，蒺藜20g，乌梢蛇12g，鸡屎藤20g，土鳖虫10g，补骨脂30g，制附子（久煎）6g，海螵蛸20g。

【使用方法】 水煎服，每日1剂，分2次服。

【功效主治】 祛风除湿，活血止痛。临床应用于风湿阻滞导致的滑膜炎、关节炎。

【方剂分析】 处方主要是四妙散。苍术、薏苡仁，清热利湿，舒筋活络，是膝关节疾病不可缺少的方药。薏苡仁量独大，有利湿健脾作用。泽泻、泽兰，利湿活血化瘀，化痰除湿。五加皮、续断、骨碎补，补肾健骨，祛风除湿。骨碎补能防止血清胆固醇、甘油三酯，并防止主动脉粥样硬化斑块的形成，促进骨对钙的吸收，提高血钙和血磷水平，有利于骨折的愈合。赤芍、牡丹皮，清热凉血，活血定痛，归肝经的药对，有镇静、镇痛、抗炎作用。蜈蚣、乌梢蛇，祛风定惊，窜筋透骨，善于走窜，逐湿除风，蠲痹通络，用治风湿痹痛，开瘀解毒；具有开气血凝滞、解毒医疮、内消僵肿之功，常用于顽固性风湿，关节炎。补骨脂，补肾壮阳，固精缩尿，能促进骨髓造血，增强免疫力。蒺藜、防风，疏肝祛风，刘老膝关节疾病常用对药。海螵蛸一般常用于胃酸过多引起的反流性胃炎、食管炎，或配茜草治崩漏，月经过多，但刘老常用修复骨头，海螵蛸有明显促进骨缺损修复作用。制附子、补骨脂，温肾壮阳，去除膝关节寒湿的状况。鸡屎藤、陈皮，健脾利气，保护胃黏膜，现代研究鸡屎藤有明显的镇痛作用，与吗啡相比，镇痛作用出现比较慢，但比较持久。

【参考文献】 林宣佑. 刘柏龄教授临床治疗骨关节病经验探析 [J]. 临床医药文献杂志，2015，2（25）：5196-5197.

薏苡仁化瘀汤 （国医大师刘柏龄方）

【药物组成】 薏苡仁（包煎）30g，王不留行（包煎）20g，苍术 20g，丹参 15g，泽兰 15g，穿山甲（炮）15g，赤芍 15g，紫草 15g，泽泻 15g，黄柏 15g，川牛膝 15g，陈皮 15g。

【使用方法】 水煎服，每日 1 剂。

【功效主治】 活血化瘀，除湿消肿。适用于膝关节滑膜炎。

【方剂分析】 药用薏苡仁、苍术之益气健脾除湿为君药，配川牛膝、泽兰、丹参、王不留行、穿山甲之活血通经，消肿止痛为臣药；合黄柏、泽泻、赤芍、紫草以清热凉血、除湿化瘀、消肿止痛之功为佐使药。

【加减运用】 为使其骨性关节炎得到治疗，可加入骨碎补、淫羊藿以补肝肾坚筋骨，延胡索之化瘀止痛。薏苡仁化瘀汤原方加三棱、莪术、皂角刺、山慈菇、穿山甲等活血破瘀、散结消肿药，对膝窝囊肿有良效。薏苡仁化瘀汤原方加水蛭 7.5g（入汤药水煎），三七粉 7.5g（分 3 次服），对下肢静脉炎亦有较好的效果。

【参考文献】 李绍军，郭敏. 刘柏龄教授治疗膝关节滑膜炎经验 [J]. 长春中医药大学学报，2009，25（6）：839.

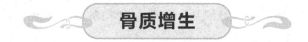

骨质增生

骨质增生丸 （国医大师刘柏龄方）

【药物组成】 熟地黄 30g，淫羊藿 20g，肉苁蓉 20g，骨碎补 20g，鸡血藤 20g，鹿衔草 20g，莱菔子 10g，制成浓缩丸。

【使用方法】 每次服 5g，每日 2～3 次，服 2 周。

【功效主治】 补肾益脾，壮骨。治疗骨质增生。

【方剂分析】 本方组成，以熟地黄为主药，取其补肾中之阴（填充物质基础），淫羊藿兴肾中之阳，合肉苁蓉的入肾充髓，骨碎补、鹿衔草的补骨镇痛，再加入鸡血藤配合骨碎补等诸药，在补肝肾填精髓的基础上，进一步通畅经络，行气活血，不仅能增强健骨舒筋的作用，而且可收到"通则不痛"的功效，更佐以莱菔子之健胃消食理气，以防补而滋腻之弊。

【参考文献】 李成刚，尹红兵，朱琦. 刘柏龄医案选粹［J］. 中医正骨，2007，19（9）：86-87.

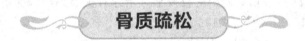

骨质疏松

补肾壮骨羊藿汤 （国医大师刘柏龄方）

【药物组成】 淫羊藿 25g，肉苁蓉 20g，鹿角霜 15g，熟地黄 15g，鹿衔草 15g，骨碎补 15g，全当归 15g，生黄芪 20g，生牡蛎 50g，杜仲 15g，鸡血藤 15g，陈皮 15g，制黄精 15g，炒白术 15g。

【使用方法】 每日 1 剂，水煎服。

【功效主治】 补肾，益脾，壮骨。用于肾虚髓减，脾弱精衰，骨失充养而致骨质疏松症（骨痿）。

【方剂分析】 药用淫羊藿入肝、肾经，补命门，兴肾阳，益精气，以"坚筋骨"也，主腰膝酸软无力，肢麻，痹痛，为君药；合臣药肉苁蓉、鹿角霜之入肾充髓，补精，养血益阳，与君药相配伍，其强筋健骨之力益著；配熟地黄之滋肾阴健骨；骨碎补、鹿衔草入肾补骨镇痛；当归补血；黄芪、牡蛎、杜仲益气敛精，盖有形之血赖无形之气而生；鸡血藤活血补血，通经活络，止痛，以取"通则不痛"之功；黄精、白术、陈皮益气补精，健脾和胃，且可拮抗本方滋补药腻膈之弊，皆为佐使药。以上诸药相伍，有补命门、壮肾阳、滋阴血、填精髓、通经络、健脾胃、坚筋骨之功效。

【参考文献】 李成刚，尹红兵，朱琦. 刘柏龄医案选粹［J］. 中医正骨，2007，19（9）：86-87.

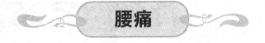

腰痛

补肾壮阳通络汤 （国医大师沈宝藩方）

【药物组成】 淫羊藿、巴戟天、狗脊、杜仲、牛膝、续断、乌药、松节各10g，当归 15g。

【使用方法】 水煎服，每日 1 剂。

【功效主治】 补肾壮阳，散寒蠲痹。主治肾虚寒湿血瘀引起的腰痛。

【加减运用】 风湿性脊柱炎、强直性脊柱炎、腰肌劳损寒湿重者，酌加细辛、附子、独活、桑寄生、千年健等；腰闪扭伤、腰椎间盘病变、腰椎骨质增生偏于瘀血痹阻者，加乳香、没药、鸡血藤、桃仁、红花等；骨质疏松症或肾病偏于肾阳虚者酌加仙茅、肉桂、肉苁蓉、鹿角胶、枸杞子等；偏于肾阴虚者原方去淫羊藿、巴戟天、狗脊、松节等温热之品，选加滋阴养血通络药，如生地黄、熟地黄、白芍、玄参、山茱萸、枸杞子、鸡血藤等。

【参考文献】 赵翠霞，阿衣努尔·木合买提巴克．沈宝藩名老中医辨证论治老年腰痛的经验［J］．陕西中医，2017，38（7）：949-950.

腰痛杜仲方 （国医大师刘柏龄方）

【药物组成】 杜仲 20g，鸡血藤 25g，申姜 20g，狗脊 20g，鹿角霜（先煎）20g，肉苁蓉 15g，枸杞子 15g，延胡索 15g，豨莶草 15g，牛膝 15g，泽泻 15g，丹参 15g，天麻 15g，砂仁（后下）5g。

【使用方法】 水煎服，每日 1 剂，分 2 次服。

【功效主治】 补肾活血，祛邪通络。临床应用于多种腰椎退行性病变。

【方剂分析】 方中鸡血藤温经养血活血，以补代攻，用为君药，杜仲、狗脊、鹿角霜补肾壮阳，肉苁蓉、枸杞子补血养虚，延胡索、申姜止痛定疼，牛膝、泽泻使湿邪从小便而去，豨莶草、砂仁去黏腻湿邪，诸药合用，共奏补肾和血、祛邪通络之功。

【参考文献】 刘钟华，闻辉，赵文海．刘柏龄教授腰椎退行性疾病治疗经验总结［J］．中国医药科学，2015，5（19）：91-93.

第八章

肢体经络病证

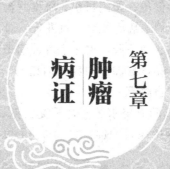

第七章
肿瘤
病证

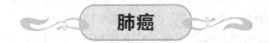

肺癌

邓老肺癌方 （国医大师邓铁涛方）

【药物组成】 苇茎、生薏苡仁、冬瓜仁各 30g，桃仁、生天南星、生半夏、山慈菇、丹参各 15g，枳壳 12g，田七粉（分冲）3g。

【使用方法】 水煎服，每日 1 剂。

【功效主治】 扶正祛邪，除痰祛瘀。用于肺癌。

【加减运用】 肺热明显发热、口干、口苦，痰黄稠者加鱼腥草、黄芩、人工牛黄；咳嗽甚者加浙贝母、杏仁、百部；胸痛甚者加延胡索、郁金，兼服西黄丸；痰血、咯血明显者加仙鹤草、侧柏叶、白及粉；气促加紫苏子、莱菔子、鹅管石；胸腔积液加半边莲、葶苈子、猪苓等；有脑转移者加全蝎、蜈蚣、壁虎等虫类药；气阴两虚者加用人参、黄芪、冬虫夏草补益肺气，天冬、百合、燕窝等养肺阴，西洋参炖服独具益气养阴之功。

【参考文献】 吴玉生，杨海燕.邓铁涛教授"痰瘀相关理论"在肿瘤疾病的临床应用［J］.现代医院，2005，5（6）：39-40.

肺癌骨转移方 （国医大师韦贵康方）

【药物组成】 党参 12g，白术 12g，茯苓 12g，山药 12g，甘草 6g，炒扁豆 12g，当归 15g，川芎 15g，白芍 15g，生地黄 15g，莲子 10g，薏苡仁 10g，桔梗 6g，黄芪 80g，蜈蚣 2 条，巴戟天 10g，肉苁蓉 10g，石斛 10g，炮附子（久煎）

8g，五味子 10g，肉桂 3g，麦冬 10g，石菖蒲 10g，远志 10g，大枣 10g。

【使用方法】 水煎，一煎开 10 分钟取汁，二煎开 20 分钟取汁，两煎药汁混合，日 3 夜 1，分 4 次服。以上为成年男性用量，临床按年龄、体质、病情加减药量。

【功效主治】 健脾益肾，行气活血化瘀，益气散结。用于辨证为脾肾两亏、气滞血瘀、痰瘀互结的肺癌骨转移。

【方剂分析】 出自《太平惠民和剂局方》的健脾祛湿经典方参苓白术散，和出自《圣济总录》既滋肾阴，又补肾阳之经典方地黄饮子为基本方加减治疗以补益脾肾为本。

【加减运用】 兼症随证加减：血瘀型加柴胡、枳壳、香附、丹参等；痰热壅肺型加鱼腥草、黄芩、浙贝母等。胸痛加全瓜蒌、延胡索等；上肢痛加桂枝、羌活等；下肢痛加杜仲、独活、补骨脂等；瘀血阻滞刺痛、固定不移加三七、丹参等；痛而作胀、走窜加柴胡、香附、青皮等。

【参考文献】 丰哲，程琦，韦坚，等．韦贵康从脾肾论治肺癌骨转移 [J]．中华中医药杂志，2014，29（3）：757-759.

益气养阴解毒方 （国医大师刘嘉湘方）

【药物组成】 黄芪 30g，北沙参 30g，天冬 15g，麦冬 15g，女贞子 12g，石上柏 30g，石见穿 30g，七叶一枝花 30g 等。

【使用方法】 每日 1 剂，水煎服，分早、晚各 1 次。

【功效主治】 益气养阴，扶正祛邪。用于治疗晚期非小细胞肺癌。

【参考文献】 刘苓霜，刘嘉湘，春杰，等．益气养阴解毒方治疗晚期非小细胞肺癌临床疗效观察 [J]．中国中西医结合杂志，2008，28（4）：352-355.

星夏涤痰饮 （国医大师周岱翰方）

【药物组成】 生天南星（有剧毒，先煎 1 小时）、生半夏（有剧毒，先煎 1 小时）、夏枯草、全瓜蒌、三七、浙贝母各 15g，壁虎 6g，薏苡仁、鱼腥草（后下）、仙鹤草各 30g，桔梗、炒杏仁各 12g。

【使用方法】 水煎服，每日 1 剂。

【功效主治】 宣肺理气，化痰逐瘀。适用于肺癌肺郁痰瘀型，症见咳嗽不畅，咳痰不爽，痰中带血，胸胁背痛，胸闷气急，唇紫，口干，便秘，舌质暗红有瘀斑，苔白或黄，脉弦滑。

【方剂分析】 方中生天南星、生半夏、浙贝母化痰消积；三七、壁虎、夏枯草活血化瘀、软坚散结；全瓜蒌、桔梗、炒杏仁宣通肺气、宽胸散结；薏苡仁健脾渗湿除痰；鱼腥草清肺解毒；仙鹤草止血。

【加减运用】 胸胁胀痛者加制乳香、制没药各 12g，延胡索 15g；咯血者重用仙鹤草、墨旱莲各 30g，白茅根 20g；痰瘀发热者加金银花、连翘、黄芩各 12g；痰多者加陈皮 10g，牛蒡子 12g；五心烦热者加知母、牡丹皮各 15g，黄柏 12g；面肢浮肿者加葶苈子 15g，郁金 12g；神志昏蒙者加全蝎 10g，蜈蚣（去头足，有毒）4 条，石决明 30g。

【参考文献】 邬晓东，姜丽娟. 周岱翰教授论治支气管肺癌临证经验特色举要 [J]. 新中医，2014，46（12）：27-29.

星夏健脾饮 （国医大师周岱翰方）

【药物组成】 生天南星（有剧毒，先煎 1 小时）、生半夏（有剧毒，先煎 1 小时）、白术各 15g，壁虎 6g，薏苡仁、全瓜蒌、浙贝母、党参各 30g，桔梗 12g，猪苓、茯苓各 20g。

【使用方法】 水煎服，每日 1 剂。

【功效主治】 健脾燥湿，理气化痰。适用于肺癌脾虚痰湿型，症见咳嗽痰多，咳痰稀薄，胸闷气短，疲乏懒言，纳呆消瘦，腹胀便溏，舌质淡，舌体胖，边有齿痕，苔白腻，脉濡缓滑。

【方剂分析】 方中党参、白术、生天南星、生半夏健脾消积、燥湿化痰；壁虎、浙贝母化痰散结；茯苓、薏苡仁渗湿除痰；全瓜蒌、猪苓宽胸散结以利水之上源；桔梗开宣肺气、祛痰利气。

【加减运用】 同星夏涤痰饮。

【参考文献】 邬晓东，姜丽娟. 周岱翰教授论治支气管肺癌临证经验特色举要 [J]. 新中医，2014，46（12）：27-29.

清金散结汤 （国医大师张震方）

【药物组成】 壁虎 6g，薏苡仁、仙鹤草、沙参、鳖甲（先煎）各 30g，夏枯草、浙贝母、麦冬各 15g，桔梗 12g，猪苓、生地黄各 20g。

【使用方法】 水煎服，每日 1 剂。

【功效主治】 滋肾清肺，化痰散结。适用于肺癌阴虚痰热型，症见咳嗽痰少，干咳无痰，或痰带血丝，咯血，胸闷气急，声音嘶哑，潮热盗汗，头晕耳鸣，心烦口干，尿赤便结，舌红绛，苔花剥或无苔，脉细数无力。

【方剂分析】 方中生地黄、沙参、麦冬滋阴清热；壁虎、鳖甲、夏枯草、浙贝母化痰散结；薏苡仁、猪苓健脾渗湿除痰；桔梗开宣肺气、祛痰利气。

【加减运用】 同星夏涤痰饮。

【参考文献】 邬晓东，姜丽娟．周岱翰教授论治支气管肺癌临证经验特色举要［J］．新中医，2014，46（12）：27-29.

固本磨积汤 （国医大师周岱翰方）

【药物组成】 壁虎 6g，薏苡仁、仙鹤草、沙参、百合、党参各 30g，桔梗 12g，猪苓 20g，浙贝母、麦冬各 15g，西洋参、五味子各 10g。

【使用方法】 水煎服，每日 1 剂。

【功效主治】 益气养阴，化痰散结。适用于肺癌气阴两虚型，症见干咳少痰、咳声低微，或痰少带血，颜面暗淡萎黄，唇红，神疲乏力，口干，短气，纳呆肉削，舌质淡红或舌体胖，苔白干或无苔，脉细。

【方剂分析】 方中西洋参、沙参、百合、党参、麦冬、五味子益气养阴；壁虎、浙贝母化痰散结；桔梗宣肺化痰、载药上行；薏苡仁、猪苓健脾渗湿消痰；仙鹤草收敛止血。

【加减运用】 同星夏涤痰饮。

【参考文献】 邬晓东，姜丽娟．周岱翰教授论治支气管肺癌临证经验特色举要［J］．新中医，2014，46（12）：27-29.

化癥扶正汤 （国医大师刘尚义方）

【药物组成】 鳖甲、莪术、冬凌草、葎草、猫爪草、百合、黄芪、薏苡仁、蜈蚣。

【使用方法】 水煎服，每日 1 剂。

【功效主治】 养阴扶正化癥。用于气阴亏虚之肺癌。

【方剂分析】 方中鳖甲、莪术、蜈蚣具有软坚散结、滋阴潜阳、破血散瘀之功；冬凌草、葎草、猫爪草清热解毒、消肿散结；百合养阴润肺、清新安神、兼清肺热；薏苡仁利水除湿、除痹舒筋、排脓消肿通络；黄芪补益元气。

【参考文献】 沈军，黄敬蕊，刘华蓉．化癥扶正汤治疗肺癌的经验［J］．生物技术世界，2016（1）：164.

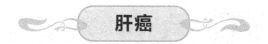

肝癌

肝癌经验方（一） （国医大师刘嘉湘方）

【药物组成】 柴胡、茯苓、八月札、赤芍、白芍、当归、郁金、木香（后下）、川楝子、白花蛇舌草。

【使用方法】 每日1剂，水煎服。

【功效主治】 疏肝解郁。用于治疗肝癌肝气郁结证。症见肝区胀或隐痛，胸闷腹胀，食后胀闷更甚，两胁气窜作痛，胃纳不佳，疲倦乏力，泛恶或呕吐，舌苔白腻，脉弦细。

【加减运用】 肝区胀痛、胸闷腹胀加香附、枳壳；肝区痛甚加制大黄、三棱、莪术、川楝子、延胡索；泛恶或呕吐加陈皮、半夏、竹茹；纳呆加焦六曲、谷麦芽、鸡内金；胁下有积块加夏枯草、漏芦、白花蛇舌草、生牡蛎；下肢浮肿加牛膝、苍术、黄柏、泽泻；大便溏薄加扁豆、淮山药、补骨脂；大便干结加生大黄、枳实；小便短赤加大蓟、小蓟、车前草；黄疸属阳黄者加茵陈、车前草、垂盆草、田基黄，阴黄者加熟附块、黄芪，湿重者加茯苓、猪苓、泽泻、车前子（包煎）。

【参考文献】 李朝军. 刘嘉湘教授治疗肝癌经验［J］. 山西中医，2009，25（12）：9-10.

肝癌经验方（二） （国医大师刘嘉湘方）

【药物组成】 当归、生地黄、牛膝、红花、柴胡、丹参、炮山甲、八月札、石见穿、炙鳖甲。

【使用方法】 每日1剂，水煎服。

【功效主治】 行气活血。用于治疗肝癌气滞血瘀证。症见肝区胀痛或刺痛，疼痛固定不移，胁下有积，边缘不平，表面高低不平，面色黧黑，肢倦乏力，形体消瘦，肌肤甲错，舌苔白腻，舌质紫暗、舌边有瘀斑，脉细弦或涩。

【加减运用】 同肝癌经验方（一）。

【参考文献】 李朝军. 刘嘉湘教授治疗肝癌经验［J］. 山西中医，2009，25（12）：9-10.

肝癌经验方（三） （国医大师刘嘉湘方）

【药物组成】 龙胆草、蒲公英、山栀、黄连、黄芩、丹参、夏枯草、生牡蛎、白花蛇舌草、半枝莲、半边莲。

【使用方法】 每日1剂，水煎服。

【功效主治】 清热解毒。用于治疗肝癌热毒内蕴证。症见肝区胀痛，发热烦渴，巩膜及全身皮肤黄染，大便秘结，小便短赤，齿衄，舌苔黄腻而干，脉弦数。此证多见于肝癌黄疸型或炎症型。

【加减运用】 同肝癌经验方（一）。

【参考文献】 李朝军. 刘嘉湘教授治疗肝癌经验［J］. 山西中医，2009，25（12）：9-10.

肝癌经验方（四）　　　　　　　　（国医大师刘嘉湘方）

【药物组成】 党参、白术、茯苓、甘草、薏苡仁、香附、木香（后下）、柴胡、陈皮、生半夏（有剧毒）、当归、谷芽、鸡内金。

【使用方法】 每日1剂，水煎服。

【功效主治】 健脾益气。用于治疗肝癌脾胃气虚证。症见倦怠乏力，胃纳减退，脘腹不舒，面色无华，下肢浮肿，大便溏，舌苔白腻，脉濡细。

【加减运用】 同肝癌经验方（一）。

【参考文献】 李朝军. 刘嘉湘教授治疗肝癌经验［J］. 山西中医，2009，25（12）：9-10.

肝癌经验方（五）　　　　　　　　（国医大师刘嘉湘方）

【药物组成】 北沙参、生地黄、枸杞子、当归、麦冬、炙鳖甲（先煎）、炙龟甲（先煎）、川楝子、牡丹皮、白花蛇舌草。

【使用方法】 每日1剂，水煎服。

【功效主治】 滋养肝肾。用于治疗肝癌肝肾阴虚证。形体消瘦，虚弱无力，语声低微，胃纳减少，脘腹胀满，大便干结，小便短赤，口干舌燥，舌质红绛，舌体干瘪，脉细数或微。

【加减运用】 同肝癌经验方（一）。

【参考文献】 李朝军. 刘嘉湘教授治疗肝癌经验［J］. 山西中医，2009，25（12）：9-10.

肝癌经验方（六）　　　　　　　　（国医大师刘嘉湘方）

【药物组成】 熟附块（久煎）、生地黄炭、灶心土、白及、白术、炒黄芩、仙鹤草、阿胶（烊化）。

【使用方法】 每日1剂，水煎服。

【功效主治】 补气摄血。用于治疗肝癌气虚血脱证。症见呕血，便血，面色白，汗出淋漓不止，舌苔白腻，脉微细欲绝。此证多见于肝癌晚期并发上消化道出血、休克者。

【加减运用】 同肝癌经验方（一）。

【参考文献】 李朝军．刘嘉湘教授治疗肝癌经验［J］．山西中医，2009，25（12）：9-10.

滋肾养肝饮 （国医大师周岱翰方）

【药物组成】 西洋参 10g，麦冬 15g，白芍 20，生晒参 15，仙鹤草、蚤休（有毒）、半枝莲（有毒）各 30g，女贞子 20g，山茱萸 15g，生地黄 20g，五味子 10g。

【使用方法】 水煎服，每日 1 剂。

【功效主治】 滋水涵木、益气育阴。适用于肝肾阴亏之晚期肝癌，症见臌胀肢肿，蛙腹青筋，四肢柴瘦，短气喘促，唇红口干，烦躁不眠，溲短而数，甚则神昏摸床，上下血溢，舌光无苔，舌质红绛，脉细数无力。

【方剂分析】 方中生地黄、山茱萸、女贞子、白芍补益肝肾、滋水涵木；西洋参、麦冬、五味子益气养阴；仙鹤草收敛止血；蚤休、半枝莲清热解毒。

【加减运用】 腹水胀顶的加木香；肝性脑病见神昏加羚羊角送服安宫牛黄丸；血溢加鲜墨旱莲叶、藕汁、水牛角磨汁。

【参考文献】 周岱翰教授滋肾养肝饮［J］．光明中医，2012，27（4）：793.

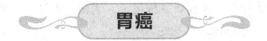

胃癌

胃癌经验方 （国医大师刘嘉湘方）

【药物组成】 旋覆花 12g，代赭石（先煎）30g，太子参 15g，生半夏（有剧毒）20g，茯苓 15g，枳实 12g，八月札、枳实、藤梨根、野葡萄藤、菝葜各 30g，生马钱子（打，有剧毒）3g，石斛 15g，全瓜蒌、半枝莲各 30g，蜈蚣 6g，瓦楞子 30g，制大黄（后下）15g，地龙 30g。

【使用方法】 每日 1 剂，水煎服。生半夏、生马钱子有剧毒，不可擅用。

【功效主治】 健脾理气降逆，化痰散结。用于治疗内科癌（脾气虚弱，痰气交阻）。

【加减运用】 嗳气呕吐可加旋覆花、代赭石；呃逆加刀豆壳；疼痛加川楝子、延胡索、木香、佛手；口干加生地黄、麦冬；大便干结加生大黄；大便溏薄加煨益智仁、菟丝子、补骨脂；腹部包块加夏枯草、海藻、生牡蛎；呕血、便血加生地黄榆、侧柏叶；盗汗加糯稻根、浮小麦；心悸不寐加淮小麦、红枣、珍珠母、柏子仁；血虚加阿胶（烊冲）；纳谷不香加炒麦芽、鸡内金。

【参考文献】 李和根．刘嘉湘治疗胃癌经验述要［J］．辽宁中医杂志，2005，32（7）：642.

食管癌

消癌解毒方

（国医大师周仲瑛方）

【药物组成】 姜半夏 10g，生半夏（有剧毒）10g，蜂蜜 30g，白花蛇舌草 15g，半枝莲 30g，漏芦 12g，僵蚕 15g，蜈蚣（有大毒）5g，八月札 15g，太子参 15g，麦冬 15g，炙甘草 10g。

【使用方法】 生半夏 10g 和蜂蜜 30g 加适量水煎煮 40 分钟，并且不停扬起，搅拌，之后进行超声波混合 10 分钟，口服。其余药物加适量水煎煮口服。

【功效主治】 抗癌解毒，益气扶正。适用于食管癌。

【方剂分析】 方中半夏、白花蛇舌草、半枝莲、漏芦、僵蚕、蜈蚣、八月札清热解毒、化痰散结、活血祛瘀；太子参、麦冬益气养阴，炙甘草调和诸药，全方祛邪扶正，攻补兼施。

【加减运用】 热毒甚者，当选白花蛇舌草、山慈菇、漏芦；瘀毒重者，当用炙蜈蚣；痰毒剧者，用制南星、炙僵蚕等；病以血分瘀邪为主者，当逐瘀为先，可伍用炙水蛭、莪术、炮穿山甲、桃仁；兼气分者，可配用八月札、路路通；肿著者，加王不留行、海藻、菝葜等。

【参考文献】 郭海，赵晓峰，龚婕宁，等．运用周仲瑛教授"癌毒"理论治疗食管癌的疗效观察［J］．中华中医药学刊，2017，35（2）：453-458.

扶正降逆通幽汤

（国医大师朱良春方）

【药物组成】 仙鹤草 80g，生黄芪 40g，旋覆花（包煎）15g，代赭石（先煎）30g，法半夏 12g，陈皮 6g，壁虎 12g，蜂房（有小毒，慎用）12g，生薏苡仁 30g，生白术 40g。

【使用方法】 每日 1 剂，水煎，分早、中、晚服用。

【功效主治】 降逆和胃，消坚破结，解毒化瘀，养阴培本。主治食管癌之进食哽噎，呕吐痰涎，反酸，胸背疼痛，消瘦，乏力，大便干结。

【方剂分析】 方中仙鹤草补虚解毒，生黄芪补虚益气，旋覆花、代赭石、法半夏、陈皮降逆和胃止呕，壁虎、蜂房解毒散结、攻坚破积，生白术、生薏苡仁健脾渗湿，黄芪加薏苡仁益气健脾，增强人体正气，避免攻伐太过。诸药合用，共奏扶正降逆和中、解毒化痰祛瘀之功。

【加减运用】 兼有嗳气或呃逆，或呕吐痰涎者，加醋柴胡、木香、郁金、生白芍等；兼泛吐黏痰者，舌质紫或伴瘀斑者，加莪术、莱菔子、生水蛭、炮山甲等；兼口干咽燥，五心烦热，大便干结，舌质红少苔者，加珠儿参、沙参、麦冬、石斛、玉竹等；兼痰涎壅盛，恶心呕吐者，加山药、茯苓、苍术、厚朴、砂仁等；兼形寒气短，下肢浮肿者，加生晒参、附子、干姜、茯苓等。

【参考文献】 吴艳秋，郁兆婧，朱建华. 朱良春教授运用扶正降逆通幽汤治疗食管癌经验撷菁［J］. 云南中医学院学报，2016，39（2）：84-87.

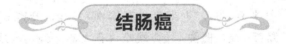

结肠癌

结肠癌术后方 (国医大师路志正方)

【药物组成】 五爪龙 30g，太子参 12g，生白术 30g，白芍 18g，醋延胡索 12g，川楝子 10g，肉苁蓉 12g，火麻仁 15g，炒桃仁、杏仁各 9g，当归 12g，瓦楞粉 15g，八月札 12g，娑罗子 12g，素馨花 12g，焦三仙各 12g，甘草 10g，生姜 1 片。

【使用方法】 水煎服，每日 1 剂。

【功效主治】 益气运脾，疏肝和胃，养血润便。主要用于结肠癌术后胃痛，甚则夜间胃痛致醒，纳呆，体重下降，右侧腰疼，叩击痛，手脚凉，大便秘结如羊屎，每日 1 次，溲黄，小便时痛。

【方剂分析】 方以五爪龙、太子参、白术、甘草运脾益气以固本；当归、桂白芍、肉苁蓉、火麻仁、炒桃仁与杏仁养血柔肝；八月札、素馨花、娑罗子疏肝行气；延胡索、川楝子入血分，行血脉而止痛；瓦楞粉消癥散结；炒三仙和胃消食。诸药合用，益气养阴，柔肝运脾，泄浊解毒，攻补兼施，拨乱反正，功效显著。

【加减运用】 若有气血失和、气机不通，可去火麻仁、瓦楞粉、素馨花，加紫苏梗、荷梗（后下）各 12g，炒杏仁 9g，炒薏苡仁 30g，厚朴花 12g。

【参考文献】 石瑞舫. 平淡之极为神奇——路志正从脾胃调治肿瘤经验［N］. 中国中医药报，2015，2，2（5）.

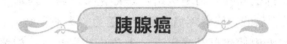

胰腺癌

胰腺癌基本方 (国医大师徐经世方)

【药物组成】 柴胡 10g，黄芩 10g，熟大黄（后下）10g，清半夏 12g，半枝莲 30g，枳壳 15g，赤芍 15g，浙贝母 10g，白花蛇舌草 30g，薏苡仁 40g，人中黄

10g，甘草 6g。

【使用方法】 水煎服，每日 1 剂。

【功效主治】 清热解毒，化痰散结。胰腺癌。

【方剂分析】 本方依据大柴胡汤加减而成，大柴胡汤原为少阳阳明合病而设，今以此方加减而移治胰腺癌，则颇有新意。方中以柴胡、黄芩和解少阳，清解郁热；柴胡、枳壳一升一降，调达气机；清半夏、浙贝母化痰散结；熟大黄、赤芍活血化瘀，其中熟大黄苦寒泄热，不但有活血化瘀之功，且能清解瘀毒。此外，更具有苦降通腑之功，此与胰腺泻而不藏、以通为用的生理特性相呼应，为本病用药之关键；半枝莲、白花蛇舌草、薏苡仁等药具有清热解毒、淡渗利湿的功效；人中黄、甘草皆为清热解毒而设，人中黄清热凉血，泻火解毒，主治丹毒、疮疡、痘疮血热，用之与病机甚合。

【加减运用】 抗肿瘤药物如天南星、藤梨根、蜀羊泉、龙葵、蜣螂、僵蚕、壁虎等皆可因气血之充实、肿瘤之部位、癌毒之强弱而灵活选用。随证加减：腹泻者加荷叶、砂仁；腹痛者加延胡索、檀香、丹参；痞块者加山慈菇、穿山甲；黄疸者加栀子、茵陈；发热者加青蒿、鳖甲；腹胀者加大腹皮、木香；便秘者加芦荟；呕吐纳差者加炒竹茹、陈皮、炒白术、炒谷芽。此外，如小金丸、鳖甲煎丸、犀黄丸等均可视其寒热虚实恃机而用。

【参考文献】 郑勇飞，刘忠达．徐经世治疗胰腺癌经验［J］．中医杂志，2015，56（18）：1542-1544，1547.

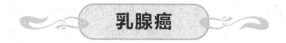

乳腺癌

邓老乳腺癌方 （国医大师邓铁涛方）

【药物组成】 柴胡 10g，枳壳 6g，青皮 6g，赤芍 15g，山慈菇 10g，浙贝母15g，郁金 15g，瓜蒌 15g，丹参 24g，桃仁 10g，三七 10g，甘草 6g。

【使用方法】 水煎服，每日 1 剂。

【功效主治】 理气化痰，活血祛瘀。用于乳腺癌。

【加减运用】 肝气郁久化热口干口苦、烦躁易怒加夏枯草、山栀子；胁痛加香附、延胡索、川楝子；咳嗽痰多加百部、紫苑、杏仁、橘络；脾虚纳呆、乏力加太子参、白术、茯苓；腰膝酸软，头晕目眩，肝肾阴伤加墨旱莲、女贞子、山茱萸；血瘀偏重加川芎、生地黄、当归、穿山甲、鳖虫等；疼痛甚剧加蒲黄、五灵脂、乳香、没药等祛瘀止痛。

【参考文献】 吴玉生，杨海燕．邓铁涛教授"痰瘀相关理论"在肿瘤疾病的临床应用［J］．现代医院，2005，5（6）：39-40.

前列腺癌

前列腺癌术后方

（国医大师李辅仁方）

【药物组成】 生地黄、熟地黄各15g，山茱萸12g，女贞子12g，黄精10g，菟丝子12g，枸杞子12g，地骨皮10g，茯苓15g，杭白芍15g，浮小麦30g，泽泻10g，甘草3g。

【使用方法】 水煎服，每日1剂。

【功效主治】 平气和血，调整阴阳。前列腺癌睾丸摘除术后诸症。

【方剂分析】 老年前列腺癌患者年事已高，下元亏虚，天癸渐竭，正气不足。或因劳倦，或因饮食，或因思虑，导致气血凝滞，湿浊下注，日久酿成癌瘤，呈本虚标实之证。行双侧睾丸摘除术后，虽然癌瘤得以控制，但肾之精气骤然衰减，天癸枯竭，冲任二脉空虚，致气血失和，阴阳失调，脏腑功能紊乱，故而出现一系列症状，其中潮热、汗出为其典型表现。因此，李老师辨治本病，着重一个"虚"字，从补肾入手，调整阴阳，平和气血。在此方基础上依据临床不同证型及伴发症状加减。

【加减运用】 肝肾阴虚型：除潮热汗出等症外，还可见口干咽燥，大便干结，舌质红，舌体瘦，苔少有裂纹，脉细弦。治宜滋补肝肾，养阴清热。基本方加知母、黄柏各10g；若口干者加玄参、麦冬；便结者加瓜蒌、麻仁；潮热汗出甚者加白薇；夜眠难安者加酸枣仁；双目干涩者加菊花、决明子；烦躁易怒者加龙胆草、石菖蒲；头晕耳鸣者加天麻、珍珠母。

脾肾阳虚型：除潮热汗出等症外，还可见神倦乏力，腰酸腿软，下肢浮肿，舌质淡、舌体胖，苔白，脉沉细。治宜健脾补肾，温阳化气。基本方去地骨皮，加生黄芪、白术各15g；若腰酸腿软者加牛膝、续断；下肢浮肿者茯苓改茯苓皮，加猪苓、生薏苡仁；心悸气短者加党参、五味子；头晕目眩者加川芎、天麻；纳少、便溏者去生地黄，加炒薏苡仁、焦神曲；脘腹胀满者加陈皮、香附；大便不畅者加肉苁蓉。

此外，还有伴发症状的加减，若兼见胸闷胸痛，舌质紫暗，或有瘀斑、瘀点等心血瘀阻证者，基本方加丹参、川芎、紫苏梗；若兼见咳嗽痰多，呕恶食少，舌苔厚腻，脉滑等痰浊困阻证者，基本方加半夏、橘红、陈皮，若兼见两胁胀满，郁闷不舒，脉弦等肝郁气滞证者，基本方加醋柴胡、佛手、香附、郁金。

【参考文献】 张剑．李辅仁治疗前列腺癌睾丸摘除术后诸症的经验［J］．中医杂志，1998，39（2）：83.

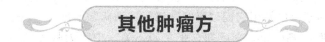

泌尿系肿瘤

化浊消瘤汤 （国医大师李辅仁方）

【药物组成】 龙葵 20～30g，通草 5g，泽泻 20g，石韦 20g，茯苓 15g，荔枝核 15g，半枝莲 30g，萆薢 20g，山茱萸 10g，枸杞子 10g，炒薏苡仁 15g，黄芪 15～20g。

【使用方法】 水煎服，每日 1 剂。

【功效主治】 利湿，化浊，消瘤，扶正。用于泌尿系肿瘤的治疗。

【方剂分析】 龙葵、半枝莲都有清热解毒、活血消肿、止血、定痛等作用，多用于治疗衄血、血淋、赤痢、疔疮、瘰疬、癌肿、跌打损伤等。现代临床多用龙葵、半枝莲治疗各种肿瘤。炒薏苡仁有健脾、利湿、排脓、消痈、舒筋等功效。李老认为其具有扶正、排脓消痈的作用，是治疗肿瘤的佳品，其有利湿作用，更适合治疗泌尿系肿瘤。荔枝核有理下焦气机，散结止痛作用。茯苓、石韦、通草、泽泻、萆薢、炒薏苡仁等具有利湿分清祛浊功效。茯苓、炒薏苡仁、黄芪、枸杞子、山茱萸有扶正作用。

【加减运用】 苔厚者，加白术 15g，藿香 5g；苔腻，小便不利者，加土茯苓 20g，石菖蒲 10g；热象明显或尿血者，加白茅根 30g，三七粉 6g 或黄柏 5g；肾虚明显者，加墨旱莲 15g，女贞子 15g，菟丝子 15g，覆盆子 15g 等；气虚体弱者，加太子参 15g，当归 10g；血虚者，加鹿角霜 10g，当归 10g 等。

【注意事项】 饮食上，患者应注意不吃辛辣之物，不饮酒，慎房劳等。

【参考文献】 史学军．李辅仁教授治疗泌尿系肿瘤经验浅谈［J］．中国临床医生，2004，32（12）：38-39.

其他肿瘤方

四土汤 （国医大师梅国强方）

【药物组成】 土贝母、土牛膝、土大黄、土茯苓。

【使用方法】 每日 1 剂，水煎 3 次，三餐饭后 1 小时服用。

【功效主治】 清热利湿解毒，祛瘀化痰。适用于湿热、痰瘀、毒邪互结者，如疮毒、肿瘤、艾滋病等疑难顽疾，常有良效。

【方剂分析】 方中土贝母味苦、性平，能散痈毒、化脓行滞、解疮，又可除风湿、利痰；土牛膝味甘、性寒、微毒，有泄热化痰、破血解毒之功，并有祛湿利尿作用；土大黄味苦、性辛凉，能破瘀生新、清热杀虫解毒，且有导滞之效；土茯苓甘淡，能祛湿热、补脾胃，治筋骨拘挛、杨梅疮毒。四药合用，具有清热利湿解毒、祛瘀化痰之功。

【加减运用】 如湿热盛，则酌加二妙散、三妙丸、四妙丸等；痰湿盛，则酌加二陈汤、温胆汤、平胃散等；热毒盛，可伍金刚藤、忍冬藤、红藤、石上柏、白英、龙葵等；且多入虫蛇类药如全蝎、蜈蚣、金钱白花蛇、乌梢蛇等，搜风剔络、化瘀攻毒以攻顽疾。

【参考文献】 林伟波，林长峰，梅国强. 梅国强运用四土汤治疗顽疾验案分析 [J]. 上海中医药杂志，2012，46（9）：16-17.

调气活血抑邪汤 （国医大师孙光荣方）

【药物组成】 党参（或人参或太子参或西洋参）、黄芪、丹参。

【使用方法】 水煎服，每日1剂。

【功效主治】 气血共调，补气健脾，养血活血。主要用于气血失和导致的中医内科、妇科肿瘤、心脑血管疾病的加减。

【方剂分析】 人参大补元气，补益脾肺，生津止渴，宁神益智。黄芪有益气固表、敛汗固脱、托疮生肌、利水消肿之功效。丹参活血调经，祛瘀止痛，凉血消痈，清心除烦，养血安神。《滇南本草》谓："丹参，味微苦，性微寒。色赤，入心经。补心，生血，养心，定志，安神宁心，健忘怔忡，惊悸不寐，生新血，去瘀血，安生胎，落死胎。一味可抵四物汤补血之功"。三药合用，气血共调，共奏补气健脾、养血活血之功。

【加减运用】 这三味药孙老几乎方方不离，时常变的是三味药用量之比例和用药量之大小，最大量也很少超过15g，彰显孙老"重气血、调气血、畅气血"之基本临床思想，人参、黄芪益气，丹参活血，这样配伍较"中和"，常以此方作为诸方的基础，孙老习惯使用它们"率领"诸药"团队"前进。

【参考文献】 杨建宇，李彦知，张文娟，等. 中医大师孙光荣教授中和医派诊疗肿瘤学术经验点滴 [J]. 中国中医药现代远程教育，2011，9（13）：5-12.

孙氏肿瘤基础方 （国医大师孙光荣方）

【药物组成】 生晒参、生黄芪、紫丹参、天葵子、白花蛇舌草、半枝莲、山慈菇、珍珠母（先煎）、制鳖甲（先煎）。

【使用方法】 水煎服，每日1剂。

【功效主治】 补益气血，解毒散结。各种癌症的基础方。

【方剂分析】 生晒参、生北芪、紫丹参补益气血，白花蛇舌草、半枝莲，山慈菇清热解毒、软坚散结，珍珠母安神、制鳖甲散结消癥。

【加减运用】 针对不同的肿瘤特点进行加减。如直肠癌术后咽干、胃痛、胃胀、不寐。采用"抓主症"方法，使用针对性的药物，西洋参、生黄芪、丹参益气养血，茯神、酸枣仁、灯心草清心安神，海螵蛸、砂仁、高良姜温胃散寒，龙葵、山慈菇、猫爪草、蒲公英清热解毒，软坚散结，生甘草调和诸药。如结肠癌术后，化疗后，寐差，大便干结，易怒，反酸，口渴。除西洋参、生黄芪、丹参益气养血君药组外；茯神、炒酸枣仁、生龙齿清心安神为臣药组；山慈菇、嫩龙葵清热解毒、软坚散结为佐药组；海螵蛸、砂仁调和脾胃为使药组，以麻仁、麦冬、蒲公英清热滋阴、润肠通便。体现了孙老"证—症"结合的辨证治疗思想。孙老治疗结肠癌伴便秘者，常麻仁与龙葵配伍。龙葵乃茄科植物，全草可入药。龙葵乃滑肠之圣药，兼清热解毒之功，尤善治肠癌之便秘。凡便秘，属无水不行舟者，可加麦冬、郁李仁滋水行舟，重者加天冬，天冬养阴胜于麦冬。凡治中焦之疾，非人参不能健中，非黄芪不能提气，非丹参不能活血，非龙葵不能滑肠，非枳壳不能涩肠。

【参考文献】 曹柏龙. 孙光荣教授临床经验总结及补肾化瘀法治疗糖尿病肾病Ⅳ期疗效观察 [D]. 北京中医药大学，2016.

健中扶正汤 （国医大师徐经世方）

【药物组成】 生黄芪30g，炒酸枣仁、谷芽各25g，山药、橘络、梅花各20g，仙鹤草、石斛、无花果各15g，灵芝、竹茹各10g。

【使用方法】 水煎服，每日1剂。

【功效主治】 益气扶正，重平衡。治疗肿瘤术后诸证。

【方剂分析】 本方以黄芪为君，用以补气升阳，以阳求阴，补土生金，以滋养化源。黄芪补气之功非他药所能替代，且宜生用，不宜炙取。因其生用则补而不滞，补中有消，炙则滞之，有碍于脾，故对肿瘤术后调治更应以生用为宜。仙鹤草养血调血，具有双向调节作用。山药味甘性平，健脾固肾润肺，益脑，填精，养颜，补阳消肿，补气除滞。石斛生津止渴，补虚除烦，调节免疫，从而抑制病邪，开胃健脾，调理肠胃。绿梅花、谷芽芳香开郁，醒脾和胃；无花果润肠通便，收涩止泻。灵芝，扶正祛邪，提高免疫力，增效减毒；酸枣仁宁心而安五脏；橘络、竹茹和络护胃，降逆和中。其中竹茹具有清化痰热、宁神开郁的独特作用，以协调诸药，使胃受纳。

【加减运用】 徐老指出，临证取方，须注意应变，若病位在胃，出现嗳气、呃逆、咽膈不利等肝气横逆症状，当加代储石以降逆和胃，并配用诃子以收纳，二药相伍，使降不过位，平衡升降；如肠腑有变，大便阻滞不畅，可加炒杏仁、桃仁、大黄宽肠导滞，以通为顺；若便为溏泻，又当止泻，药用山药、莲子、山楂、黄连、马齿苋、扁豆花、薏苡仁之类以固涩而通顺。若病位在上予以清宣肃降、滋养化源；病位在下亦当变通，清利下窍。治以扶正安中，方药虽平淡，却简而不繁，治养结合，紧慢有序。

【参考文献】 李艳，张国梁，李崇慧，等 . 徐经世治疗肿瘤术后诸证经验［J］. 安徽中医学院学报，2012，31（5）：29-30.

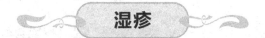

湿疹

湿疹经验方　　　　　　　　　　　　　　　（国医大师李辅仁方）

【药物组成】 苍术 10g，炒白术 10g，黄芩 10g，生薏苡仁 20g，牡丹皮 10g，茯苓皮 10g，紫草 10g，泽泻 10g，连翘 10g，浮萍 10g，生地黄 10g。

【使用方法】 水煎服，每日 1 剂。

【功效主治】 健脾，利湿，清热，凉血。可用于各类湿疹。

【方剂分析】 苍术、炒白术、生薏苡仁、茯苓皮、泽泻健脾利湿；黄芩、牡丹皮、紫草、连翘清热凉血解毒；生地黄滋阴清热；浮萍解表利湿。李师认为，虽然湿疹是体内蕴湿与湿热外邪相搏结而发病，其表现有热盛、湿盛、血虚风燥等不同，在治疗上多用清热、利湿、凉血、健脾等法则，但其根本均有脾失健运、水湿内蕴、湿困脾土的一面，故李师在治疗上重视健脾利湿。热盛型、病急、标为重，"急则治其标"，清热利湿，凉血为主，可少佐健脾燥湿之品。湿盛型、血虚风燥型，其本为脾虚湿困，应健脾利湿，佐似清热、凉血。

【加减运用】 根据临床证候，随症加减，健脾用茯苓、陈皮；清热用黄柏、金银花；凉血以赤芍；解毒止痒用白鲜皮、地肤子等。

【参考文献】 殷曼丽．李辅仁教授从脾胃治疗湿疹的经验［J］．中医教育，1994，13（4）：36．

禤老湿疹方　　　　　　　　　　　　　　　（国医大师禤国维方）

【药物组成】 北沙参、茯苓、白鲜皮、紫苏叶、蝉蜕、徐长卿、薏苡仁、防风、白芍各 15g，乌梅、苦参、乌梢蛇各 10g。

【使用方法】 水煎服，每日 1 剂。

【功效主治】 健脾祛湿，祛风解毒。适用于脾虚湿困、风湿邪毒侵袭肌肤引起的湿疹。

【方剂分析】 以北沙参、茯苓、薏苡仁健脾祛湿治其本，徐长卿、防风、紫苏叶、白鲜皮、葛根、蝉蜕、乌梢蛇祛风止痒，生地黄、生甘草、白芍凉血清热解毒，诸药和调，使得郁结之风、湿、热邪得以分消，正气得以恢复，病情向愈。

【参考文献】 平瑞月，杨洋，梅丽冰，等．禤国维运用沙参治疗皮肤病经验介绍 [J]．新中医，2017，49（1）：203-205.

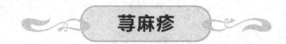

荨麻疹

补气消疹汤 （国医大师李振华方）

【药物组成】 黄芪 20g，当归 12g，川芎 10g，赤芍 12g，羌活 12g，防风 10g，荆芥 10g，地肤子（包煎）15g，地骨皮 12g，浮萍 15g，苍术 10g，蛇床子（包煎）12g，丹参 15g，甘草 3g。

【使用方法】 水煎服，每日 1 剂。

【功效主治】 益气养血，燥湿除风。治疗气血亏虚，风湿郁表型荨麻疹。

【方剂分析】 方中黄芪益气固表；当归、川芎、赤芍、丹参养血活血；羌活、防风、荆芥、地肤子、地骨皮、浮萍、苍术、蛇床子燥湿除风；甘草甘温健脾且调和药性。

【加减运用】 如病久反复发作不愈者可加黄芪至 30g 以补气扶正；胃脘胀满者可加厚朴、砂仁以调中理气；病久脾胃虚寒者可加桂枝温阳散寒；荨麻疹高出皮肤较甚或便溏者可加炒薏苡仁、茯苓以健脾利湿；烦躁不安者可加莲子心以清心除烦；失眠者可加炒枣仁安神催眠等而获良效。

【参考文献】 张薇．李振华教授自拟补气消疹汤治疗荨麻疹 [J]．世界中西医结合杂志，2009，4（3）：161.

朱老荨麻疹方（一） （国医大师朱良春方）

【药物组成】 僵蚕 60g，蝉蜕 30g，生大黄 120g，片姜黄 45g。

【使用方法】 研细末，每服 6g，以白糖水送下，服后得微汗即愈。未愈可继续服数次，每日一次。

【功效主治】 祛风散热，活血祛瘀。对顽固性风疹块有效。体质壮实者适用。

【方剂分析】 方中僵蚕散风泄热化痰；蛇蜕祛风解毒；生大黄解毒清热；片姜黄行气破血。

【参考文献】 汪晓筠，杨翠娟．朱良春教授皮肤病效方探讨［J］．青海医药杂志，2000，30（10）：61-62.

朱老荨麻疹方（二） （国医大师朱良春方）

【药物组成】 僵蚕、姜黄、蝉蜕、乌梢蛇各等份。

【使用方法】 研细末，每服 4.5g，一日两次。

【功效主治】 祛风散热，活血祛瘀。对顽固性风疹块有效，脾气偏虚，而风热仍盛者适用。方中僵蚕散风泄热；姜黄行气破血；蝉蜕清热解表，祛风解毒；乌梢蛇祛风止痒。

【参考文献】 汪晓筠，杨翠娟．朱良春教授皮肤病效方探讨［J］．青海医药杂志，2000，30（10）：61-62.

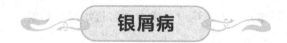

银屑病

寻常型银屑病方 （国医大师李佃贵方）

【药物组成】 白花蛇舌草 15g，半边莲 15g，半枝莲 15g，黄芩、黄连、黄柏各 12g，当归 9g，白芍 30g，川芎 9g，茯苓 15g，白术 6g，藿香（后下）、佩兰（后下）、荷叶各 15g，白鲜皮、蛇床子（包煎）、地肤子（包煎）各 15g。

【使用方法】 每日 1 剂，水煎 2 次取汁 300ml 分早晚 2 次口服。

【功效主治】 化浊解毒，清热凉血，扶正祛邪。适用于寻常型银屑病。症状：头皮、躯干、四肢伸侧皮肤有红色丘疹，有的融合成斑片或斑块，表面有较厚的银白色鳞屑，形状不规则，轻轻地刮掉皮屑可看到薄薄的一层红膜，刮除红膜即可看到小小的出血点，舌质红，苔黄厚腻，脉滑数。

【方剂分析】 寻常型银屑病多是因脏腑功能和气血运行失常，使体内的生理或病理产物不能及时排出，致浊邪蕴积体内，结滞脉络，阻塞气机，缠绵耗气，胶着不去而酿毒邪。患者病情常缠绵难愈，反复发作，大便黏腻不爽，小便不清，舌质红、紫红、红绛、暗红，舌苔腻、黄腻、黄厚腻。正气不足，阴阳失调是银屑病的发病基础，而浊、毒则是该病的致病因素。

【参考文献】 张洪磊，张红霞，郭亚丽．李佃贵从"浊毒"论治寻常型银屑病经验［J］．河北中医，2010，32（7）：979-980.

牛角银屑汤 （国医大师王琦方）

【药物组成】 紫草 10g，乌梅 20g，蝉蜕 10g，黄连 10g，连翘 30g，牡丹皮 10g，土茯苓 20g，制首乌 30g，金银花 20g，生石膏（先煎）30g，白茅根 30g，草河车 20g，青黛（包煎）10g。

【使用方法】 水煎服，每日 1 剂，分 2 次服用。以上为成年女性用量，临床按年龄、体质、病情加减药量。

【功效主治】 凉血止血，散瘀消斑，清热利湿。适用于血热内伏，湿毒蕴结导致的银屑病。

【方剂分析】 王琦教授认为银屑病的基本病机是素禀血热内伏，临床上创制牛角银屑汤凉血止血，散瘀消斑，清热利湿。方用犀角地黄汤加青黛以凉血止血，散瘀消斑；针对湿热毒邪内伏的病因，用白茅根以清热利水，草河车、土茯苓、苦参以清热利湿解毒。王琦教授临床中将无柄灵芝、何首乌、乌梅、蝉蜕四味药相配，祛邪固本、散中收有，可提高机体非特异性免疫力、调节免疫平衡，对改善特禀体质的禀赋不耐及免疫调节失衡有很好的作用，是调节过敏体质的基本用药。四味药合称特禀体质调体方，未发病时可常服预防过敏反应的发生，发作时应贯穿治疗的始终。

【加减运用】 根据临床证候，随症加减。

【参考文献】 郑燕飞，李玲孺，王济，等．从伏邪致病用调体药对治疗过敏性疾病［J］．中华中医药杂志，2013，28（5）：1198-1201.

银屑灵片 （国医大师禤国维方）

【药物组成】 生地黄、赤芍、紫草、金粟兰、土茯苓、乌梅各 15g，当归、川芎、莪术各 10g，甘草 6g。

【使用方法】 水煎服，每日 1 剂。

【功效主治】 养血润燥，凉血解毒，化瘀通络。适用于治疗血虚风燥型银屑病。

【方剂分析】 方中生地黄滋阴凉血填精为主药，当归补血养阴、和营养血，赤芍清热凉血，川芎活血行滞。四药相合，补中有通，补而不滞，养血润燥，且能活血通络，故为君药，营血恢复而周流无阻，肌肤得养而病自愈；紫草凉血解毒，莪术破血散结，共为臣药；金粟兰、土茯苓解毒消肿，乌梅生津润燥，共为佐药；甘草为使药。

【参考文献】 钟金宝，殷新，卢传坚，禤国维．禤国维教授治疗银屑病经验介绍［J］．新中医，2004，36（9）：11-12.

五白散

【药物组成】 关白附（有毒，慎用）、白花蛇各 20g，蒺藜、白芍、白僵蚕各 40g。

【使用方法】 共研细末，每服 6g，一日 2 次。一般坚持服用 3 个月，常可获效。服药期间，忌饮酒，少食海鲜，避免情绪紧张或抑郁，保证足够的睡眠。

【功效主治】 祛风解毒，泄热散结。主治银屑病。

【方剂分析】 白僵蚕散风泄热、解毒疗疮，白花蛇搜风通络，关白附辛散祛风，白蒺藜辛散苦泄，白芍养血柔肝，对初、中期的牛皮癣甚为合拍。

【参考文献】 汪晓筠，杨翠娟. 朱良春教授皮肤病效方探讨 [J]. 青海医药杂志，2000，30（10）：61-62.

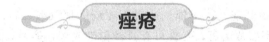

痤疮

痤疮基本方（一）

【药物组成】 桑白皮 15g，防风 12g，荆芥 10g，夏枯草 10g，蝉蜕 10g，紫丹参 20g，泽泻 20g，重楼 10g，郁金 15g，蒺藜 10g，白花蛇舌草 12g，薄荷（后下）6g，生甘草 6g。

【使用方法】 水煎服，每日 1 剂。

【功效主治】 祛风清肺散热。适用于痤疮肺经蕴热证，症见颜面潮红，皮疹隐隐，淡红或鲜红色，瘙痒，顶有黑头可挤出黄白色粉渣，兼见口干渴，大便秘结，小便黄，舌质红，苔薄黄，脉浮数。

【方剂分析】 方中桑白皮、重楼、白花蛇舌草清肺热解毒；荆芥、防风、蝉蜕、蒺藜、薄荷祛风止痒；紫丹参、郁金凉血活血；夏枯草清热散结；泽泻利水渗湿；生甘草解毒、调和诸药。

【参考文献】 王莉，田春洪，张震. 张震研究员治疗面部痤疮辨治经验 [J]. 云南中医中药杂志，2015，3611：10-11.

第八章 皮肤五官及其他病证

痤疮基本方（二）

【药物组成】 薏苡仁 20g，黄芩 10g，白术 12g，厚朴 10g，白花蛇舌草 12g，泽泻 10g，茯苓 12g，薄荷（后下）6g，生甘草 6g。

【使用方法】 水煎服，每日 1 剂。

【功效主治】 清利湿热。适用于痤疮脾胃湿热证，症见颜面痤疮，出油光亮，反复发作，或结成囊肿，伴口臭、口苦，食欲时好时坏，大便黏滞不爽，舌质红，苔黄腻，脉弦数。

【方剂分析】 方中黄芩清热燥湿；白花蛇舌草清热解毒；薏苡仁、茯苓、白术、泽泻、厚朴健脾除湿；薄荷祛风清热；生甘草解毒、调和诸药。

【参考文献】 王莉，田春洪，张震．张震研究员治疗面部痤疮辨治经验［J］．云南中医中药杂志，2015，36（11）：10-11.

痤疮基本方（三） （国医大师张震方）

【药物组成】 当归15g，白芍12g，柴胡15g，茯苓12g，丹参12g，郁金15g，乌药12g，泽泻10g，佛手10g，苏梗6g，白术10g，生甘草6g。

【使用方法】 水煎服，每日1剂。

【功效主治】 疏肝理气，解郁。适用于痤疮肝郁气滞证，症见颜面痤疮，触压有疼痛感，或伴面部黄褐斑，女性可有月经量少或多，痛经，经期痤疮加重，或有胁肋胀痛，舌质暗苔薄，脉弦滑。

【方剂分析】 方中柴胡、郁金、佛手、紫苏梗、乌药疏肝解郁；当归、白芍、丹参养血柔肝；茯苓、白术、泽泻、生甘草健脾利湿。

【参考文献】 王莉，田春洪，张震．张震研究员治疗面部痤疮辨治经验［J］．云南中医中药杂志，2015，36（11）：10-11.

王老消痤方 （国医大师王琦方）

【药物组成】 芦根20g，冬瓜仁20g，生薏苡仁30g，桃仁10g，枇杷叶（包煎）15g，桑白皮20g，牡丹皮10g，连翘15g，黄芩10g，白花蛇舌草15～30g，天花粉20g，马齿苋20～30g。

【使用方法】 水煎服，每日1剂，分2次服用，早晚各1次。

【功效主治】 健脾理肺，清热利湿，活血化瘀。适用于湿热导致的痤疮。

【方剂分析】 湿热体质是痤疮患者的体质根源，湿热是产生痤疮的病理根源，所以把调体与清除湿热放在首位，用苇茎汤加味而成的消痤汤作为基础方。根据痤疮患者湿热体质为本，毒瘀痰结为标的病机要点配伍加味。千金苇茎汤方由苇茎、瓜瓣、桃仁、薏苡仁四味药组成，后人常以冬瓜子代瓜瓣，其中苇茎用芦根代替。本方芦根性味甘寒，清肺胃之气分热盛；冬瓜子性味甘寒，润肺化痰，利水除湿，尤长于利湿排脓，《神农本草经》谓本品能"令人悦泽好颜色，益气不饥"；桃仁辛苦平性，活血祛痰；薏苡仁既健脾祛湿，清肺热，祛毒肿。湿热体质之人脾不化湿，通过薏苡仁来健脾祛湿，从根源上去除产生湿热的原因，从而达到调体去湿热的目的。此外，加枇杷叶、桑白皮、牡丹皮、连翘、黄芩、白花蛇舌草、天花粉、马齿苋，共奏调体质、清热利湿、解毒祛瘀、化痰散结之功。

【加减运用】 根据痤疮皮损类型和患者的伴随症状加减用药。脓疱型痤疮较重者，合五味消毒饮加减；属于结节型者，加草河车、皂角刺、炮山甲软坚散结；囊肿型者，加浙贝母、土贝母等；萎缩性痤疮者，加三七粉冲服。

【参考文献】 俞若熙，王琦，倪诚，等. 从湿热体质论治痤疮的临床疗效观察［J］. 中华中医药杂志，2012，27（12）：3240-3242.

禤老消痤汤 （国医大师禤国维方）

【药物组成】 知母12g，黄柏12g，女贞子20g，生地黄15g，鱼腥草（后下）20g，墨旱莲20g，蒲公英15g，连翘15g，丹参25g，甘草5g。

【使用方法】 水煎服，每日1剂。

【功效主治】 滋肾泻火，清肺解毒。适用于阴虚内热型痤疮。

【方剂分析】 方中墨旱莲、女贞子，一夏至采，一冬至收，女贞子甘苦凉，归肝肾经，为一味清补之剂。墨旱莲甘酸寒，归肝、肾经，有滋阴益肾，凉血止血之功效。二至为君药可达到滋补肾阴，敛降相火的作用，特别针对女性患者，二至丸既可补肾生血，又可滋肾止血，具有明显的双向调节作用。知母、黄柏为臣，以泻肾火，《本草从新》云："黄柏能制命门膀胱肾中之火，知母能清肺金滋肾之化源"，君臣一补一泻，补水与泻火共用，调整肾之阴阳平衡；鱼腥草、蒲公英、连翘清肺解毒，散结消肿；生地黄凉血清热，丹参凉血化瘀；甘草泻热缓急，调和诸药，共奏滋肾阴，降相火，清热解毒散结之效，从而达到标本兼治的目的。

【加减运用】 禤老在整体辨证的基础上也注重局部辨证，局部辨证仍以阴阳为纲：若痤疮初期局部红、肿、痛，肿势明显，多为丘疹、脓疱，此为阳证，可用清热解毒、消肿止痛之品，如白鲜皮、白花蛇舌草、黄芩、夏枯草等；若痤疮皮损局部暗红，不痛，肿块肿势不显，但触之坚硬如石等，多为结节、囊肿、瘢痕，此为阴证，可用温经和阳化痰之品，如陈皮、肉桂、当归等；若局部部分像阳证而稍微有疼痛，部分像阴证，为半阴半阳证，可用活血散瘀消肿之品，如丹参、浙贝母等。若面部油腻、胸背部有丘疹或者脓疱，舌质红，苔黄或黄腻者，为湿热上蒸头面，加茵陈清热利湿。另外，平素饮食不规律，好食肥甘厚味，面部油腻，舌红，苔黄厚，可用布渣叶清热利湿，消食化滞；大便秘结不通，加大黄（后下）、枳实通肺泻热；大便稀烂不畅，舌苔黄腻厚浊，去生地黄加土茯苓、茵陈蒿利湿清热解毒；失眠多梦严重者，加合欢皮、茯神宁心安神；口干、口苦明显，肺胃火盛者，加生石膏、地骨皮清泻肺胃之火；囊肿、结节明显者加夏枯草、浙贝母等清热散结；油脂分泌较多则加桑叶、薏苡仁清热祛脂；脓肿反复者，合用五味消毒饮加减以解毒散结消痈；痤疮患者平素工作、学习压力大，容易肝气郁滞者，加柴胡疏肝解郁。对于女性患者，在月经前加柴胡、香附，经期去丹参加益母草。

　　【注意事项】　临床需在辨证为肾阴虚的前提下使用本方，若患者脾胃虚寒则需慎用。同时，应根据皮疹的具体形态、部位，患者饮食、睡眠、月经及心理情绪等情况加减化裁。

　　【参考文献】　贾淑琳，范瑞强，褟国维，等. 国医大师褟国维教授滋阴清热法治疗痤疮理论探讨［J］. 南京中医药大学学报，2016，32（3）：207-209.

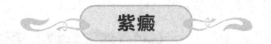

紫癜

小儿紫癜益气摄血方　　　　　　　　　　（国医大师周信有方）

　　【药物组成】　党参、炒白术、黄芪、熟地黄、女贞子、淫羊藿、五味子、山茱萸、当归、丹参、鸡血藤、赤芍、茜草、益母草、仙鹤草、紫草、白及、阿胶（烊化）、甘草等。

　　【使用方法】　水煎服，连煎2次，兑在一起，分3次饭后30分钟服，每日1剂。

　　【功效主治】　调补脾肾，益气摄血。适用于脾肾两虚、气不摄血所致的小儿紫癜。

　　【方剂分析】　方中以党参、炒白术、黄芪、甘草健脾益气以摄血；熟地黄、女贞子、淫羊藿、五味子、山茱萸益肾；当归、丹参、鸡血藤、赤芍、益母草活血祛瘀；茜草、白及、紫草、仙鹤草止血；阿胶滋阴、养血止血。

　　【注意事项】　周老认为，无论是哪一型紫癜，其病机演变过程中均伴有瘀血的存在，瘀血贯穿于本病的始终。因此，在治疗时均须辅以活血化瘀之品，这是治疗本病的关键。同时，周老认为，止血药与化瘀药配伍应用，具有相辅相成的作用，对止血、消退紫斑及提高血小板有较好的疗效。临床上常用茜草、仙鹤草、白茅根、炒地榆、炒侧柏叶、大蓟小蓟、白及、三七等止血；当归、丹参、牡丹皮、紫草、赤芍、红花、鸡血藤、益母草等活血祛瘀。另外，对过敏性紫癜，可在清热凉血方中，加入具有抗过敏的药，如蝉蜕、防风、白蒺藜、白鲜皮、地肤子等，可提高疗效。对该病所引起的关节损害、消化道出血、肾脏损害等症，须随证加减施治。

　　【参考文献】　童亚芳，周语平. 周信有教授治疗小儿紫癜经验［J］. 中医儿科杂志，2007，3（3）：2-4.

小儿紫癜滋阴凉血方　　　　　　　　　　（国医大师周信有方）

　　【药物组成】　生地黄、玄参、枸杞子、墨旱莲、当归、丹参、牡丹皮、赤芍、茜草、益母草、紫草、三七粉（分冲）、板蓝根、槐花等。

【使用方法】 水煎服，连煎 2 次，兑在一起，分 3 次饭后 30 分钟服，每日 1 剂。三七粉，分早晚饭后 30 分钟温水冲服。

【功效主治】 滋阴凉血。适用于阴虚内热型所致的小儿紫癜。

【方剂分析】 方中以生地黄、墨旱莲滋阴凉血；玄参滋阴清热；牡丹皮、赤芍、紫草清热凉血；枸杞子滋补肝肾；当归、丹参、益母草活血祛瘀；茜草、三七、槐花止血；板蓝根凉血、清热解毒。

【加减运用】 若发热重而迫血妄行者，加蒲公英、大青叶、连翘、生石膏；若鼻衄、牙龈出血者，加白茅根、藕节、生地黄榆；若月经过多，加棕榈炭、仙鹤草。

【注意事项】 同益气摄血方。

【参考文献】 童亚芳，周语平．周信有教授治疗小儿紫癜经验［J］．中医儿科杂志，2007，03（03）：2-4.

凉血消斑汤 （国医大师段富津方）

【药物组成】 生地黄 40g，当归、赤芍、荆芥、牛蒡子、蝉蜕、牡丹皮、苦参、甘草各 15g，川芎 10g，大青叶、玄参各 20g。

【使用方法】 水煎服，每日 1 剂。

【功效主治】 清热解毒，凉血消斑。本方适用于血热型过敏性紫癜。症见病程较短，紫癜鲜红或红紫，身热面赤，心烦口渴，或咽喉肿痛，或溲赤便干，舌质红暗，苔黄，脉数。

【方剂分析】 本方治证系由素体血热，复感风热毒邪，内入营血，迫血妄行，血溢脉外，瘀而为斑。故方中重用甘、苦、寒之生地黄为君药，取其清热凉血而兼化瘀之功，张元素云："生地黄气寒味苦，凉血补血"（《医学启源》）。又以大青叶清热解毒，凉血消斑；玄参"滋阴降火，解斑毒。"（《本草纲目》），此二者共清血中之毒热，达清热解毒，凉血消斑之效，共用以为臣；血一离经，皆为瘀血，所以不用收涩止血之品，而酌加活血之味，方中佐以赤芍、牡丹皮。牡丹皮可泻血分郁热，凉血活血，血热清而不妄行，故对血热炽盛、阴虚火旺及瘀血阻滞之证每恃为要药；赤芍能清血分实热，散瘀血留滞，两药相合，具清热凉血，治血散瘀之效。川芎为血中之气药，通行十二经，其性走而不守，活血祛瘀，实具通达气血之效。丹参、赤芍、当归、川芎四药相伍，共达凉血活血、祛瘀消斑之效。本证初起多由风热之邪为患，故更佐以蝉蜕、牛蒡子、荆芥。三味相伍，共达疏散风热，消斑止痒之效。本方佐以苦参清热祛风；使以甘草，既调药和中，又可清热解毒。牛蒡子、荆芥、防风、甘草之合方称为"消毒犀角饮子"，治皮肤有斑疹之证。"无犀角而名犀角者，谓其功用同乎犀角也"（《医方考》）。综观全方，是以凉血活血之四物汤合消毒犀角饮子化裁而成，组方严谨，配伍精当，诸药相伍，共奏凉血活血、疏风清热之效，使血热得清，毒热得解，瘀血得除，则紫癜自消。

【加减运用】 血热型予"凉血消斑汤"原方；阴虚血热型：见有紫癜鲜红或红紫，伴有心烦，手足心热，或潮热盗汗，舌质红少苔，脉细数，在原方基础上，重用生地黄，同时易赤芍为白芍，加何首乌、龟甲等益阴之品；风湿血热型：除皮肤紫癜症状外，伴有肢节酸楚重痛，或关节肿痛，浮肿。或小便不利，舌苔黄腻，脉滑数，在原方基础上酌加茯苓、苍术、白薇、薏苡仁、防己等祛湿清热之品；气虚血热型：病程较长，皮肤紫癜反复发作，面色萎白或淡黄，神情倦怠，心悸，气短，舌质淡红，脉数无力，予原方酌加黄芪、党参等益气健肝之品。

【参考文献】 范东明，段凤丽，李冀. 段富津教授治疗过敏性紫癜经验［J］. 中医药学报，2003，31（1）：18.

系统性红斑狼疮

红斑狼疮基本方　　　　　　　　　（国医大师周信有方）

【药物组成】 淫羊藿20g，桑寄生20g，补骨脂20g，巴戟天20g，黄芪30g，紫草20g，白花蛇舌草20g，半枝莲20g，板蓝根20g，当归9g，赤芍9g，丹参20g，桂枝9g，白芍9g，鸡血藤20g，乌梢蛇9g，全蝎6g。

【使用方法】 水煎服，每日1剂。

【功效主治】 补肾益气，清热解毒，祛瘀通络，调和营卫。适用于系统性红斑狼疮（SLE）。周老认为，SLE系本虚标实之证，是人体在正气不足，主要是肾、脾亏虚的基础上，感受风、湿之邪而发病。风湿内舍，酿热成毒，热毒结于血分可致血脉瘀滞，瘀滞的气血再与邪毒相合，外伤皮肌筋骨，内伤五脏六腑。其病机特点为：脾肾亏虚、瘀毒内蕴、营卫不和。

【方剂分析】 方中淫羊藿、桑寄生、补骨脂、巴戟天四药并用以补肾固本，鼓舞正气。黄芪补益脾肺，既能顾护后天之本，又能调节肌表腠理。张元素《珍珠囊》中云："黄芪甘温纯阳，其用有五：补诸虚不足，一也；益元气，二也；壮脾胃，三也；去肌热，四也；排脓止痛，活血生血，内托阴疽，为疮家圣药，五也"。紫草、白花蛇舌草、半枝莲、板蓝根清热解毒；当归、赤芍、丹参补血活血，祛瘀通络；桂枝、白芍调和营卫；鸡血藤、乌梢蛇、全蝎祛湿除风。诸药合用，共奏补肾益气、清热解毒、祛瘀通络、调和营卫之功，使祛邪而不伤正，扶正补虚而不恋邪，体现了"复方多法、综合运用、整体调节"的思想。

【加减运用】 如偏于阳虚者加制附子；阴虚则酌加鳖甲、枸杞子、女贞子；体虚乏力者加红参、白术；血瘀甚者加制乳香、没药、三七；肌表红斑重加白芷、防风、蝉蜕；肢节痛甚者酌加制附子、羌活、独活、细辛、延胡索；浮肿加猪苓、茯苓、泽泻；精神症状严重者加酸枣仁、远志。此外，还应分期对待，发作期以祛邪为主，重用清解化瘀之药；缓解期则要着重扶正。

【参考文献】 薛盟举．周信有治疗系统性红斑狼疮的经验［J］．世界中医药，2007，2（1）：21-22.

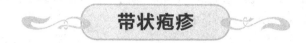

带状疱疹

蕲冰散 （国医大师朱良春方）

【药物组成】 蕲蛇 30g，冰片 3g。

【使用方法】 研细末，用麻油或菜油调为糊状，涂敷患处，一日 3 次，一般 2～4 日可愈。

【功效主治】 清热解毒，祛风止痛。主治带状疱疹。

【方剂分析】 蕲蛇搜风解毒之力远较乌梢蛇为胜，故对重症顽疾须取蕲蛇，且内服和外用均有效；冰片散郁火，消肿止痛，能引火热之气自外而出。二者同用，共奏解毒祛风止痛之功。

【参考文献】 汪晓筠，杨翠娟．朱良春教授皮肤病效方探讨［J］．青海医药杂志，2000，（10）：61-62.

清疱疹汤 （国医大师禤国维方）

【药物组成】 牛蒡子 15g，紫草 15g，板蓝根 15g，鸡内金 15g，白芍 15g，玄参 15g，薏苡仁 20g，蒲公英各 20g，延胡索 12g，郁金各 12g，珍珠母（先煎）30g，田七粉（分冲）3g，诃子 8g，甘草 10g。

【使用方法】 水煎服，每日 1 剂。

【功效主治】 清热解毒，凉血透疹，利湿解毒，行气活血止痛，兼滋阴养血护胃气。适用于治疗各种不同证型的带状疱疹。

【方剂分析】 方中选用牛蒡子疏风清热、清热解毒透疹、通利小便、善通大便，具有表里双解之作用；紫草凉血活血，解毒透疹，通利二便。二药合用则清热解毒透疹，通利二便，可使热毒湿邪表里分消，及早排出体内。诃子涩肠止泻，可制牛蒡子、紫草勿泄利太过。板蓝根、蒲公英清热解毒、疗毒疮。火盛必劫阴液，利湿要防伤阴，苦寒泻火易伤脾，故以生地黄、玄参、白芍等滋阴降火养血；薏苡仁健脾利湿；鸡内金健脾胃助运化以固护胃气。经络不通、气血瘀滞可致疼痛，延胡索、郁金行气活血止痛；田七入肝散瘀定痛而不伤正气；再配珍珠母清肝镇心而止痛；甘草清热解毒、补脾缓急，调和诸药；芍药甘草酸甘化阴，养血柔肝缓急止痛，更可加强止痛功效。年老体弱者加淫羊藿、淮山补脾肾，增强抗病能力。

【加减运用】 血热甚加生地黄，湿重加车前子（包煎），年老体弱加淫羊藿、淮山，头面部加蔓荆子，上肢加姜黄或桑枝，胸部加柴胡、枳壳，腰背部加杜仲、桑寄生，下肢加牛膝为引经药。

【参考文献】 朱培成，禤国维. 清疱疹汤治疗带状疱疹 60 例临床研究 [J]. 广东药学院学报，2005，21（1）：98-99.

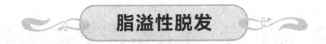

脂溢性脱发

加味二至丸 （国医大师禤国维方）

【药物组成】 女贞子 20g，墨旱莲 15g，松针 15g，蒲公英 20g，桑叶 15g，生地黄 15g，丹参（后下）20g，蔓荆子 15g，桑椹 20g，桑寄生 15g，茯苓 20g，布渣叶 15g，薄盖灵芝 15g，甘草 10g。

【使用方法】 水煎服，每日 1 剂。

【功效主治】 平补肝肾，清热凉血。适用于肝肾不足引起的脂溢性脱发。

【方剂分析】 方以二至丸滋补肝肾，桑椹、桑寄生益肾填精，生地黄、丹参清热凉血，布渣叶、茯苓清热利湿，松针、蒲公英清热燥湿、养发生发，蔓荆子、桑叶疏风散热止痒，薄盖灵芝平调阴阳，甘草调和诸药。诸药合用，共奏平补肝肾、清热凉血之功。

【加减运用】 在八纲辨证、脏腑辨证的基础上，脾肾两虚者选用芡实、菟丝子、益智仁健脾补肾；肝肾不足者选用沙苑子、覆盆子益肾填精；湿热内蕴者选用茵陈清热除湿。桑叶能除寒热，入膀胱而有燥湿之性，故可用于减少相火过旺导致的油脂分泌，同时促进生发。选北沙参配合桑叶用于平素头皮干燥、油腻交替的患者，因沙参秉金水之精气，益肺气于皮毛，故毛发得养。

【参考文献】 李浩慧，朱培成，李红毅，等. 国医大师禤国维辨治脂溢性脱发经验 [J]. 山东中医杂志，2017，36（5）：393-395.

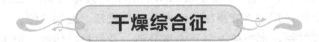

干燥综合征

干燥综合征方 （国医大师路志正方）

【药物组成】 太子参 12g，功劳叶 15g，南沙参 12g，紫苏梗、荷梗各 10g，石斛 12g，枇杷叶 12g，生薏苡仁 20g，桃仁 9g，炒杏仁 9g，生谷麦芽各 30g，炒神曲 12g，炒白芍 12g，威灵仙 12g，火麻仁 15g，肉苁蓉 15g，首乌藤 18g，生龙骨、牡蛎（先煎）各 30g。

【使用方法】 水煎服，每日 1 剂。

【功效主治】 滋补肝肾，益气养阴。主要用于肝肾不足、气阴两虚之干燥综合征，病程日久兼见抑郁，症见口干、口苦，口唇干燥，自觉灼热感，鼻咽干燥，鼻涕减少，周身汗液少，外阴干燥，心情容易急躁，常有自语，脑中自觉有高调歌唱，入睡困难，进食需稀软物，阵发心悸，易怵惕，乏力。舌暗红，稍胖，苔薄黄，脉弦细滑。

【方剂分析】 方以太子参、功劳叶、南沙参、石斛、枇杷叶、生薏仁等益气养阴生津，清热祛湿止痛；火麻仁甘平质润，能滋养补虚；肉苁蓉补肾益精；桃仁、炒杏仁、炒白芍、威灵仙养血活血，化瘀通络止痛；生谷芽、生麦芽、炒神曲、紫苏梗、荷梗以增行气宽中祛湿之力；石斛、白芍、首乌藤、生龙骨、牡蛎滋阴潜阳，补益肝肾。

【加减运用】 口苦甚、有口唇发热者，加地骨皮 20g 以养阴清热。

【参考文献】 于志谋，张华东. 路志正教授从"先天不足"论痹病的发病机制 [J]. 世界中西医结合杂志，2016，11（5）：618-621.

养阴润燥方

（国医大师段富津方）

【药物组成】 玄参 25g，葛根 25g，肉苁蓉 20g，玉竹 10g，生地黄、麦冬、沙参、天花粉、知母、石斛各 15g。

【使用方法】 水煎服，每日 1 剂。

【功效主治】 滋阴润燥。干燥综合征。

【方剂分析】 证属燥痹。段老认为，肺为五脏之华盖，燥热之邪最容易伤肺，以致肺胃阴伤。故本病治疗原则以滋阴润燥为大法，增液润燥，养阴生津。处方中玄参，滋阴润燥，壮水制火；生地黄、麦冬、沙参益肺养阴，壮水生金，与玄参配伍加强滋阴润燥之力；葛根、天花粉、玉竹清热润燥，生津止渴；肉苁蓉滑肠润燥，因肺和大肠相表里，润肠则有利于润肺；石斛、知母具有养阴清热、益胃生津之功。

【加减运用】 干燥综合征日久必定耗伤气血，因此以益气养阴润燥为主进行治疗，且辨证施以补气养血、养心安神等法施治。当归补肝养血，使精血互生，肝肾同调。

【参考文献】 孙丽英，秦鹏飞，梁雪，等. 段富津教授运用养阴润燥法治疗干燥综合征验案举隅 [J]. 中医药信息，2014，（2）：49-50.

第八章 皮肤五官及其他病证

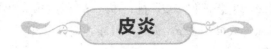

皮炎

激素依赖性皮炎方 （国医大师禤国维方）

【药物组成】 女贞子 20g，桑椹 20g，生地黄 20g，丹参 20g，墨旱莲 15g，蔓荆子 15g，紫草 15g，白花蛇舌草 15g，白鲜皮 15g，甘草 10g。

【使用方法】 水煎服，每日 1 剂。

【功效主治】 滋阴清热、祛邪解毒、活血凉血。适合于治疗糖皮质激素依赖性皮炎。

【方剂分析】 方中重用女贞子、墨旱莲为君药，女贞子，性凉、味甘苦，归肝、肾经，能补益肝肾、清虚热；墨旱莲性凉、味甘酸，亦属肝肾二经，既可滋补肝肾，又可凉血止血，两者共用，滋肾阴清虚热；加桑椹可增强补益肝肾之力；生地黄、丹参凉血活血、清热，丹参后下可保留较多丹参酮；蔓荆子疏风祛邪，紫草清热凉血，白花蛇舌草清热解毒，白鲜皮清热燥湿、疏风止痒，甘草调和诸药。诸药共用，起到滋阴清热、凉血解毒的功效。

【加减运用】 肾中相火过旺时，可加入知母、黄柏泄肾火；兼有脾胃湿滞，可加布渣叶以健脾消滞、清热祛湿；若有痤疮样表现，可加入桑白皮清肺热，鱼腥草、蒲公英、连翘等消肿解毒；伴色素沉着时，加入柴胡，柴胡在现代药理研究上有美白作用，能抑制黑色素的形成；眠差可加入茯神；大便干硬加白芍；便溏可加薏苡仁或少量白术，久病有瘀可加徐长卿通络解毒。

【参考文献】 张子圣，钟程，杨晓丹，等．禤国维治疗激素依赖性皮炎经验介绍［J］．新中医，2017，49（2）：178-179.

特应性皮炎方 （国医大师禤国维方）

【药物组成】 北沙参、徐长卿各 20g，茯苓、地肤子、生地黄、葛根、防风、白鲜皮、紫苏叶、蝉蜕各 15g，苦参、乌梅、五味子、乌梢蛇、甘草各 10g。

【使用方法】 水煎服，每日 1 剂。配合依巴斯汀片、搜风止痒片辅助治疗。

【功效主治】 祛风清热，利湿解毒。适用于血虚风燥，肌肤失养而致的特应性皮炎。

【方剂分析】 以参苓白术散加减治疗，以健脾为本，取北沙参为补阴药中主药，滋阴润燥，兼具免疫调节。

【参考文献】 平瑞月，杨洋，梅丽冰，等．禤国维运用沙参治疗皮肤病经验介绍［J］．新中医，2017，49（1）：203-205．

黄褐斑

禤老祛斑方 （国医大师禤国维方）

【药物组成】 柴胡、防风、冬瓜仁、山药、熟地黄、蕤仁肉各 15g，珍珠母（先煎）30g，北沙参、牡丹皮、茯神各 20g，三七粉（分冲）2g，甘草、五味子各 10g。

【使用方法】 水煎服，每日 1 剂。同时给予口服祛斑胶囊，配合增白散、祛斑露外用。

【功效主治】 疏肝祛风，滋肾养阴，活血通络，润肤美白。适用于肾虚火旺，灼络成瘀，又肾水亏虚，水不涵木，肝失条达，肝郁气滞，气血瘀滞于面而成黄褐斑。

【方剂分析】 全方既以六味地黄汤为底滋阴补肾，又配以柴胡、防风、珍珠母疏肝、潜肝，北沙参、冬瓜仁养阴润肺，三七活血祛斑，五味子补肾益气，肝肾同调。总体起到疏肝祛风、滋肾养阴、活血通络、润肤美白的功效。现代研究表明，柴胡、防风、北沙参、冬瓜仁皆有抑制酪氨酸酶活性、减少黑色素生成的作用。甘草调和诸药，茯神安神祛风，蕤仁肉祛风疏肝。

【参考文献】 平瑞月，杨洋，梅丽冰，等．禤国维运用沙参治疗皮肤病经验介绍［J］．新中医，2017，49（1）：203-205．

薛老消斑汤 （国医大师薛伯寿方）

【药物组成】 生黄芪 20g，赤芍 9g，防风 6g，连翘 12g，制乳香、没药各 4.5g，牛膝 6g，土茯苓 12g。

【使用方法】 水煎两次，共取 400ml，分 2 次服。

【功效主治】 益气通络化瘀，清热解毒利湿。气虚血瘀，湿毒内蕴之结节性红斑。

【方剂分析】 本方乃《医林改错》黄芪赤风汤加活血解毒利湿之品组成。王清任云："此方治诸病皆效者，能使周身之气通而不滞，血活而不瘀，气通血活，何患疾病不除。"又云："如治诸疮诸病，或因病虚弱，服之皆敬。"方中重用黄芪，大补元气，使气旺则血行，瘀消而不伤正，结节性红斑与湿毒血瘀有关，故加活血解毒利湿之品。

第八章 皮肤五官及其他病证

【参考文献】 薛伯寿．黄芪赤风汤加味治疗结节性红斑［J］．辽宁中医药杂志，1982，3（32）：30.

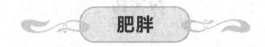

肥胖

减肥经验方 （国医大师葛琳仪方）

【药物组成】 绞股蓝 15g，决明子 30g，黄连 6g，干姜 10g。

【使用方法】 每日 1 剂，水煎服。

【功效主治】 益气活血，化浊。适用于运化失健，酿生痰浊，阻滞脉道，气血瘀滞的肥胖。

【方剂分析】 方中绞股蓝具有人参样补虚作用，善于补益气阴，黄连具有清热燥湿、泻火解毒之功效，决明子苦寒泄热，甘咸益阴，既清泄肝火使肝阳不亢，又益肾阴，使肾水得济，润肠通便，令邪有去路；干姜长于温中散寒、健运脾阳，与决明子、黄连同用，既制约其苦寒之性，又具运脾化湿之功。全方收益气活血，化浊之功。

【参考文献】 关昊，夏珞．益气活血化浊法对代谢综合征大鼠 PPARTmRNA 表达的影响［J］．浙江中医杂，2012，47（12）：910-911.

滋阴活瘀减肥汤 （国医大师李振华方）

【药物组成】 蒸何首乌 20g，枸杞子 15g，丹参 20g，牡丹皮 10g，赤芍 15g，桃仁 10g，莪术 10g，郁金 10g，山楂 15g，鸡内金 10g，草决明 15g，荷叶 30g，泽泻 18g，琥珀（分冲）3g。

【使用方法】 水煎服，每日 1 剂。

【功效主治】 滋阴凉血，活血化瘀。适用于阴虚内热、湿阻血瘀型单纯性肥胖。

【方剂分析】 方中蒸何首乌、枸杞子合牡丹皮、赤芍滋阴养肝、清热凉血，何首乌兼具润肠通便之功；丹参、桃仁、郁金、莪术活血行气化瘀；重用泽泻渗湿泄热；琥珀利尿活血散瘀；山楂酸甘微温，有消肉食、化积滞、除脂祛膏、活血散瘀之效；鸡内金宽中健脾、消食磨谷。荷叶生发脾胃清阳，利湿降脂；草决明入大肠经，能清热润肠通便。

【参考文献】 徐彦飞，刘津．李振华教授治疗单纯性肥胖病经验［J］．中华中医药杂志，2011，26（7）：1542-1543.

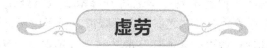

虚劳

滋补汤

【药物组成】 党参 12g，白术 9g，茯苓 9g，甘草 6g，熟地黄 12g，白芍 9g，当归 9g，肉桂 3g，陈皮 6g，木香（后下）3g，大枣 4 枚。

【使用方法】 水煎服，日一剂。

【功效主治】 补气养血，调和阴阳。适用于气血不足、五脏虚损之虚证。

【方剂分析】 方和谦老师在《金匮要略·血痹虚劳篇》补法九方的基础上，加以概括总结，自拟"滋补汤"作为补虚扶正的基本方剂。方中用四君子汤之党参、茯苓、白术、炙甘草补脾益气，培后天之本；四物汤之当归、熟地黄、白芍滋阴补肾，养血和肝，固先天之本；佐肉桂、陈皮、木香、大枣温补调气，纳气归元。全方既有气血双补之功，又有温纳疏利之力，补而不滞，滋而不腻，补气养血，调和阴阳，集益肺、养心、健脾、和肝、补肾于一方。

【参考文献】 权红．方和谦自拟"滋补汤"临床治验 5 则［J］．北京中医，2005，24（4）：206-207．

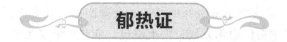

郁热证

新加升降散

【药物组成】 大黄 5g，僵蚕 12g，蝉蜕 7g，姜黄 9g，淡豆豉 10g，栀子 7g，连翘 15g，薄荷（后下）4g。

【使用方法】 水煎服，每日 1 剂。

【功效主治】 升降气机，疏解郁热。用于各种气机不畅，郁而化热的疾病。

【方剂分析】 关于升降散的出处龚廷贤在《万病回春·瘟疫门》有内府仙方一首："僵蚕二两，姜黄、蝉蜕各二钱半，大黄四两，姜汁打糊为丸，重一钱一枚。治肿项大头病、虾蟆病。大人服一丸，小儿减半，蜜水调服，立愈。"杨栗山在《伤寒瘟疫条辨》云："是方不知始自何处，二分析义，改分量服法，名为赔赈散，予更其名曰升降散。"杨氏将其列为治温 15 方之总方。升降散以僵蚕为君，辛咸性平，气味俱薄，轻浮而升，善能升清散火，祛风除湿，清热解郁，为阳中之阳。蝉蜕为臣，甘咸性寒，升浮宣透，可清热解表，宣毒透达，为阳中之阳。二药皆升而不霸，功在疏透郁热。姜黄气辛、味苦、性寒，善能行气活血解郁，气机畅达，热乃透发。大黄苦寒降泄，使热下趋。李老用升降散加淡豆豉 10g，栀子 7g，连翘 15g，薄荷 4g，助其清透之力，名之曰新加升降散。栀子豉汤辛开苦降，宣泄胸膈郁热。重用连翘取其清热解毒，入心经且散热结，升浮宣散，透热外达。少加薄荷者取其辛凉宣散，疏风热而外达。凡郁热者，不论外感内伤、内外妇儿，皆以此方化裁，取得很好的疗效。

【参考文献】 赵建红. 李士懋教授凭脉辨证运用新加升降散经验介绍［J］. 中国中医药现代远程教育，2016，11（7）：1233-1235.

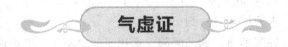

气虚证

益气养阴汤　　　　　　　　　　　　　　　　（国医大师李士懋方）

【药物组成】 党参、黄芪、白术、陈皮、升麻、柴胡、熟地黄、当归、炮姜、甘草等组成。

【使用方法】 水煎服，每日1剂。

【功效主治】 补气养阴。主治气虚相火妄动。症见身热畏冷或身热经久不愈，四肢倦怠，神疲气短，食少懒言，自汗口渴，但不喜冷饮，脉阳（寸关）弱，阴（尺）弦细数或动数或涌动。

【方剂分析】 益气养阴汤由补中益气汤合理阴煎化裁而来。补中益气汤为李东垣之方，原为饥饱劳倦内伤元气，内生虚热，症状类似伤寒之证而设。证属气虚发、热。遵照《内经》"劳者温之""损者益之"的治则，选用甘温之品补其中气，升其中阳。理阴煎出自《景岳全书》。原书曰："此方通治真阴虚弱，胀满呕哕，痰饮恶心，吐泻腹痛，妇人经迟血滞等证。又凡真阴不足，或素多劳倦之辈，因而忽感寒邪，不能解散，或发热，或头身疼痛，或面赤舌焦，或虽渴而不喜冷饮，或背心肢体畏寒，但脉见无力者，悉是假热之证。若用寒凉攻之必死，宜速用此汤，照后加减以温补阴分，托散表邪，速进数服，使阴气渐充，则汗从阴达，而寒邪不攻自散，此最切于时用者也，神效不可尽述。"国医大师李士懋将两方加减化裁成补气养阴治疗气虚相火妄动的益气养阴汤。用补中益气汤补土制火。方中黄芪入脾、肺经，补中益气、升阳固表；人参、甘草、白术补气健脾，与黄芪合用增强其补益中气之功；陈皮理气和胃，使补药补而不滞；升麻、柴胡升阳明、少阳之清气，提中焦下陷之清气，清阳升而浊阴降。中虚得补，使脾土得健，元气得充，阴火自敛，即补土以制相火。另肾为水火之脏，内寄元阴元阳，肾阴亏虚，阴不敛阳，则相火妄动。熟地黄、当归补养阴血，配以炮姜温中逐寒，然恐其刚燥太盛，故以甘草之和中补土，缓以监之；且当归、熟地黄得干姜，不仅不见其滞，而补阴之力愈见其功，此阳中求阴也，故能使肾阴得充，相火得制。诸药合用补气养阴以制相火。

【参考文献】 路广林. 李士懋教授应用益气养阴汤经验［J］. 北京中医药大学学报（临床版），2011，18（4）：26-27.

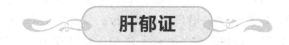

肝郁证

疏调气机汤 　　　　　　　　　　　　　　　　（国医大师张震方）

【药物组成】 柴胡 10g，香附 10g，郁金 10g，丹参 10g，川芎 10g，枳壳 10g，白芍 12g，白术 10g，淫羊藿 15g，茯苓 15g，薄荷（后下）6g，甘草 6g。

【使用方法】 水煎服，每日 1 剂。

【功效主治】 舒肝解郁，疏利气机，理气和血。主治肝郁不舒，气机失调之证等。

【方剂分析】 方中之柴胡味苦，性平、微寒，气味俱薄，入肝、胆经，具有轻清升发，宣透疏达之功，兼有苦寒清泄之性，可升发清阳，疏解肝郁，条畅气血，是方中领衔治疗之君药。香附味辛、微苦，味甘性平，气芳香，无寒热偏胜，入肝经，能疏解肝郁，苦降肝逆，甘缓肝急，芳香走窜是理气之良药，可通行三焦，尤长于除祛郁滞使人体气行血畅。郁金辛开苦降，芳香宣透，可行气解郁，为治郁证不可缺少之品，性寒又能清郁热，善入气分行气导滞，能入血分以凉血破瘀，为血中之气药，且有利胆之功。上述香附与郁金二者均可增强柴胡之疏肝解郁作用。淫羊藿性味辛甘温，入肝、肾经，药性缓和、温而不燥，为温补肾阳、益精填髓之妙品。白术甘苦温，归脾、胃经，为补益脾气之要药，补而不滞，既能健脾燥湿利水，又可固表安胎。白术与淫羊藿相伍可在相当程度上调护先后天之本，香附、郁金、白术、淫羊藿四者共为方中之臣药。丹参味苦，其性微寒，苦能降泄，寒可清热，主入肝经血分，有活血祛瘀、通络调经、清心除烦等作用。川芎辛温，可活血祛瘀、行气解郁。枳壳味苦，性微寒，长于破滞气、除积滞，能理气宽中、消除胀满；与柴胡配伍则一升一降，可调畅气机，升清降浊。白芍苦、酸，微寒，有敛阴、柔肝、补血、平抑肝阳之作用；与甘草配伍，则"酸甘化阴"更能发挥其柔肝养血缓急之作用。茯苓甘、淡，性平，甘能补脾，淡可渗湿，其性和平、补而不峻、利而不猛，既可扶正又能祛邪，可发挥标本兼顾一药两效之妙。故茯苓、白芍二味同为方中匡扶正气之品。丹参、川芎、枳壳、白芍、茯苓五者均为方中佐药。薄荷辛凉，味芬芳，性疏散，能行气开郁，其梗尚有通络作用，有加强疏调气机之功；甘草性味甘平，能补脾益气、通行十二经，可使方中诸药补而不骤，泻而不速，故与薄荷同为方中之"使药"。以上诸药共同配伍，散中有敛，速中兼缓。权制得宜，配合精当，既可行血中之滞气，又能解气中之瘀积，在消除郁结之邪的同时，又可在一定程度上匡扶正气，具有舒肝解郁，疏调气机、条畅血行的综合作用。

【加减运用】 气虚者酌加黄芪、太子参、党参、山药、白术、大枣等；血虚者酌加当归、地黄、何首乌、阿胶、龙眼肉等；阴虚者加沙参、玄参、明党参、麦冬、黄精、女贞子、枸杞子等；阳虚者酌加附片、肉桂、鹿角霜、巴戟天、仙灵脾、补骨脂、益智仁等；虚热者酌加知母、黄柏、地骨皮等；血热者酌加生地黄、牡丹皮、紫草等；湿热者酌加茵陈、薏苡仁、通草等；热毒者酌加金银花、连翘、蒲公英、败酱草等；胃气上逆者以枳实易枳壳，酌加法半夏、代赭石等；脾虚不运者酌加白术、山药、谷芽、麦芽、鸡内金等；血瘀者酌加桃仁、红花等。

【参考文献】 田春洪，田原，张莹洁，张震．"疏调气机"学术思想和临床经验整理与研究 [J]．云南中医中药杂志，2013，3412：3-5.

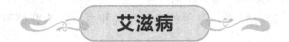

艾滋病

扶正抗毒方 　　　　　　　　　　　　　　　　（国医大师张震方）

【药物组成】 人参、黄芪、灵芝、黄精、白术、女贞子、淫羊藿、菟丝子、甘草。

【使用方法】 制成丸剂或胶囊，内服。

【功效主治】 益气养阴，滋肾健脾，清热解毒。用于治疗艾滋病潜伏期，证属气阴两虚，脾肾不足，邪毒内蕴者。

【方剂分析】 方中人参、黄芪、白术、灵芝、黄精、女贞子益气养阴健脾；淫羊藿、菟丝子益肾；甘草解毒、健脾、调和诸药。

【参考文献】 王莉，张震．导师张震应用扶正祛邪理论治疗艾滋病经验 [J]．云南中医中药杂志，2011，7：1-2.

康爱保生方 　　　　　　　　　　　　　　　　（国医大师张震方）

【药物组成】 紫花地丁、黄芩、桑白皮、人参、白术、茯苓、女贞子、墨旱莲、姜黄、夏枯草、紫草皮、甘草。

【使用方法】 制成丸剂或胶囊，内服。

【功效主治】 解毒清热，活血祛湿，养阴益气。用于治疗艾滋病发病期，证属邪毒炽盛，瘀血湿浊壅遏，肝脾肾俱虚。

【方剂分析】 方中紫花地丁、黄芩、桑白皮、夏枯草、紫草皮解毒清热，人参、白术、茯苓、甘草、女贞子、墨旱莲益气养阴、健脾除湿，姜黄活血行气。

【参考文献】 王莉，张震．导师张震应用扶正祛邪理论治疗艾滋病经验［J］．云南中医中药杂志，2011，32（7）：1-2.

鼻炎

清解通窍汤　　　　　　　　　　　　　　　（国医大师李辅仁方）

【药物组成】 防风 10g，荆芥 10g，辛夷 10g，苍耳子 15g，白芷 10g，薄荷（后下）5g，菊花 10g，金莲花 20g，桑白皮 15g，桔梗 10g，细辛 3g，生甘草 6g。

【使用方法】 水煎服，每日 1 剂。

【功效主治】 祛风解表。过敏性鼻炎急性期。急性期应以外感表证论治。

【参考文献】 史学军，衣胜荣，刘震．李辅仁教授治疗呼吸系统疾病用药经验浅谈［J］．中国中药杂志，2000，25（11）：701-702.

益气通窍散　　　　　　　　　　　　　　　（国医大师李辅仁方）

【药物组成】 生炙黄芪（各）15g，防风 10g，炒白术 15g，辛夷 10g，石菖蒲 10g，白芷 10g，川芎 10g，黄芩 10g，炒苍耳 10g，炒薏苡仁 15g，桔梗 10g，细辛 3g。

【使用方法】 水煎服，每日 1 剂。

【功效主治】 补益肺脾，益气固表。过敏性鼻炎缓解期。缓解期，宜补益肺脾，益气固表以治本。

【参考文献】 史学军，衣胜荣，刘震．李辅仁教授治疗呼吸系统疾病用药经验浅谈［J］．中国中药杂志，2000，25（11）：701-702.

脱敏汤　　　　　　　　　　　　　　　　　（国医大师班干祖望）

【药物组成】 紫草 10g，茜草 10g，墨旱莲 10g，蝉蜕 10g，徐长卿 10g。

【使用方法】 水煎服，每日 1 剂。

【功效主治】 凉血疏风，脱敏止嚏。主要作为一般过敏性鼻炎的常用方。

【方剂分析】 茜草凉无病之营，活已伤之血；紫草活血凉血，止一切瘙痒；墨旱莲活血解毒。三草之作用，以凉血为主，可制止鼻中作痒。蝉蜕疏风。

【加减运用】 症状较重者加干地龙、乌梅，涕多不止者加石榴皮、益智仁、诃子肉，体虚者加黄芪、百合。

【参考文献】 潘嘉珑，蔡丽娜，贾春芒．脱敏汤治疗过敏性鼻炎［J］．四川中医，1988，6（8）：60.

加味苍耳子散 　　　　　　　　　　　（国医大师晁恩祥方）

【药物组成】 荆芥 10g，防风 10g，辛夷（包煎）10g，炒苍耳子 10g，桂枝 10g，牛蒡子 10g，紫苏 10g，石菖蒲 10g，五味子 10g，射干 10g，蝉蜕 8g，大黄（后下）3g，厚朴 10g，枳实 10g，生甘草 10g。

【使用方法】 每日 1 剂，分 2 次服。

【功效主治】 疏风宣肺，缓急通窍。适用于风邪外受，鼻窍失畅所致的过敏性鼻炎。

【方剂分析】 风证者当"辛散主治"，故以苍耳子散为主方，取其疏风、通利鼻窍之效。鼻塞多用辛夷、苍耳子以通鼻窍。流涕打喷嚏以祛风为主，偏寒用荆芥、防风、白芷、炙麻黄、紫苏、桂枝，用桂枝时多与白芍相须为用，取其调和营卫之意；偏热多用菊花、薄荷、蝉蜕、金银花、黄芩、鱼腥草，祛风热，利头目；寒热不显者用白芍、乌梅、五味子敛肺。

【加减运用】 兼咽痒用紫苏子、紫菀、炒杏仁、桔梗、牛蒡子缓急利咽。兼痰多偏热加炙枇杷叶、鱼腥草、浙贝母、金荞麦根、知母、竹茹；偏寒加莱菔子、白芥子、姜半夏、瓜蒌。兼胸闷、呼吸不畅加全瓜蒌、薤白、葛根、石菖蒲。兼鼻痒者加蝉蜕、牛蒡子、紫苏叶、白僵蚕祛风止痒。兼咽干、鼻干者，分为热邪内蕴及阴虚失润，清热用黄芩、鱼腥草、栀子、桑白皮、山豆根，阴虚用麦冬、太子参、五味子、木蝴蝶、锦灯笼、射干。畏寒怕冷用羌活、独活、制附子片、干姜、细辛。兼口干、口苦者，辨证为阴虚者加知母、麦冬、五味子、太子参、玄参，辨证为肝经有热用龙胆草、黄芩、炒栀子、柴胡。兼皮肤起疹者加地肤子、浮萍、蛇床子。兼汗多者加煅牡蛎、麻黄根、浮小麦。

【参考文献】 罗亚锋，张洪春. 晁恩祥教授辨治过敏性鼻炎经验 ［J］. 天津中医药，2013，30（1）：6-7.

敛肺止液汤 　　　　　　　　　　　　（国医大师干祖望方）

【药物组成】 黄芪 10g，百合 10g，乌药 10g，山药 10g，益智仁 10g，细辛 3g。

【使用方法】 水煎服，每日 1 剂。

【功效主治】 补肺通窍。主要用于肺气虚、虚寒证之水样鼻渊、黏液性鼻渊以及急性鼻炎早期，过敏性鼻炎发作期及慢性鼻炎。

【方剂分析】 方中取缩泉丸之意以益智仁温补脾肾，乌药调气散寒，山药健脾补肾，固涩精气，传统三药合用，温肾祛寒，使下焦得温而寒去，此方用其止虚寒之涕。黄芪百合补肺气，细辛温肺化饮。

【加减运用】 若鼻渊色黄稠者，加鱼腥草、辛夷，去细辛。

【参考文献】 潘嘉珑，苏秀海，徐克强，等．敛肺止液汤治疗鼻渊54例 ［J］. 南京中医学院学报，1988，4（14）：23.

朱老鼻渊方 （国医大师朱良春方）

【药物组成】 辛夷、鹅不食草各12g，黄连6g，鱼脑石3g，冰片0.6g。

【使用方法】 共研极细末，贮瓶备用，用时每取少许嗅鼻，每日4次。又一用法，取纱布剪成30小块，平分药末后，用线扎成30个药球，浸入60％乙醇中3日即可用，用时将棉球手捏成长型塞入鼻孔内早晚换药，左右交替轮塞5日大效，此法较嗅鼻疗法能缩短疗程，但因年龄和患者个性关系，不喜塞鼻者当以嗅鼻为宜。

【功效主治】 治湿热型之鼻渊，要坚持塞药1个月以上，才能根治。

【方剂分析】 肺开窍于鼻，而阳明胃脉环鼻上行，脑为元神之府，鼻为命门之窍；人之中气不足，清阳不升，则九窍为之不利。辛夷辛温，轻清走气，祛风通窍，能升能降，能助胃中清阳上行通于巅，故利九窍，通鼻塞。鹅不食亦辛温，亦能祛风散寒，胜湿，利九窍，通鼻塞，治鼻渊、鼻息肉，《纲目》云"鹅不食草，上达头脑，而治顶痛目病，通鼻气而落息肉"。黄连泻火、燥湿、解毒、杀虫，并取其有广谱抗菌消炎之作用；鱼脑石咸平，咸以软坚，故能化石、通淋、消炎；冰片通诸窍，散郁火；辛夷、鹅不食草为主，辅以黄连、鱼脑石、冰片共奏祛风通窍、活血化瘀、消炎排脓之作用。

【参考文献】 邱志济，朱建平．朱良春鼻药疗法临床经验和用药特色——著名老中医学家朱良春临床经验系列之十八 ［J］．辽宁中医杂志，2001，28（6）：333-334.

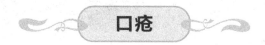

口疮

温中方 （国医大师李振华方）

【药物组成】 白术10g，茯苓15g，陈皮10g，制旱半夏10g，香附10g，砂仁（后下）6g，嫩桂枝5g，白芍12g，郁金10g，小茴香10g，乌药10g，枳壳10g，焦三仙各10g，甘草3g。

【使用方法】 水煎服，每日1剂。

【功效主治】 益气健脾、疏肝和胃。加减治疗复发性口腔溃疡脾虚肝郁、胃气郁滞证等。

【方剂分析】 方中白术、茯苓、陈皮、半夏健脾燥湿；香附、郁金、枳壳、小茴香、乌药疏肝理气，解郁畅胃；砂仁醒脾和胃，化湿行气温中；桂枝温经通阳、温化水湿，合芍药一散一收，有缓急止痛之效；白芍、甘草调理肝脾，缓急止痛。

【加减运用】 寒盛者，加干姜、附子；呃逆、嗳气偏寒者，加丁香、柿蒂；偏热者，加刀豆子、柿蒂；脾虚便溏者，加泽泻、薏苡仁、苍术；运化无力而便秘者，加火麻仁。

【参考文献】 徐彦飞，周军丽. 李振华教授治疗复发性口腔溃疡经验 [J]. 中医研究，2010，23（1）：61-63.

复发性口腔溃疡方 （国医大师梅国强方）

【药物组成】 银柴胡 10g，南北沙参各 10g，地骨皮 10g，胡黄连 10g，海蛤粉 10g，飞青黛（包煎）10g，丹参 30g，牡丹皮 10g，赤芍 10g，法半夏 10g，陈皮 10g。

【使用方法】 水煎服，每日 1 剂。

【功效主治】 养阴清热，凉营宁络，化痰敛疮。适于虚热兼痰热证。

【方剂分析】 方中银柴胡甘、苦，微寒，善退虚热而无苦泄之弊。《本草正义》言其"退热而不苦泄，理阴而不升腾，固虚热之良药"；胡黄连入血分而清虚热；地骨皮降伏火，凉血退蒸，从阴分以清伏热于里；南北沙参清热养阴益胃。又加海蛤粉、飞青黛以清热解毒，收涩敛疮；法半夏、陈皮理气健脾，燥湿化痰；丹参、牡丹皮、赤芍以凉营宁络。

【加减运用】 随证加减。

【参考文献】 骆霖，梅国强. 梅国强治口疮（复发性口腔溃疡）经验浅析 [J]. 湖北中医杂志，2015，11（37）：28-29.

口疮方 （国医大师王世民方）

【药物组成】 党参、炒白术、炙甘草各 10g，干姜 6g。

【使用方法】 水煎，一煎开 10 分钟取汁，二煎开 20 分钟取汁，两煎药汁混合，日 3 夜 1，分 4 次服。以上为成年男性用量，临床按年龄、体质、病情加减药量。

【功效主治】 温中健脾。用于虚火或久用寒凉药而损伤阳气，招致虚火上炎，口疮反复发作，寒凉药无效。

【方剂分析】 干姜温胃散寒，为君药。党参补气益脾，为臣药。白术健脾燥湿，为佐药。甘草和中补土，为使药。

【加减运用】 对于有失眠症状，加茯苓，健脾安神，黄连与肉桂合用有交泰丸交通心肾，以引热下行，清泻虚火之功，全方温补脾肾，引火归元；对于有腹胀痛，大便溏泄不成形，日行 2～3 次，可与交泰丸和戊己丸三方化裁，健脾利湿以实大便；而热像相对较重时，故不用附子而用戊己丸疏理肝脾，有助于缓解腹痛便泄。另外，黄连与肉桂相伍，引火归元，清泄虚火。

【参考文献】 李巧琴，贾志新．王世民运用理中汤加减治疗口疮治验 2 则［J］．山西中医，2014，7(30)：3.

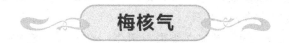

梅核气

理气消梅汤 （国医大师李振华方）

【药物组成】 旱半夏、厚朴、紫苏（后下）、陈皮、香附、木香（后下）、桔梗、白术、茯苓、牛蒡子、山豆根、射干、麦冬、甘草。

【使用方法】 水煎服，每日 1 剂。

【功效主治】 加减化裁治疗痰凝气滞型梅核气。

【方剂分析】 本方是在仲景"半夏厚朴汤"的基础上化裁而来。方中白术补气健脾燥湿，茯苓淡渗利湿健脾，陈皮理气健脾，燥湿化痰。三者健脾、燥湿、利湿、理气并用，共助脾运化之职以绝生痰之源，化利停聚之痰湿以散其结。半夏燥湿化痰，消痞散结；厚朴行气又燥湿，二者辛以散结，苦以降逆。紫苏辛香疏郁，利气开结，善治气郁气逆；木香行气止痛，健脾消食；香附行气解郁。三药疏肝解郁，理气行滞，调畅气机。桔梗开宣肺气，祛痰利咽，并引药上行达于病所。气郁痰凝日久，易于化火生热，故以牛蒡子、射干、山豆根清热解毒，利咽消肿，既能除蕴积咽喉之热毒，又可制约他药燥热之性。麦冬养阴润肺，益胃生津，润养咽喉又防辛燥药物伤阴。甘草益气补中，清热祛痰，调和药性。

【参考文献】 韩景辉．国医大师李振华教授异病同治思想［J］．中医研究，2012，25 (12)：42-45.

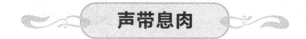

声带息肉

丹青三甲散 （国医大师干祖望方）

【药物组成】 三棱 10g，莪术 10g，穿山甲 10g，地鳖虫 10g，蝉蜕 6g，鳖甲（先煎）10g，昆布 12g，海藻 12g，桃仁 10g，红花 6g，积雪草 10g。

【使用方法】 水煎服，每日 1 剂。

【功效主治】 破气消瘀，攻坚化痰。主要用于痰瘀互阻导致的声门慢性病，如声带息肉、声带小结等。

【方剂分析】 方中三棱、莪术，重剂荡气破血，峻猛攻坚，否则即无法应付此类痼疾，土鳖虫功亦破血积，攻坚结，鳖甲则散结破瘀。后两者与前两者，功效似乎相近，但虫类药毕竟比植物药更为猛峻而容易见效，再加以穿山甲的通经窜络，消散积滞而相得益彰。昆布、海藻消痰退肿软坚，桃仁、红花、积雪草活血化瘀，再借助于蝉蜕的清虚之气，着意于扬声开音，而且十味重猛之药，调剂一味轻清之品，更显示出配伍的宽猛相济。

【加减运用】 偏于气滞者加九香虫、枳壳；偏于血瘀者加泽兰、五灵脂、王不留行；偏于顽痰者加川贝粉（吞服），或白芥子、莱菔子；嘶哑严重者加射干、木蝴蝶；声带充血者加蒲公英。

【参考文献】 潘嘉珑，马东藜，徐克强，等．丹青三甲散治疗声带疾患 150 例疗效观察 [J]．河北中医，1989，(1)：27-28.

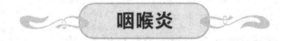

咽喉炎

诃子四味散 （国医大师吉格木德方）

【药物组成】 诃子 10g，沙参 10g，青蒿 8g，甘草 5g。

【使用方法】 制成散剂，每次 3g，用白糖水送服。

【功效主治】 疏解外邪，清喉利咽。主治慢性咽炎。

【方剂分析】 方中青蒿清透外邪，清热利咽解毒，沙参滋阴润肺，除燥止咳，甘草甘缓，平利肺气，诃子敛肺止咳，以白糖为引药，直达病所，制成散剂，方便随时取用，四药共用，以收清热利咽、解毒止咳之功。

【参考文献】 吉格木德．蒙药诃子四味散治疗慢性咽炎 21 例总结 [J]．中国民族医药杂志，1999，(1)：23.

颜老利咽方（一） （国医大师颜正华方）

【药物组成】 蝉蜕 6g，僵蚕 10g，桔梗 6g，牛蒡子 10g，枳壳 10g，陈皮 10g，香附 10g，赤芍 15g，当归 5g，茯苓 30g，薏苡仁 30g，萆薢 15g，首乌藤 30g。

【使用方法】 水煎服，每日 1 剂。

【功效主治】 理气活血，宣肺利咽。主治咽干痛、音哑，晨起有黄痰，兼胃胀、呃逆，大便不成形，每日 2～3 次，睡眠时好时差。舌质暗红，苔黄腻，脉弦滑。

【方剂分析】 方中枳壳、陈皮、香附疏肝理气，使气顺痰消；茯苓、薏苡仁、萆薢健脾利湿，使湿浊从小便而走；蝉蜕、（制）僵蚕、桔梗、牛蒡子疏散清利，宣肺利咽；赤芍、当归凉血活血；首乌藤养心安神，以改善睡眠。

【加减运用】 咽干咽红、热象明显者，改牛蒡子为连翘增强清热解毒力。

【参考文献】 吴嘉瑞，张冰. 颜正华诊疗喉痹经验［J］. 中医杂志，2012，53（13）：1096-1097.

颜老利咽方（二） （国医大师颜正华方）

【药物组成】 菊花10g，蒺藜10g，黄芩10g，法半夏10g，陈皮10g，茯苓20g，决明子30g，枳壳10g，赤芍、白芍各15g，怀牛膝15g，益母草30g，桑寄生30g。

【使用方法】 水煎服，每日1剂。

【功效主治】 疏风清热，化痰散结。主治咽干疼痛，有少量痰，伴畏寒、恶风，自汗，口苦，小便黄，腰部酸痛。舌质红，苔薄黄，脉弦细。

【方剂分析】 方中菊花、白蒺藜疏散风热；黄芩清上焦热毒；法半夏、陈皮、茯苓、枳壳理气健脾、燥湿化痰；决明子清泻肝火；赤芍、益母草活血化瘀；白芍养血柔肝，缓急止痛；怀牛膝引上部火热下行，合桑寄生又能补肝肾、强筋骨。

【加减运用】 大便不成形者，将决明子减至20g，并加泽泻利水湿，以实大便；肝阴不足、肝阳上亢者，加石决明清肝平肝、制何首乌补益精血。

【参考文献】 吴嘉瑞，张冰. 颜正华诊疗喉痹经验［J］. 中医杂志，2012，53（13）：1096-1097.

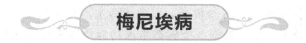

梅尼埃病

养阴止眩汤 （国医大师李振华方）

【药物组成】 制何首乌、白芍、枸杞子、牡丹皮、磁石（先煎）、天麻、细辛、蝉蜕、郁金、石菖蒲、炒栀子、甘草。

【使用方法】 水煎服，每日1剂。

【功效主治】 滋阴补肾，平肝降逆。梅尼埃病属肾阴亏虚、肝火上逆证。症见突然发作旋转性眩晕，每因劳倦或失眠后发作，自觉房屋和床都在旋转欲倒，视物时眩晕更甚，同时伴有恶心、耳鸣，反复发作可引起听力减退。平时伴有头晕耳鸣，腰膝酸软，失眠多梦等症。舌苔薄白，舌质红，脉弦细。

【加减运用】 肝旺者加龙胆草、菊花；便秘者加草决明；失眠者加首乌藤、合欢皮。

【参考文献】 张正杰.国医大师李振华应用健脾祛痰养肝息风法治疗梅尼埃病 [J].河南中医，2010，30（1）：30-31.

祛痰止眩汤　　　　　　　　　　　　　　　　　（国医大师李振华方）

【药物组成】 白术、茯苓、泽泻、橘红、半夏、厚朴、郁金、石菖蒲、天麻、细辛、菊花、蝉蜕、炒栀子、甘草。

【使用方法】 水煎服，每日1剂。

【功效主治】 化痰祛湿，清肝降火。梅尼埃病属痰湿阻滞、肝火上炎证。除具有突然发作旋转性眩晕等主要症状外，并伴有头部沉重，口干口苦，食欲不佳，不欲多饮。舌苔白腻，质边红，脉滑数。

【加减运用】 肝火旺盛者加龙胆草、菊花、钩藤；便溏加泽泻、薏苡仁；恶心、呕吐者加竹茹、藿香、白豆蔻、佛手；胸闷加枳壳。

【参考文献】 张正杰.国医大师李振华应用健脾祛痰养肝息风法治疗梅尼埃病 [J].河南中医，2010，30（1）：30-31.

五味子合剂　　　　　　　　　　　　　　　　　（国医大师干祖望方）

【药物组成】 山药、当归、五味子、酸枣仁、龙眼肉、泽泻各10g。

【使用方法】 水煎服，每日1剂。

【功效主治】 养血补心，镇静止晕。主要用于治疗梅尼埃病，有严重外感者不宜。

【方剂分析】 五味子：五味俱全，以酸咸为主，具有益肾敛气之功效，现代医学研究其具有调节心脏、血管系统病态生理功能及改善血液循环的作用，五味子、酸枣仁合用，具有养血、益肾、宁脑安神之功，且具有抗水肿的作用。龙眼肉：味甘、气香、性平，液浓而润，能滋生心血，保和肺气，养血益脾，用于补虚，无虚则眩可平。山药：能滋润血脉，固摄气化，强志育神。归脾肾精，对血虚及肾精不足之眩晕有良好的效果。当归养血活血。泽泻可渗湿利尿，有利尿作用，能增加尿量及氯化物的排泄量，以减轻内耳的水肿。以上六味中药加减，具有养血、安神、补肾、利尿的功效，从而达到消除眩晕的目的。

【加减运用】 除有外邪或肠胃积食者不宜用之外，基本上无其他禁忌或严格的辨证论治要求，故而最为西医界所乐用。如头痛严重者，加石决明、钩藤。伴有高血压者，加赭石、罗布麻。正气虚弱者，加黄芪。畏光畏声严重者，加朱茯苓。泛恶作呕者，加姜半夏、姜竹茹。便闭者，加草决明、火麻仁。痰浊严重者，加天竺黄、青礞石。

【参考文献】 潘嘉珑. 五味子合剂治疗内耳眩晕病 42 例 ［J］. 陕西中医，1989，10（12）：535.

眩晕宁 （国医大师张学文方）

【药物组成】 橘红 10g，茯苓 15g，姜半夏 10g，磁石 30g（先煎），丹参 15g，川牛膝 10g，桑寄生 15g，菊花 12g，钩藤 12g，天麻 10g，女贞子 10g。

【使用方法】 水煎服，每日 1 剂。

【功效主治】 息风化痰，益肾定眩。梅尼埃病之眩晕或呕吐，时发时止，不能闭目站立，胸闷不舒，少食多寐，舌胖，苔白厚而润，脉弦滑等

【方剂分析】 方中用橘红、茯苓、姜半夏燥化湿痰，兼以行气止呕；天麻、钩藤、菊花清肝平肝，以平息肝风之上扰；磁石、川牛膝、桑寄生、女贞子滋补肝肾之阴兼以潜阳；丹参与川牛膝共用，可散瘀并引虚热下行。合用成方，既化痰息风以治标，又益肾活血以治本，润燥相济，滋潜结合，可平风痰上逆，兼顾肝肾之根本，故治风痰眩晕甚效。

【加减运用】 胸闷较重者，可加砂仁、白豆蔻以芳香化湿浊，呕吐频繁者加旋覆花、赭石、黄连、干姜，偏寒者合苓桂术甘汤或再加干姜、白芥子，偏热者加竹茹、黄芩，气虚症状突出者加白术、黄芪，瘀血较重者加桃仁、红花。

【参考文献】 张学文. 疑难病证治 ［M］. 北京：人民卫生出版社，2013：497-498.

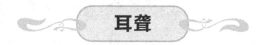

耳聋

启聪散 （国医大师班干祖望）

【药物组成】 丹参，红花，赤芍，桃仁，泽兰，木香（后下），乌药，胆南星，石菖蒲。

【使用方法】 水煎服，每日 1 剂。

【功效主治】 活血化瘀，兼行气、化痰。用于治疗突发性聋。

【方剂分析】 突发性聋属中医"暴聋"范畴，古代医家多认为此病由外感风邪或肝火上炎所致，唯清代王清任提出，耳聋者若"查外无表证，内无里证，所见之证皆是血瘀之。"故用丹参、红花、赤芍、桃仁活血化瘀，气滞则水湿不化，故用泽兰、木香行气化湿，湿易停聚耳窍而成痰，此痰不化则难得窍通耳聪，故用胆南星消痰散结。石菖蒲一味，《神农本草经》谓其"通九窍、明耳目"，故是治疗耳窍闭阻之要药，在此取用，亦为引经使药。诸药相合，使脉络通畅，气血冲和，听

宫启聪。

【加减运用】 一般很少加减，眩晕明显者加钩藤、菊花，食欲欠佳者加山楂。

【参考文献】 严道南，曹济航．启聪散治疗突发性聋的临床疗效和血液流变学观察［J］．中国中医急症，1997，6（3）：104-105.

耳聋治肺汤 （国医大师干祖望方）

【药物组成】 炙麻黄 3g，石菖蒲 6g，防己 6g，炒杏仁 10g，葶苈子（包煎）3g，甘草 3g。

【使用方法】 水煎服，每日 1 剂。

【功效主治】 疏表清热，泻肺利窍。主要用于感冒后引起的耳咽管阻塞，使耳咽管不能正常开放，形成负压，牵引鼓膜向内收缩，鼓膜因之内陷，临床上出现耳闭、耳鸣、听力下降、自声增强等症状，病症属于中医学"耳闭""耳聋"范畴。

【方剂分析】 干老认为本病乃系邪客肺窍所致，治疗要在宣肺通窍，所创耳聋治肺汤，将解表、宣肺、通窍熔为一炉，方中麻黄与葶苈子（包煎）同用，既宣肺解表，使肺气通达，又泻肺下气，破邪闭以使窍开，更佐炒杏仁宣肺，防己行水，菖蒲通清窍。本方轻灵精悍，配伍得体，临床应用，每获良效。

【参考文献】 潘嘉珑，贾春芸，徐克强，等．耳聋治肺汤治疗耳咽管阻塞 81 例［J］．中医杂志，1988（10）：51.

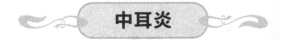

中耳炎

调压流气饮 （国医大师干祖望方）

【药物组成】 木香（后下）3g，紫苏梗（或苏叶）6g，青皮 6g，枳壳 10g，大腹皮 10g，石菖蒲 10g，柴胡 3g，乌药 6g，蔓荆子 5g。

【使用方法】 水煎服，每日 1 剂。

【功效主治】 行气开郁，通窍。主要用于无表证之耳胀病（主要见于分泌性中耳炎）。

【方剂分析】 此病若仍有表证存在时，治宜疏表清热，泻肺利窍，可用干祖望教授自创耳聋治肺汤；如无表证，则为邪滞聋葱，气机不利，治宜行气开窍，调压流气饮即为此而设。《温热经纬》曾说："肺经之经穴在耳中，名曰聋葱，专主乎听"，肺经风热，邪滞聋葱，故耳闭失聪。当表证解，而耳闭不痊，乃经气不行，气机升降失常，故宜行气以启窍。调压流气饮重在行气，方中木香、紫苏梗、青皮、枳壳、乌药、大腹皮均有行气之功；柴胡、蔓荆子非为解表，意在引药上行，直达病所。本方功能行气以开郁，行气以通窍。卡他性中耳炎宜早治，病程越短，疗效越显著，若超过 3 个月，效果则不理想。

【参考文献】 潘嘉珑. 调压流气饮治疗卡他性中耳炎 21 例 [J]. 辽宁中医杂志，1992 (5)：39.

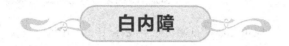

白内障

十五味萝蒂明目丸 （国医大师尼玛方）

【药物组成】 萝蒂、寒水石、铁屑、金钱白花蛇、绿绒蒿、藏茴香、石灰华、甘草、红花、渣驯膏、诃子、余甘子等。

【功效主治】 清肝，明目。用于早期白内障。

【参考文献】 多杰拉旦. 名藏医尼玛成才之路 [J]. 中华民族医药杂志，2014，20 (8)：32-34.

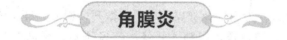

角膜炎

单纯疱疹性角膜炎基本处方 （国医大师唐由之方）

【药物组成】 金银花、连翘、蝉蜕、蛇蜕、木贼、薄荷、秦艽、秦皮、炒栀子、牡丹皮、赤芍、防风、生黄芪。

【使用方法】 水煎服，每日 1 剂。

【功效主治】 清热解毒，祛风固表，明目退翳。单纯疱疹性角膜炎。

【方剂分析】 该方由四方面组成：①清热解毒药：炒栀子、金银花、连翘、薄荷、秦艽、秦皮；②祛风固表药：防风、生黄芪；③凉血活血药：牡丹皮、赤芍；④明目退翳药：蝉蜕、蛇蜕、木贼。其中炒栀子入心、肺二经，清热泻火，凉血解毒。牛蒡子入肺经，疏散风热。菊花入肺、肝经，疏风清热，明目退翳。金银花、连翘重在清热解毒；生黄芪、防风，为玉屏风散加减，旨在益气固表，扶助正气，助邪外出。薄荷入肝经，既能疏散头目风热，又具有引经助药以达病所之意。秦艽性味苦辛平，秦皮味苦，气寒，性涩，同入肝、胆、大肠经，可上清肝胆之阳亢，下消大肠膀胱之湿热。牡丹皮、赤芍，清热凉血，活血行瘀止痛。蝉蜕、蛇蜕、木贼有祛风止痛、退翳明目之功效。

【参考文献】 邱礼新，唐由之. 唐由之教授单纯疱疹性角膜炎诊治经验 [J]. 中国中医眼科杂志，2015，25 (2)：128-130.

第八章　皮肤五官及其他病证

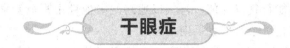

干眼症

养阴明目方

【药物组成】 干地黄 15g，石斛 15g，麦冬 10g，五味子 10g，枸杞子 15g，牡丹皮 10g，桑叶 10g，菊花 10g，蝉蜕 10g，薄荷（后下）5g，白芍 15g，甘草 5g。

【使用方法】 水煎服或加工成胶囊、丸、片剂，每日 1 剂，分 3 次服用。

【功效主治】 滋养肝肾，清热明目。主治慢性结膜炎、干眼症之肺肾阴虚、目失润养证。症见目干涩不适，或微痒涩痛，微赤畏光，频频眨目，不耐久视，视物模糊，或眼前黑花飞舞，咽干少津，或夜卧口干等，苔薄少津，脉细无力。

【方剂分析】 干地黄性味甘凉，归心、肝、肾经，清热凉血，养阴生津，石斛甘、淡，微寒，归肺胃肾经，养阴清热，生津明目，麦冬甘、苦，微寒，归心、肺、胃经，清心润肺，养胃生津，五味子酸、甘、温，归肺、心、肾经，敛肺生津，滋肾明目，止泪，枸杞子，性味甘平，入肝、肾、肺经，补肾益精，养肝明目，前五者，滋养肺肾为主。牡丹皮苦、辛，微寒，归心、肝、肾经，清热凉血，活血散瘀，桑叶甘、凉，苦，归肺、肝经，疏风清热，平肝明目，蝉蜕甘、咸、凉，归肺、肝经，散风热、止痒、退目翳，薄荷辛凉，归肺肝经，疏风散寒，清利头目，疏风解郁，后五味以清热明目为要。白芍苦、酸，微寒，归肝、脾经，养血敛阴，甘草甘平，归心、肺、脾、胃经，调和诸药，且与白芍共用酸甘化阴、柔肝缓急。全方共奏滋养肺肾、清热明目之功。

【加减运用】 ①临床上，可直接使用养阴清肺汤加减治疗干眼症。②若胃肠胀气，便秘，可加山楂、生麦芽、木香、陈皮、槟榔等健脾消食。③若便溏，可去生地黄、麦冬、牡丹皮等以免滋阴凉血伤脾胃，另加健脾胃之品，入太子参、茯苓、山楂、麦芽等。④若兼角膜上皮脱失，可加决明子、木贼、密蒙花等退翳明目。⑤眠差，可见首乌藤等安神助眠。

【参考文献】 李翔等．廖品正眼科经验集［M］．北京：中国中医药出版社，2013.

消渴病（糖尿病）

任老消渴方

【药物组成】 巢丝 50g，生地黄 50g，知母 50g，肉桂 3g，三棱 10g，莪术

10g，仙鹤草 20g。

【使用方法】 水煎服，每日 1 剂。

【功效主治】 滋阴清热。用于治疗消渴病。

【方剂分析】 巢丝者蚕茧也，其味甘、性微温，含有纤维蛋白、丝胶蛋白，其品煎汤能生津止渴，降低血糖，是治疗消渴之要药。生地黄、知母相互为用。生地黄甘寒多汁，清热养阴，知母辛苦寒凉，下滋肾阴，上清肺火，二者合用相辅相成。三棱、莪术二者皆为去瘀之药，作用较强，疗效相仿，然各有所偏。三棱长于破血中之气，莪术善于破气中之血，二者合用取长补短，相得益彰，破瘀散结之力更强，可用于治疗一切血瘀气结之候。对于防治消渴病之坏病更为有效。但本品为破血消伐之品，宁可轻剂、再剂，而不可重剂。要根据病情中病即止，不可过剂，以防伤正，此之虑也。

【参考文献】 金花鲜，徐广霞，张翘．任继学教授治验拾萃［J］．长春中医学院学报，1999，15（77）：9-10.

芪药消渴汤　　　　　　　　　　　　　　（国医大师段富津方）

【药物组成】 西洋参 15g，山药 30g，知母 20g，天花粉 15g，葛根 15g，五味子 15g，女贞子 20g，玉竹 20g，黄芪 30g，枸杞子 20g，泽泻 15g。

【使用方法】 水煎服，每日 1 剂。

【功效主治】 养阴益气，健脾补肾。适用于消渴病的治疗。

【方剂分析】 西洋参、山药为君，两者相伍，养阴益气，固肾健脾，恰中病机；以知母、黄芪为臣，知母甘寒而苦，善于滋阴润燥，清热生津，除烦止渴，助西洋参养阴生津，且清肾中虚火，黄芪善补气。《医学衷中参西录》云："黄芪能大补肺气，以益肾水之上源，使气旺自能生水；而知母又大能滋肺中津液，俾阴阳不至偏胜，即肺脏调和而生水之功益善也"。佐以天花粉清热生津止渴，五味子、女贞子、玉竹和枸杞子养阴生津；葛根升阳布津，可上承津液，而止口干欲饮，与西洋参、黄芪相配，共补脾气，升清阳，健运中州；又佐入甘淡寒之泽泻，上泽下泻，既可"补虚损五劳"（《名医别录》），补肾以助气化，又可"渗去其湿，则热亦随去，而土气得令，清气上升"，以治"消渴"（《名医别录》）。全方合而共奏养阴益气、健脾补肾之功。

【参考文献】 赵雪莹，李冀．段富津教授辨治消渴病三则［J］．湖南中医杂志，2007，23（5）：72-73.

清热养阴糖尿病方　　　　　　　　　　　（国医大师李玉奇方）

【药物组成】 槐花 40g，天花粉 20g，葛根 15g，胡黄连 20g，苦参 20g，黄柏

15g，知母 25g，白术 20g，山药 20g。

【使用方法】 水煎服，每日 1 剂。

【功效主治】 糖尿病。

【方剂分析】 方中首选味苦性寒清热凉血的槐花，意在出奇制胜，速清血内蕴积的燥热以存津液，辅以胡黄连、苦参以助槐花清热凉血之力；除消渴、肠胃瘤热的天花粉与止烦渴、散肺胃郁火之葛根同用，不仅能清肺胃之血热，尚寓有养肺胃之阴的功能；知母辛苦寒凉，下润肾燥而滋阴，上清肺金而泻火；黄柏苦寒既可除肠胃中结热而存津；又可泻肾经之相火而坚阴；佐白术、山药健脾益胃，补肺益精，既能润其中土又滋肺肾，同时其甘温之性又可制诸药苦寒之弊。

【加减运用】 兼见烦渴多饮，口干舌燥明显者，急宜清肺泻热养阴，加蛤粉、滑石各 25g，冬瓜仁 50g；兼见尿频，尿浊如膏，腰酸乏力，梦遗，舌质红少津，脉细数，宜补肾气、滋肾水，加菟丝子 25g，五味子 10g，龙骨 50g，枸杞子 25g，兼见尿频，尿浊如膏，面色黛黑，腹泻，肢体不温，阳痿滑精，舌质淡，脉沉细无力者，宜双补肾中阴阳，加肉桂 5g，覆盆子 15g，鹿角霜、桑螵蛸各 50g；若兼见背生痈疽，宜佐以活血祛瘀，消痈之品，加泽兰 25g，升麻 10g，黄芪 25g，赤芍 15g。

【参考文献】 王垂杰.名老中医李玉奇治疗糖尿病的经验 ［J］.辽宁中医杂志，1989，（2）：1-2.

糖尿病皮肤瘙痒症

清心止痒汤 （国医大师孙光荣方）

【药物组成】 西洋参 10g，生黄芪 10g，丹参 10g，茯神 12g，酸枣仁 10g，全当归 10g，白鲜皮 10g，地肤子 10g，蝉蜕 6g，生地黄 10g，赤芍 10g，生甘草 5g。

【使用方法】 水煎服，每日 1 剂。

【功效主治】 益气养血，宁心安神，祛湿解毒。主要用于消渴病久治不愈，耗气伤津，气虚血瘀、气血失和、腠理不固，加之外感风寒湿热之邪，郁于肌肤，与糖毒胶结，久则成瘀热湿毒导致的糖尿病皮肤瘙痒症，属于中医的"风瘙痒"病。

【方剂分析】 方中西洋参、生黄芪、丹参益气活血为君药；茯神、酸枣仁、全当归养血安神为臣药组合；白鲜皮、地肤子、蝉蜕清热解毒、祛风止痒为佐药；生地黄、赤芍、生甘草凉血散瘀为使药。孙老把这种按照药物的功效区分君臣佐使，在对药的基础上形成三味药组成的处方模式称之为"三联药组"。处方原则一是"扶正祛邪"，二是"补偏救弊"。第一型：扶正组合，也可以说是"增防型"组合，用于增强抵抗力，即增强防御功能，重在益气活血，益气活血又重在益气，并视需要补其不足、纠其所偏。第二型：祛邪组合，也可以说是"主攻型"组合，用于攻邪，但"三联药组"中，必有一味用来助攻或制衡，即用以相须、相使、相杀、相畏。第三型：辅助组合，也可以说是"引导型"组合，主要用于引药直达病所，或用针对性强的专病专药。

【参考文献】 曹柏龙，崔赵丽，苗桂珍，等．运用孙光荣瘀热湿毒理论治疗糖尿病皮肤瘙痒症［J］．长春中医药大学学报，2015，31（5）：993-995.

糖尿病性视网膜病变

优糖明1号方　　　　　　　　　　　　　　　　（国医大师廖品正方）

【药物组成】 黄芪16g，葛根16g，干地黄15g，枸杞子15g，决明子10g，茺蔚子（包煎）10g，蒲黄（包煎）10g，水蛭2g。

【使用方法】 水煎服或加工成胶囊、丸、片剂，每日1剂，分3次服用。

【功效主治】 益气养阴，补益肝肾，通络明目。适用于糖尿病性视网膜病变非增殖期之气阴两虚、肝肾不足、目络瘀滞证。症见视物昏花，目睛干涩，神疲乏力，头晕耳鸣，五心烦热，口干咽燥，自汗、盗汗，大便秘结，舌红少津或暗红有瘀点，脉细数无力或弦细等。

【方剂分析】 方中黄芪、葛根为君。黄芪性味甘，微温，入肺脾经，功能补中益气，古今许多治消渴名方都以此为要药，如《千金方》黄芪汤，近代的玉泉丸等。葛根性味甘平，入脾胃经，功能解肌退热、生津止渴，主治烦热消渴等症，还可以升举阳气，推动津液上达眼目，非常适用于治疗糖尿病及糖尿病气阴两虚的病机，故用以为君药。方中枸杞子、干地黄为臣。枸杞子，性味甘平，入肝肾经，补肾益精、养肝明目，主治肝肾阴虚、目昏多泪、消渴等症。本方主治的证候不仅是肺胃气阴两虚的消渴病变，因其病情迁延，已伤及肝肾之阴，故用之辅助葛根养阴生津，并增滋养肝肾之功。干地黄性味甘凉，入心、肝、肾经，功能清热养阴、凉血、润燥，为历代治疗阴虚血热及出血、消渴等的要药。枸杞子干地黄与黄芪、葛根配伍，可显著增强其益气养阴之功，故用为臣。决明子、茺蔚子、生蒲黄、水蛭为佐。决明子，性味苦、微寒，入肝、肾经，功能清肝明目、润肠通便、主治风热赤眼、青盲、雀目等症，该药可辅佐葛根益阴泄热，兼能滋养肝肾，发挥主治因燥热伤津、肝肾阴虚所致青盲、雀目等诸多眼病的作用。茺蔚子，性味甘凉，入肝、脾经，功能活血通络、凉肝明目，主治目赤肿痛、视物不明等症。本药在方中除通络明目外，还佐葛根润肺生津止渴，辅助黄芪补中益气。蒲黄性味甘辛平，入肝、心经，功能化瘀止血、利尿通淋。因其具有活血止血的双向调节作用，故临床广泛用于各种瘀血和出血之症。糖尿病久病入络，导致气虚血瘀、瘀阻眼络。瘀阻眼络则血不归经而出血，而出血又可加重瘀阻。由于蒲黄能化瘀止血，故无论在眼络瘀阻或出血之时都是相宜可用的。水蛭性味咸、苦、平，入肝经。功能破血祛瘀，主治诸瘀血之症。自张仲景立抵挡汤、大黄䗪虫丸取水蛭祛瘀通络以来，历代都在广泛加以应用，未发现其明显的不良反应，近代医家张锡纯认为，"凡能破血之药，多伤气分，唯水蛭味咸，专入血分，于气分丝毫无损，而瘀血默消于无形，真良药也"。故选用蒲黄、水蛭辅佐君药化瘀止血、疏通眼络、去瘀生新、增视明目。综上所述，本方主治气阴两虚、肝肾不足、血行瘀滞的糖尿病性视网膜病变针对性强，组方结构精当，为治疗糖尿病性视网膜病变的有效方剂。

【加减运用】 若改为汤剂，廖老建议可将水蛭改为地龙 12g。

【参考文献】 李翔等．廖品正眼科经验集［M］．北京，中国中医药出版社，2013.

优糖明 2 号方 　　　　　　　　　　　（国医大师廖品正方）

【药物组成】 黄芪 18g，枸杞子 15g，山茱萸 12g，淫羊藿 12g，女贞子 12g，墨旱莲 12g，生蒲黄 12g，三七粉（分冲）3g，益母草 12g，地龙 10g，昆布 12g。

【使用方法】 水煎服或加工成胶囊、丸、片剂，每日 1 剂，分 3 次服用。

【功效主治】 益气补肾，化痰通络，消痰散结。治糖尿病视网膜病变重度非增殖期或增殖期之气虚肾亏、阴损阳衰、血瘀痰凝证。症见视物昏蒙，或眼前黑花飞舞，目睛干涩，夜卧口干，失眠健忘，神疲乏力，腰酸肢冷，下肢浮肿，大便溏秘交替等。

【方剂分析】 黄芪性味甘，微温，入肺、脾经，功能补中益气，古今许多治消渴名方都以此为要药，如《千金方》黄芪汤，近代的玉泉丸等。枸杞子，性味甘平，入肝、肾经，补肾益精，养肝明目。山茱萸甘、酸，微温，归肝、肾经，补益肝肾、固精明目。淫羊藿甘、辛，温，归肝、肾经，补肾阳益精气。女贞子甘，微苦，微凉，归肝、肾经，滋养肝肾。墨旱莲甘、酸，平，归肝、肾经，滋补肝肾、凉血止血，前五药益气补肾治本。地龙咸、寒，归肝、肺、膀胱经，清热息风、通络利尿。益母草辛、苦，微寒，归肝、心、膀胱经，活血祛瘀、利水消肿。蒲黄甘，平，入肝、心经，功能化瘀止血、利尿通淋，因其具有活血止血的双向调节作用，故临床广泛地用于各种瘀血和出血之症。生三七粉甘、微苦，温，归肝、胃经，化瘀止血、活血定痛，适用于人体内外各种出血，对目内出血，尤内眼出血，有止血消瘀之效。由于蒲黄、生三七能化瘀止血，故无论在眼络瘀阻或出血之时都是相宜可用的。昆布咸、寒，归肝、肾、胃经，消痰散结、利水消肿。后五味化瘀通络，消痰散结治其标。全方共奏益气补肾、化痰通络、消痰散结之功，用以治疗糖尿病视网膜病变重度非增殖期或增殖期气虚肾亏、阴损阳衰、血瘀痰凝证。

【加减运用】 ①昆布可换为瓦楞子，可用山药、茯苓或太子参替代黄芪，益母草可用茜草替代，便溏者，去女贞子，无腰酸肢冷，可去淫羊藿；②失眠者，可加首乌藤、煅龙骨、煅牡蛎（一则安神助眠，二可消痰散结）；③若在出血期应本着"急则值其标"的原则，首以凉血止血为主，出血静止后，方可"缓则治其本"，益气补肾，化痰通络，消痰散结。

【参考文献】 李翔．廖品正眼科经验集［M］．北京：中国中医药出版社，2013.

唐老经验方
（国医大师唐由之方）

【药物组成】 生蒲黄、姜黄、墨旱莲、女贞子、丹参、枸杞子、生黄芪、牛膝、山茱萸、菟丝子、川芎。

【使用方法】 水煎服，每日1剂。

【功效主治】 补气养阴，凉血止血，活血化瘀明目。适用于糖尿病性视网膜病变。

【方剂分析】 方中黄芪为补气要药，唐老治眼病喜欢重用黄芪，且为每方必用之药。在治疗本病中重用黄芪，能充分发挥其益气扶正的功效，还可起到调和诸药的作用。女贞子补肝益肾，明目；墨旱莲凉血止血，补肾益阴，两药合为二至丸，主要起养阴之功，兼有止血的作用。山茱萸补益肝肾；枸杞子滋补肝肾，益精明目；菟丝子补肾益精，养肝明目，上三药共奏补肝肾之功。蒲黄止血化瘀，生用行瘀血更佳；姜黄行气破瘀，通经止痛，二者合用，不但能止血，还能起到化瘀血、通目络的功用。此外，丹参破瘀血积聚；牛膝引血下行，兼能化瘀；川芎行气活血，配合运用，则可使瘀血更快地消散。

【加减运用】 玻璃体混浊、眼底纤维增殖明显者加浙贝母、法半夏；肝肾亏虚明显者加生地黄、熟地黄、金樱子、楮实子、五味子等；血虚明显者加当归。

【参考文献】 钟舒阳，周尚昆．国医大师唐由之教授治疗糖尿病性视网膜病变经验简介［J］．新中医，2010，42（9）：130-131.

甲状腺功能亢进

卢老甲亢方（一）
（国医大师卢芳方）

【药物组成】 柴胡15g，香附15g，白芍25g，海蛤壳（先煎）25g，浙贝母15g，黄药子15g。

【使用方法】 水煎，一煎开10分钟取汁，二煎开20分钟取汁，两煎药汁混合，日3夜1，分4次服。以上为成年男性用量，临床按年龄、体质、病情加减药量。

【功效主治】 理气化痰消瘿。用于本病初起，多属情志所伤，气分郁结。其表现为抑郁不畅，精神不振，胸闷胁痛，善太息，治以疏肝理气为主。正如《医方论·越鞠丸》中说："凡郁病必先气病，气得疏通，郁于何有？"

【方剂分析】 方中柴胡、香附疏肝解郁，白芍缓肝之急，黄药子、海蛤壳、浙贝母皆化痰软坚，使气畅痰除，共奏疏肝、化痰、消瘿之功。

【加减运用】 若头晕目眩者，去柴胡，加菊花15g，钩藤25g以明目息风；若甲状腺明显肿大者，加皂角刺15g，珍珠母25g以软坚散结；若腹胀泄泻者，加山药15g，白术15g以健脾祛湿；若口渴喜凉饮者，加生石膏25g，天花粉25g清胃热以生津；若清谷善饥者，加生地黄30g，石斛25g以滋阴清胃热。

【参考文献】 王翠微.卢芳辨治甲亢经验［N］.中国中医药报，2017-02-17(4).

卢老甲亢方（二） （国医大师卢芳方）

【药物组成】 海藻15g，昆布15g，海带15g，青皮15g，浙贝母15g，川芎15g，当归15g，清半夏10g，连翘15g，甘草10g。

【使用方法】 水煎，一煎开10分钟取汁，二煎开20分钟取汁，两煎药汁混合，日3夜1，分4次服。以上为成年男性用量，临床按年龄、体质、病情加减药量。

【功效主治】 理气活血，化痰消瘿。用于气机郁滞，津凝成痰，痰气交阻，日久则血循不畅，血脉瘀滞所致颈前出现肿块，按之较硬或有结节，肿块经久未消，胸闷，纳差，苔薄白或白腻，脉弦或涩。

【方剂分析】 方中以海藻、昆布、浙贝母、连翘、甘草理气化痰散结；当归、川芎活血养血，共同起到理气活血、化痰消瘿的作用。

【加减运用】 结块较硬及有结节者，可酌加黄药子、三棱、莪术、蜂房、穿山甲、丹参等，以增强活血软坚、消瘿散结的作用；胸闷不舒加郁金、香附理气开郁；郁久化火而见烦热，舌质红，苔黄，脉数者加夏枯草15g，牡丹皮15g，玄参15g以清热泻火；纳差，便溏者，加白术15g，茯苓15g，淮山药15g健脾益气。

【参考文献】 王翠微.卢芳辨治甲亢经验［N］.中国中医药报，2017-02-17(4).

卢老甲亢方（三） （国医大师卢芳方）

【药物组成】 党参25g，黄芪25g，生地黄25g，何首乌25g，鳖甲（先煎）20g，龟甲（先煎）20g，夏枯草15g，清半夏15g，浙贝母15g，甘草10g。

【使用方法】 水煎，一煎开 10 分钟取汁，二煎开 20 分钟取汁，两煎药汁混合，日 3 夜 1，分 4 次服。以上为成年男性用量，临床按年龄、体质、病情加减药量。

【功效主治】 益气养阴，化痰散结。用于元气亏虚，脏腑组织机能减退，脾功能低下、运化失职，聚湿生痰，结于颈部，故肿块日久不消。心气不足，故神疲乏力，心悸气短。气虚毛窍疏松，卫外不固则自汗，劳则耗气，故活动时加重。肾为水火之脏，阴虚则肾阴受损，阳不潜藏，则虚热内生，故见手足心热。腰为肾之府，肾阴虚则出现腰膝酸软，肾阴虚则"水不涵木"，虚风内动，而出现手足、头部震颤。舌质嫩红，无苔，脉虚数为气阴两虚之象。

【方剂分析】 方中党参、黄芪补气；生地黄、何首乌养阴；鳖甲、龟甲潜阳息风，也可起到散结的作用；夏枯草、半夏、浙贝母、甘草化痰散结。

【加减运用】 若心悸，失眠较其者加丹参 15g，酸枣仁 20g，首乌藤 20g 以养心安神；若急躁易怒加龙胆草 15g，牡丹皮 15g，白蒺藜 20g 以清肝泻火；若脾胃运化失调而致大便稀溏，便次增加者，加白术 15g，茯苓 20g，薏苡仁 20g，麦芽 15g 以健运脾胃。

【参考文献】 王翠微. 卢芳辨治甲亢经验［J］. 中国中医药报，2017-02-17（4）.

卢老甲亢方（四）

（国医大师卢芳方）

【药物组成】 党参 15g，石斛 15g，菊花 15g，枸杞子 15g，密蒙花 15g，丹参 30g，赤芍 15g，泽兰 15g。

【使用方法】 水煎，一煎开 10 分钟取汁，二煎开 20 分钟取汁，两煎药汁混合，日 3 夜 1，分 4 次服。以上为成年男性用量，临床按年龄、体质、病情加减药量。

【功效主治】 补肝益肾，活血化瘀。本病日久必致心虚，脾气虚则收摄失司，目胀欲脱，迎风流泪。气虚血瘀，胸中瘀阻则气短，心悸，胸痛，舌质紫暗乃血瘀之象。

【方剂分析】 方中党参、石斛、枸杞子、密蒙花、菊花补肾益肝明目，丹参、赤芍、泽兰活血通络，全方共奏补肾养肝、通络之功。

【加减运用】 若痰湿盛，舌体胖，苔腻者，加牡蛎 15g，黄药子 15g 以化痰软坚；若肝火盛，目有红丝，心烦易怒者，加草决明 25g，石决明 25g 以清肝明目；若胃热舌苔黄腻者，加山慈菇 15g，半枝莲 15g。

【参考文献】 王翠微. 卢芳辨治甲亢经验［N］. 中国中医药报，2017-02-17（4）.

甲状腺炎

抑兔汤

（国医大师卢芳方）

【药物组成】 连翘20g，牡丹皮25g，赤芍20g，浙贝母10g，白术15g，夏枯草25g，木鳖子15g，白芥子15g，穿山甲5g，珍珠母（先煎）10g，土大黄20g，仙茅20g，淫羊藿20g。

【使用方法】 水煎，一煎开10分钟取汁，二煎开20分钟取汁，两煎药汁混合，日3夜1，分4次服。以上为成年男性用量，临床按年龄、体质、病情加减药量。

【功效主治】 清热解毒，化痰活血，软坚散结。用于气郁化热，若情志过极，忧思郁怒，首害气机，肝气郁结，疏泄失常，气机郁滞，气郁不解，久郁易从热化，所谓"气有余便是火"，气郁化火，则成火郁，可见心动过速、心烦易怒等甲状腺功能亢进表现；其次是痰血胶固，气机郁滞，津凝成痰，痰气交阻，日久则血循不畅，血脉瘀滞，而致痰血胶固，气、痰、瘀壅结颈前，故瘿肿较硬或有结节，经久不消，主要表现在甲状腺弥漫性或结节性肿大、质地坚韧；如日久失治，以脾肾阳虚为主，不能温化水液，泛溢肌肤，则可见倦怠乏力、颜面及肢体浮肿、面色萎黄等症。

【方剂分析】 此方以连翘为君，连翘味苦，性微寒，尤善清热解毒，消痈散结而善治瘿瘤、瘰疬等，有"疮家圣药"之称。臣以牡丹皮、赤芍，二者相须为用，清热凉血，活血散瘀；浙贝母味苦性寒，有清热化痰、消痈散结之功，为治瘿瘤、瘰疬之要药。夏枯草专入肝经而善破癥，散瘿结，辛寒以清肝火，味苦以散郁结；文术，破血消癥而散痈结；木鳖子苦微甘，性温，入肝、脾、胃经，解毒以散结。佐以白芥子，味辛，性温，温化寒痰，一方面制约诸药苦寒凉遏之弊，又能利气以散结；再以穿山甲活血通络以散痈结；土大黄味苦、辛、性凉，具有祛瘀消肿之功效；珍珠清热滋阴，解毒生肌，以恐防诸药耗正之弊；仙茅、淫羊藿均为温阳之品，用治虚痨。

【加减运用】 如甲状腺功能亢进症初期，可酌加柴胡、香附、青皮、枳壳、川楝子等疏肝理气药物；如颈前结块及有结节，可酌加珍珠母、穿山甲、黄药子、夏枯草、浙贝母等以活血软煎散结；如患者日久失治，转为虚痨，此阶段多见于甲状腺功能减退，中医多为脾肾阳虚，可酌加麻黄、附子、细辛、干姜、仙茅、淫羊藿等以温阳补肾。另外，关于海藻、昆布、海带等药物，虽有软坚散结之功效，但含碘量较多，在本病的不同阶段应区别使用，如遇甲状腺功能亢进，卢老师不使用此类药物，如遇甲状腺功能减退，经常使用此类药物。

国医大师名方验方选

【参考文献】 卢天蛟，李偁．简述卢芳教授治疗桥本甲状腺炎的经验［J］．当代医药论丛，2014，12（1）：13.

甲状腺结节

甲状腺结节方 （国医大师段富津方）

【药物组成】 柴胡 15g，郁金 15g，夏枯草 25g，连翘 15g，生牡蛎（先煎）40g，浙贝母 15g，玄参 20g，法半夏 15g，陈皮 15g，赤芍 15g，姜黄 15g，牡丹皮 15g，穿山甲 15g，甘草 10g。

【使用方法】 水煎服，每日 1 剂。

【功效主治】 理气化痰，软坚散结，兼以活血化瘀。甲状腺轻度增大，甲状腺左侧叶多发性实质性结节。遇情绪不快则加重，时寒时热，心烦，舌质暗，脉弦滑。

【方剂分析】 甲状腺结节有单发及多发之分，也有囊性、实性之分，初期多有热象，故以清肝解郁为主，中后期应着重活血、化痰、散结。该患乃气、痰、瘀三者合而为患，气机郁滞，津凝成痰，痰气交阻，日久则血行不畅。气、痰、郁壅结颈前，故瘿肿较硬或有结节，经久不消。方中柴胡、郁金、陈皮、姜黄理气行滞；生牡蛎、浙贝母、法半夏化痰软坚散结；夏枯草、连翘清肝散结；穿山甲、赤芍、玄参活血祛瘀、软坚消肿。牡丹皮滋阴清热，甘草调和诸药。全方理气、化痰、软坚、活血诸药相合，常可收到良好疗效。

【参考文献】 段凤丽，段富津．段富津教授治疗瘿病效案探析［J］．中国中医药现代远程教育，2011，9（9）：10-11.

再生障碍性贫血

再生障碍性贫血方（一） （国医大师李玉奇方）

【药物组成】 青蒿 40g，银柴胡 15g，牡丹皮 15g，葛根 20g，仙鹤草 20g，槐花 20g，藕节 20g，茜草 20g，水牛角 15g，胡黄连 10g，石斛 20g，知母 20，羊骨髓少许。供参考，遵临床医嘱用药。

【使用方法】 水煎服，每日 1 剂。

【功效主治】 清利骨髓湿热。用于再生障碍性贫血第一阶段。

【方剂分析】 方中重用青蒿为君，清骨蒸，能引诸药入里，透邪外出；银柴胡走络脉，与青蒿相须，直达血分；仙鹤草、槐花皆入血分，清血分热邪，藕节、茜草、水牛角、牡丹皮，仿犀角地黄汤之意，凉血止血；胡黄连入血分，加胡黄连加强清营凉血之功；石斛、知母清热养阴；尤其提出的是方中应用羊骨髓为药引，以髓走髓，直达病所，且羊骨髓还具有除骨蒸之功。全方共奏清利骨髓之功，透邪热于外，清骨蒸于里。

【参考文献】 张会永．李玉奇治疗再生障碍性贫血经验［J］．中医杂志，2013，54（12）：998-999.

再生障碍性贫血方（二） （国医大师李玉奇方）

【药物组成】 大黄10g，桃仁15g，当归15g，土鳖虫10g，生地黄15g，海藻20g，败酱草20g，牡丹皮15g，山药适量。

【使用方法】 水煎服，每日1剂

【功效主治】 祛腐化燥。用于再生障碍性贫血第二阶段。

【方剂分析】 方中大黄祛腐生新；桃仁、土鳖虫入络搜剔；海藻散结，亦能化瘀；败酱草、牡丹皮祛腐除败，清除余热；生地黄入血，清热润燥；再以山药顾护胃气，适量加减，防大黄下利太过。当归补血活血。

【参考文献】 张会永．李玉奇治疗再生障碍性贫血经验［J］．中医杂志，2013，54（12）：998-999.

再生障碍性贫血方（三） （国医大师李玉奇方）

【药物组成】 龟甲（先煎）40g，鳖甲（先煎）40g，石斛20g，鱼鳔胶（烊化）20g，秦艽25g，地骨皮20g，乌梅10g，知母20g，麦冬10g，牡蛎（先煎）40g。

【使用方法】 水煎服，每日1剂。

【功效主治】 救阴复脉。用于再生障碍性贫血第三阶段。

【方剂分析】 重用龟甲、鳖甲、牡蛎，生津复脉；以石斛、知母、麦冬润燥生津；乌梅酸甘化阴；秦艽、地骨皮清防骨中余热；唯以鱼鳔胶补髓生血，为其独到经验。

【参考文献】 张会永．李玉奇治疗再生障碍性贫血经验［J］．中医杂志，2013，54（12）：998-999.

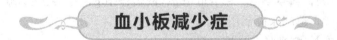

血小板减少症

升血小板与白细胞方 （国医大师王烈方）

【药物组成】 当归、党参、黄芪、枸杞子、丹参、山茱萸、何首乌、鸡血藤各 12.5g，甘草 2.5g，大枣 10g。

【使用方法】 水煎，一煎开 10 分钟取汁，二煎开 20 分钟取汁，两煎药汁混合，日 3 夜 1，分 4 次服。以上为成年男性用量，临床按年龄、体质、病情加减药量。

【功效主治】 解毒，益气，养血，佐调脾胃。用于白细胞及血小板减少症，其病因病机在于毒伤气血、生化不足。

【方剂分析】 方中当归为君药，甘、辛，温，归肝、心、脾经，功善补血养血为传统的治血要药。党参，甘，平。黄芪，甘，微温。二者均归脾、肺经，为臣药，善补益脾肺之气，与当归配伍，共奏益气补血之效。枸杞子，性甘，平，何首乌，甘，涩，微温，二者均归肝肾经，为佐药辅助补血养肝、益精固肾之品。山茱萸，酸，微温，入肝、肾经，佐以补肝肾，又善固肾涩精，堪称补敛并俱之佳品。丹参，苦，微寒，鸡血藤，苦、甘，温，二者入心肝经，善补血活血，振奋机体的生血能力。大枣，甘，温，归脾、胃经，善补中益气，调补脾胃。甘草，甘，平，归心、肺、脾、胃经，为使药，以益气补中、调和药性。

【加减运用】 多汗，加五倍子、五味子、黄芪用以治汗。

【参考文献】 张飞飞，梁志忠，孙丽平，等．王烈教授治疗白细胞及血小板减少症验案［J］．中国中西医结合儿科学，2012，4（6）：502-503.

第八章

皮肤五官及其他病证